Carl-Auer

Jakob Robert Schneider

Herkunft, Schicksal und Freiheit

Das Gruppenunbewusste in Familiensystemen und Familienaufstellungen

2016

Umschlaggestaltung: Uwe Göbel
Umschlagmotiv: Maja Rodrian, München
Satz: Drißner-Design u. DTP, Meßstetten
Printed in Germany
Druck und Bindung: CPI books GmbH, Leck

MIX
Papier aus verantwortungsvollen Quellen
FSC® C083411
www.fsc.org

Mehr Bäume. Weniger CO_2.
www.cpibooks.de/klimaneutral

Erste Auflage, 2016
ISBN 978-3-8497-0099-7

Bibliografische Information der Deutschen Nationalbibliothek:
Die Deutsche Nationalbibliothek verzeichnet diese Publikation in der Deutschen Nationalbibliografie; detaillierte bibliografische Daten sind im Internet über http://dnb.d-nb.de abrufbar.

Informationen zu unserem gesamten Programm, unseren Autoren und zum Verlag finden Sie unter: **www.carl-auer.de**.

Wenn Sie Interesse an unseren monatlichen Nachrichten aus der Vangerowstraße haben, können Sie unter http://www.carl-auer.de/newsletter den Newsletter abonnieren.

Carl-Auer Verlag GmbH
Vangerowstraße 14
69115 Heidelberg
Tel. +49 6221 6438-0
Fax +49 6221 6438-22
info@carl-auer.de

Inhalt

Einführung

> Karl Valentin war beim Militär und musste eine Prüfung ablegen: »Herr Valentin, stellen Sie sich vor, Sie sind der Kommandant einer Kompanie und kommen in ein enges Tal. Da kommt Ihnen der Feind entgegen. Was machen Sie?«. »Ja«, sagte Valentin, »dann gehe ich hinten wieder raus.« »Herr Valentin, stellen Sie sich vor, Sie kommen mit Ihrer Kompanie in ein enges Tal und der Feind kommt von vorne und von hinten. Was machen Sie jetzt?«. »Ja«, antwortete Valentin, »dann gehe ich an der Seite raus.« »Aber Herr Valentin, stellen Sie sich vor, Sie sind mit Ihrer Kompanie in einem engen Tal und der Feind kommt von allen Seiten. Was tun Sie jetzt?«. »Ja«, sagte Karl Valentin, »dann gehe ich erst gar nicht rein!«

Ein glänzender Witz des wohl bekanntesten bayerischen Komikers. Ich habe ihn einmal aufgeschnappt und vor allem während meiner NLP-Ausbildung öfters erzählt. Ich kann mir kaum Witze merken. Irgendwann fiel es mir wie Schuppen von den Augen, dass mir gerade dieser Witz so präsent geblieben ist, weil er sich in einer bestimmten Weise auf meinen Vater bezieht, der im Krieg geblieben ist.

Klienten kann man diesen Witz meist nicht erzählen. Denn sie kommen und suchen Rat und Hilfe, weil sie sich in irgendeiner existenziellen Situation bedroht oder gefangen fühlen und eben keinen Ausweg sehen. Das Schicksal hat aufgrund eigener oder anderer Handlungen bereits zugeschlagen. Zum Familienstellen kommen vor allem Personen, die einem Schicksal nicht mehr durch eine Umdeutung oder ein Umdenken entgehen können. Die »eingekesselt« nach Wegen suchen, mit dem Einengenden oder Festgefahrenen auf bestmögliche Weise im eigenen Interesse oder dem der Partner, Kinder, Eltern oder anderer Familienangehöriger umzugehen. Diese Menschen fühlen sich nicht nur im Schicksal gebunden, sie sind es häufig auch. Manchmal schauen sie unbewusst auf die Not anderer und aktualisieren diese Not in ihren Problemen, als wäre es eine eigene. Oder sie leiden oder stecken fest als unmittelbare Folge eigenen oder fremden Schicksals. Von hier aus suchen sie ein Verstehen ihrer Lebenssituation, das entlastet und für sie und andere eine Lösung eröffnet.

Der Kern des Familienstellens

Familienaufstellungen und andere Aufstellungsformen, wie z. B. Organisationsaufstellungen oder Strukturaufstellungen scheinen sich weltweit etabliert zu haben. Die öffentlichen Diskussionen um Bert Hellinger und das Familienstellen haben sich eher beruhigt, auch wenn vereinzelt immer noch schlimme Wirkungen von Aufstellungen behauptet werden. Intern hat sich die Szene der »Aufsteller« sehr differenziert. Hellinger hat mit seiner Philosophie des geistigen Familienstellens seinen Weg mit der ihm eigenen Konsequenz erweitert und neu ausgerichtet (Gehrmann 2014). Aufbauend auf Hellinger oder unabhängig von ihm haben sich viele neue Aufstellungsformen und theoretische Richtungen ergeben, die miteinander oder nebeneinander her ihre Wirkung entfalten.

Die Aufstellungsmethode erweckt vereinzelt auch akademisches Interesse und erste wissenschaftliche Studien belegen ihre Effizienz (Weinhold et al. 2014). Sowohl Personen aus anerkannten Schulen der Psychotherapie als auch aus der sogenannten esoterischen Szene verwenden Aufstellungen je nach »Geschmack«, Fragestellung und Zielsetzung, um Menschen in ihrer Not, bei ihren Konflikten, bei ihren Fragen zu helfen und zu unterstützen.

Doch nach dem anfänglich spontanen Ausprobieren einer Methode drängen sich im Laufe der Zeit bestimmte Fragen immer stärker auf und bringen zum Nachdenken: Was tun wir da eigentlich, wenn wir mit Aufstellungen arbeiten? Genügen zunächst das Experimentieren, das Staunen, das Bemühen um eine hilfreiche Praxis und Erklärungsversuche von Fall zu Fall und suchen wir bei unseren Erklärungen zunächst in den Bereichen, in denen unser Wahrnehmen, Erfahren und Denken beheimatet ist, so wächst doch zunehmend das Bedürfnis, genauer zu bedenken und zu beschreiben, was in Aufstellungen geschieht und mit welchem Ziel Aufstellungen Sinn machen. Zu sagen, »das funktioniert einfach so« oder »das musst du selbst erleben und erfahren«, trägt nicht auf Dauer, wenn man im gesellschaftlichen und wissenschaftlichen Diskurs einen Platz sucht und seine Dienste anbietet.

Zudem: Können die Phänomene, die wir in Aufstellungen beobachten, womöglich neue Erkenntnisse über soziale und seelische Prozesse und ihre Verankerung in unserem bewussten und unbewussten Wahrnehmen, Denken und Handeln hervorrufen? Tragen

Aufstellungsprozesse das Potenzial für neue Fragen und Antworten in sich, die sich nicht nur auf Beziehungsprobleme und seelische Not in vielfältigster Art beziehen, sondern auch ein erweitertes Verständnis erfordern, *wie* wir miteinander in Beziehung sind?

Aufstellungen gründen auf einer einfachen Methode. Was immer in Beziehung ist, kann über Stellvertreter oder in gewissem Grad auch Gegenstände in seinem Beziehungsgeschehen räumlich sichtbar und körperlich erlebbar gemacht werden. Prozesse der Repräsentation und des unbewussten oder »verborgenen« Wissens entfalten Implizites in Explizites, Inneres in Äußeres, Gefühltes in Anschauliches, Verborgenes in Augenscheinliches, Unbegriffenes in Sprache, Diskursives in »begehbare« und erlebbare Bilder.

Vorbild der Aufstellungen ist vor allem das Theater: Innerhalb und außerhalb anerkannter Psychotherapien wurde versucht, Rollenspiele, Psychodramen, von Personen dargestellte Skulpturen, Rekonstruktionen familiärer Beziehungen und eben Aufstellungen von Familien und anderen Beziehungssystemen methodisch mithilfe verdichteter räumlicher, körperlicher und sprachlicher Darstellung zu nutzen, damit Menschen sich in ihrem seelischen und sozialen Befinden besser verstehen und ihr Verhalten verändern können.

Ich beziehe mich in diesem Buch auf das Familienstellen, wie es Bert Hellinger begründet und er und andere weiterentwickelt haben (vgl. u. a. Schneider 2009a; Weber 2013; Hellinger 2013; online z. B. unter www.hellinger.com). Hellinger hat die Methode zwar nicht erfunden, aber sehr verdichtet. Er hat auf eine Weise aus Aufstellungen Wahrnehmungen und Schlüsse gewonnen und mit ihrer Hilfe Voraannahmen überprüft, dass sich neue Einsichten und Wege des Helfens erschlossen haben. So halte ich es für gerechtfertigt, ihn als den Begründer des Familienstellens als eines eigenständigen Ansatzes zu bezeichnen.

Was ist dieses Neue, Andersartige oder auch nur das verdichtet und vertieft Aktualisierte, wenn wir auf der Basis von Familienaufstellungen Beziehungssysteme und seelische Not von Ratsuchenden betrachten? In meinem Verständnis ist es neben vielen anderen Aspekten vor allem der Blick auf die seelischen Prozesse von Bindung und Lösung, auf die Hellinger unter den Begriffen »unbewusstes Gruppengewissen« und »Gruppenunbewusstes« aufmerksam gemacht hat: Wie sind wir in unseren existenziell bedeutsamen Problemen in die Vergangenheit unseres eigenen Lebens und in die Geschichte unserer

Familie und Ahnen und anderer uns beruflich, sozial, politisch und kulturell umfassenden Gruppen eingebunden, ohne dass wir das wissen und wollen? Wie bindet uns das Schicksal und wie können wir uns aus Bindungen, die uns und anderen schaden, lösen oder sie lösend umgestalten? Diesen Aspekt mehr zu erfassen und in Verbindung mit dem Familienstellen verständlich werden zu lassen ist das Anliegen, das ich mit diesem Buch verfolge.

Was bringt beispielsweise eine junge Frau dazu, sich ausgestoßen und alleine zu fühlen, obwohl sie in einer gewöhnlich harmonischen Familie mit zwei Geschwistern aufgewachsen ist und mit ihrem liebevollen Mann und ihrer drei Jahre alten Tochter ein gutes Leben hat? Was bringt eine hübsche, junge Studentin, klug, erfolgreich, mit einer Kindheit ohne besondere schmerzliche oder tragische Erfahrungen dazu, sich luxuriös zu prostituieren und dafür Mann und Kind zu verlassen? Wie können wir verstehen und helfen, wenn ein junger Mann keine beruflichen Perspektiven findet? Sein Vater hat sich aus einem ähnlichen Grund das Leben genommen. Auch ein Bruder des Vaters hat sich umgebracht. Gibt es einen Zusammenhang mit der Tatsache, dass der Großvater im Krieg nur überlebt hat, weil ein Kamerad für ihn eine tödliche Mission übernommen hat? Woher kommt der abgrundtiefe Hass einer Frau auf ihre Mutter, der nach eigener Aussage jeder Grundlage entbehrt und schon viele Therapieversuche überdauert hat?

Ansonsten in unserem Alltagsverständnis, in unserer eigenen Lebensgeschichte und oft auch in der Psychotherapie eher Unerklärliches in einem mehrgenerationalen Beziehungszusammenhang, nach Möglichkeit an realen Informationen überprüfbar, aufzudecken und die Zusammenhänge innerhalb kurzer Zeit unmittelbar und Veränderungen zugänglich zu erleben und möglichst auch zu verstehen, das ist für mich die zentrale Leistung des Familienstellens – wenn es denn gelingt.

Da gibt es allerdings viele Fragen, viele »Abers«, viele Unklarheiten, viel Unausgesprochenes in den Vorannahmen und Deutungen. Eine einheitliche Theorie fehlt. Beobachtungen werden unterschiedlich interpretiert. Das moderne Denken mahnt uns zur Vorsicht, wenn wir von Wahrheit und Wirklichkeit sprechen. Wenn die Beobachtungen der Prozesse in Aufstellungen verlässlich sind, dass da fremde Personen, ohne Informationen erhalten zu haben, oft ziemlich genau Dinge wahrnehmen, die stimmig in die Familiengeschichte dessen gehören, der sein Beziehungssystem aufgestellt hat, wie kann das möglich sein? Und wenn solche Wahrnehmungen durch Fremde möglich sind, müssen dann nicht auch innerhalb von Familien Prozesse stattfinden, die nicht auf bewussten Informationen und Interaktionen basieren? Aber was geht da dann vor sich?

Zu den einzelnen Kapiteln

Ich habe verschiedene Artikel, die ich für die Zeitschrift »Praxis der Systemaufstellung« (PdS) geschrieben habe, durchgesehen, größtenteils neu gefasst und weitere Themen dazugenommen, die mir als Ergänzung wichtig erscheinen. Diese Aufsätze kreisen letztlich um diese Frage: Was geschieht in Familienaufstellungen in Resonanz zu Familien und anderen existenziell bedeutsamen Gruppen und wie können wir das verstehen, vielleicht sogar in Ansätzen erklären oder wenigstens plausibel beschreiben? Welche Fragen müssen wir dafür stellen?

Das Buch folgt keinem einheitlichen Aufbau und stringenten Gedankengang. Die einzelnen Kapitel stehen für sich. Daraus resultieren vereinzelt Wiederholungen in den Aussagen sowie bei manchen Fallbeispielen. Ich hoffe, die unterschiedlichen Aspekte und Themen ergeben jeweils genügend neue Kontexte, die für die Grundfragen der Schicksalsbindung in Familiensystemen und ihrer Repräsentation in Familienaufstellungen von Bedeutung sind.

Zur besseren Orientierung des Lesers fasse ich zu Beginn den Inhalt der einzelnen Aufsätze kurz zusammen:

Im für dieses Buch neu verfassten Kapitel 1 beschreibe ich die Selbsterkenntnis mithilfe von Familienaufstellungen als ein »*Erkenne dich in deinem Schicksal*« und beziehe sie auf die unverrückbare Tatsache, dass wir Herkunft haben, und die These, dass Herkunft auch über ein Gruppenunbewusstes wirkt. In Zusammenhang mit einem Fallbeispiel frage ich, wie die Deutungen, die wir Aufstellungen geben, Sinn machen, und gehe auf die Problematik der Verknüpfung von Schicksalen, erlebter Not der Klienten und Aufstellungsprozessen ein.

In Kapitel 2 »*Wirkprinzipien des Familienstellens*«[1] greife ich einige wesentliche Begriffe heraus und beschäftige mich damit, auf welche prinzipiellen seelischen Prozesse sich das Familienstellen bezieht: »*Wahrheit*« im Sinne dessen, was faktisch in Familien geschieht und

1 Erweiterte und veränderte Fassung von Schneider 2008a.

mich in bestimmter Weise einbezieht; »*Liebe*« als Grund und Ziel von Wahrheit, ihre Schlüsselstellung in Beziehungen, ihre Gefährdungen und Grenzen; »*Kraft*« als das, was unser Leben vorantreibt und aufrechthält, ohne die Lösungen keine Triebkraft besitzen; »*Ordnung*« nicht als moralische Kategorie, sondern als strukturelle Komponente, wenn es gilt, unser Leben »in Ordnung« zu bringen; »*Lösung*« als grundlegender Vorgang in Lebewesen, um Bindung, Anpassung und Beharrung für Entwicklung offen zu halten. Das Ziel von Aufstellungen wird innerhalb des Rahmens von »Seele« und »Geist« als den »Räumen« bindender und schöpferischer Lebensprozesse betrachtet.

Wenn wir von Bindungen im Schicksal sprechen, was verstehen wir da unter Schicksal? In Kapitel 3 »*Schicksal*« versuche ich dem Sinn von Schicksal vor allem unter Rückbezug auf das Verständnis im griechischen Altertum und der Geschichte von Ödipus nachzugehen. In einem weiten Sinn können wir jede vorgegebene Realität als Schicksal begreifen. Im engeren Sinn meint Schicksal die häufig tragischen Verwicklungen, die sich aus Ereignissen um Leben und Tod und Recht und Unrecht in existenziell notwendigen Gruppen ergeben.

In Kapitel 4 »*Blick in die Vergangenheit*« erläutere ich mein Verständnis der Aufstellungsarbeit als häufig nötige Rückbesinnung auf die Vergangenheit unserer Lebens- und Familiengeschichte. Wie können wir unsere Problemtrancen, die in der Vergangenheit verhaftet sind, durch Verstehen so verändern, dass Vergangenes zur Kraft wird und wir für Zukunft offen sein können?

In Kapitel 5 »*Transformation von Beziehungen durch Verstehen und heilsame Bilder*«[2] beschreibe ich anhand eines Fallbeispiels, wie wir vergangene und gegenwärtige Beziehungen durch Verstehen transformieren, das heißt in ihrer Form heilsam umgestalten können. Stellvertreter in Aufstellungen dienen dem Verstehen in einem ursprünglichen Wortsinn, indem sie für jemand anderen stehen und fühlen. Die Tatsache des Todes erlaubt Beziehungen auch deshalb auf Lösung hin zu transformieren, weil der Tod alles Schlimme und alle Spaltungen beendet. Im Blick auf die Toten in unseren Beziehungssystemen können wir Aufstellungen zu heilsamen Bildern führen und die schlimmen Bilder »übermalen«.

Aufstellungen für Paare in Gruppen oder im Einzel- bzw. Paarsetting erlauben besonders deutlich zu sehen, wie wir *Schicksalsbindungen*

2 Unverändert übernommen aus Schneider 2010.

in der Paarbeziehung (Kapitel 6) aufgreifen und weiterführen.[3] Die Erfahrung, dass viele Ehekonflikte für den Betrachter von außen völlig unverständlich erscheinen, zeigt die Fruchtbarkeit der Frage nach dem dahinter liegenden Sinn und die Dringlichkeit, diesem über Aufstellungen auf die Spur zu kommen. Das »Schauen-wir-es-uns-einmal-an« und die oft überraschenden Einsichten, die sich daraus ergeben, führen schnell weg von den ermüdenden Kommunikationsmühlen in Paarbeziehungen und Paarsitzungen.

Das Familienstellen ist genuin keine psychotherapeutische Methode im gesetzlichen Sinn. Dennoch gehört der Wunsch, über Aufstellungen das Leiden an körperlichen und seelischen Symptomen zu überwinden, zu den hauptsächlichen Anliegen. In Kapitel 7 »*Familienschicksale und Symptome*« möchte ich darstellen, dass wir über die Symptomatik erkennen können, *was* in der Seele und im Feld der Beziehungen vielleicht heilen muss, aber nicht, *wie* wir diese Symptome heilen können. Verbindungslinien zwischen Schicksal, Beziehungsdynamiken und Symptomen zu ziehen ist ziemlich heikel, wenn wir uns auf Kausalitäten und Schuld berufen wollen. Wir können uns allenfalls vorsichtig auf Wirkungszusammenhänge von Aufstellungen berufen, die sich vor allem auf Erleichterungen im System des Symptomträgers und im Umgang mit dessen Symptomen beziehen, weniger auf unmittelbare Heilungen.

Der Aufsatz »*Täter-Opfer-Bindung*«[4] (Kapitel 8) berührt ein wesentliches Thema der Aufstellungsarbeit, mit dem wir nicht weniger sorgfältig umgehen müssen. Die These ist genau genommen ziemlich radikal: Täter und Opfer und die jeweiligen Familien werden durch das Tatgeschehen miteinander tief verbunden. Das heißt, jede Tat, die Täter und Opfer verbindet, bindet die Angehörigen und Nachkommen in die Folgen mit ein. Wie können wir mit solchen Bindungen umgehen, sodass sie aufhören, weitere reale oder gefühlte und »eingebildete« Täter- und Opferschaft hervorzurufen? Wie kann schwere Schuld aufhören? Unterliegen wir einem »Bösen«? Was vermag Vergebung?

In Kapitel 9 »*Bindung und Gewissen, Autonomie und Lösung*«[5] versuche ich diese Begriffe und die Annahmen, die damit im Familienstellen verbunden sind, zu klären. Letztlich geht es darum, ob und,

3 Schneider 2002, siehe dort auch andere Aspekte des Aufstellens im Rahmen von Paarbeziehungen.
4 Wesentlich veränderte Fassung von Schneider 2009b.
5 Im Wesentlichen unverändert übernommen aus Schneider 2013.

wenn ja, auf welche Weise »Autonomie« ein wesentliches Ziel für Psychotherapie und Beratung darstellen kann. Meine These: Der Begriff der Autonomie im Sinne von individueller »Selbstgesetzlichkeit« ist irreführend und lenkt von der systemischen Eingebundenheit der Individuen ab. »Lösung« bezieht sich demgegenüber auf die Eigenständigkeit innerhalb eines Beziehungssystems und das Sich-Lösen von den Schicksalen und Verantwortlichkeiten anderer. Lösung gibt der Liebe Raum, ja sie ist sowohl Voraussetzung wie Ergebnis der Liebe.

In der Beurteilung der Aufstellungsarbeit hängt viel an dem, wie wir Stellvertretung wahrnehmen, verstehen und einsetzen. In Kapitel 10 »*Möglichkeiten und Grenzen der Stellvertretung – Zur Phänomenologie der repräsentierenden Wahrnehmung*«[6] verbinde ich die Betrachtung unterschiedlicher beispielhafter Aufstellungen mit Fragen, die sich mit den Möglichkeiten und Grenzen der Stellvertretung befassen und mit dem, was das Vertrauen in die Stellvertretung verlangt.

Wo können wir das Familienstellen in der Vielfalt der Methoden seelischer Hilfeleistung einordnen? Während die Methode des Aufstellens ziemlich universal ist, weil sie auf alles, was in Beziehung ist, angewandt werden kann, ordne ich in Kapitel 11 »*Familienaufstellungen: Psychotherapie oder Beratung oder was sonst?*« dem Familienstellen etwas gewagt einen eigenen unverwechselbaren Platz zu und setze es in Bezug zu Psychotherapie, Beratung, Selbsterfahrung, Mediation, praktischer Philosophie, Seelsorge, Schamanismus, Ritualarbeit und Spiritualität. Die Breite der Berührungspunkte und Abgrenzungen erklärt sich aus der Entstehungsgeschichte des Familienstellens nach Hellinger und der Vielfalt anderer Aufstellungstheorien und -praktiken. Dennoch entsteht in ihr etwas Eigenes. Dieses Eigene des Familienstellens charakterisiere ich abschließend kurz in Abgrenzung von der individualistischen Weltsicht und in Anlehnung an eine Realitätshypothese und die phänomenologische Methode.

Hinweise und Dank

Die Fallgeschichten, die ich mehr oder weniger ausführlich beschreibe, sind nicht dokumentarisch und beweisen natürlich nichts. Manche habe ich bewusst verändert, damit sie keine Rückschlüsse auf bestimmte Personen zulassen. Sie teilen das zirkuläre Schicksal von

6 Überarbeitete Fassung von Schneider 2011.

Geschichten, die durch häufiges Erzählen in Gruppen immer mehr darauf konzentriert werden, was sie beispielhaft erklären sollen.

Der häufige Gebrauch des »Wir« ist zum einen der Erfahrung geschuldet, dass ich viele Gedanken von anderen, besonders von Bert Hellinger, übernommen habe und mehr oder weniger mit anderen Aufstellern teile. Zum anderen gehe ich davon aus, dass andere Personen allgemeine Lebensprozesse ähnlich wahrnehmen wie ich und ähnlich denken. Ich hoffe, dass sich Leser nicht allzu oft dadurch von mir vereinnahmt fühlen.

Meiner Frau möchte ich sehr herzlich danken für ihr Nachlesen und ihre Verbesserungsvorschläge, vor allem aber dafür, dass sie die Aufstellungsarbeit in vielen gemeinsamen Seminaren mit mir teilt, für die spannenden Familiengeschichten, die sie mir aus ihrer Arbeit mit Figuren erzählt, und für die vielen Gespräche über die Aufstellungsarbeit. Gemeinsame Sichtweisen teilen zu können ist für uns beide sehr befriedigend und bestätigend und immer wieder ermutigend.

Mein Dank gilt auch Gunthard Weber für seine Ermutigung und seine Korrekturvorschläge, ebenso ihm, Hunter Beaumont und Albrecht Mahr für viele Vierergespräche sowie Wilfried de Philipp für den regen Gedankenaustausch über viele Jahre hinweg, vor allem im Kontext der Redaktionsarbeit für die »Praxis der Systemaufstellung«.

Danken möchte ich auch all den Kolleginnen und Kollegen, mit denen ich seit 1998 in der Redaktion der PdS ehrenamtlich zusammenarbeiten darf, sowie all denen, die sich in der Deutschen Gesellschaft für Systemaufstellungen (DGfS) ehrenamtlich engagiert haben und das gerade tun, weiterhin all den Kollegen im In- und Ausland, die mich zu Seminaren eingeladen und mir dadurch zu einer breiten Erfahrungsbasis verholfen haben.

Danken möchte ich dem Carl-Auer Verlag für seine Offenheit gegenüber der Aufstellungsarbeit und für die herzliche Zusammenarbeit. Danken möchte ich im Besonderen Bert Hellinger, ohne den es meine Arbeit mit Aufstellungen (und die so vieler anderer) sowie mein damit verbundenes Nach- und Vorwärtsdenken nicht gäbe.

1 »Erkenne dich selbst«

Machen Sie sich bewusst, dass Sie keineswegs
alles hinter sich lassen können,
sondern in »Üblichkeiten« hineingeboren werden:
Familie, Sprache, Institutionen und vieles mehr.
Wo der Einzelne ins Leben tritt, ist niemals der Anfang.
Odo Marquardt

Dieses Motto, das an einer Säule in der Vorhalle des Apollotempels in Delphi angebracht war, bedeutete ursprünglich: Erkenne dich in deinem Schicksal. Erkenne dich als Mitglied deiner Gruppe. Erkenne dich als solches in der Begrenzung deiner individuellen Möglichkeiten. Erst Plato, der auf die griechische Mythologie und Delphi nicht gut zu sprechen war, machte aus diesem Spruch die ethische Verpflichtung, sich mithilfe der Tugenden um seine Seele zu kümmern, allerdings als politisches Wesen.

Kant radikalisierte die Selbsterkenntnis innerhalb der praktischen Vernunft als eine Hinwendung zur Autonomie des Individuums, als ein Sich-Freisetzen von jeder Gewohnheit und als Neigung hin zu einem Denken, Fühlen und Handeln, das nur der reinen Vernunft verpflichtet ist. Die individuelle Selbsterkenntnis ist aber noch aufgehoben in den philosophischen Grundfragen: Was kann ich wissen? Was soll ich tun? Was darf ich hoffen? Was ist der Mensch?

Aus den vielen humanistischen Schulen der Moderne entwickelte sich Selbsterkenntnis als Erforschung des persönlichen Innenlebens. Sie wurde psychologisiert und verbunden mit einer ethischen Maxime, sich selbst zu erforschen, zu verwirklichen und im Umgang mit sich selbst und anderen zu optimieren.

Erkenntnis der Schicksalsbindung

In meinem Verständnis des Familienstellens charakterisiert das Motto von Delphi, das dem Gott Apoll und seinem Orakel zugeschrieben wird, ziemlich genau, was ich unter Schicksalsbindung verstehe: Wir sind in vielen unserer ernsthaften Probleme, einer immer wieder vergeblichen Lösungssuche, einer existenziellen Lebens- und Beziehungsnot in die Schicksale anderer eingebunden. Wir schreiben mit unserem Leben eine umfassendere Geschichte von der Vergangenheit her in die Zukunft fort, in der wir existenziell bedeutsame Familien- und Gruppenereignisse in unserem persönlichen Fühlen, Denken und Handeln bewusst und unbewusst wieder aufgreifen und in neuen Kontexten beleben und fortführen.

Das Familienstellen beruht auf der an der Erfahrung überprüfbaren Hypothese, dass die Einsicht in den persönlichen Schicksalszusammenhang helfen kann, uns und andere im Kontext dieser Ereignisse neu zu verstehen. Damit gewinnen wir Einsicht in die »Notwendigkeiten« unseres Lebens und Handelns, sei es als Zustimmung zu unserer Begrenztheit und Bestimmung, sei es als anstehende Veränderung, sei es als eine Art gefühlte und wirksame Befreiung. In diesem Sinne wird Selbsterkenntnis zur Einsicht, wie unser Leben in Beziehungen unser Selbst bestimmt.

Nun scheint der Zeitgeist in unserem westlichen Kulturkreis weder dem »Schicksal« noch der »Bindung« besonders gewogen zu sein. Er verortet den Schicksalsglauben in den Bereichen magischen Denkens und überholter mythologischer und religiöser Vorstellungen. Wir sind die Frauen und Herren unseres eigenen Schicksals, autonome und autopoietische Individuen und aus der Natur heraus in die Kultur und ihre Konstruktionen der Wirklichkeit gewandert. Wir behaupten uns zunehmend als Selbstbesitz bis in die Gestaltung des Sterbens hinein, sodass die klassische Formel des christlichen Begräbnisses, »Der Herr hat's gegeben, der Herr hat's genommen«, in Zukunft heißen könnte (Jensen 2014): »Der Mensch hat's gegeben, der Mensch hat's genommen.« Bindung gilt als ein zu überwindendes Merkmal von Herkunft und allenfalls als Wachstumsbedingung in der Kindheit auf dem Weg zu einem selbstbestimmten Leben. Bindungen nach Maßgabe unseres Gutdünkens und Beliebens frei zu wählen gilt als Ziel.

Das ist natürlich sehr zugespitzt formuliert und der Zeitgeist kennt viele Gesichter. Wir erleben uns der Komplexität der Verhältnisse und dem menschengemachten Getriebe durchaus auch ausgeliefert. Die Ballade vom »Zauberlehrling« hat nicht ausgedient. Die Zeitungen sind in den verschiedensten Zusammenhängen voll von dem Begriff Schicksal und die Mehrzahl der Menschen glaubt auf diffuse Weise nach wie vor an eine Vorherbestimmung des Lebens. Die naturwissenschaftliche Forschung lässt den Schicksalsglauben auf neue Weise wieder aufleben, indem sie uns von Genen und Gehirnprozessen bestimmt beschreibt, die allerdings wie andere Lebensverhältnisse auch über technische Mittel ihrer Schicksalhaftigkeit auf Zukunft hin entrissen werden sollen.

Die Grundlage: Herkunft und Gruppengewissen

Den Prozess der Selbsterkenntnis und entsprechender Lebens- und Beziehungsgestaltung mit Bindungen im Schicksal verknüpft zu betrachten setzt an der grundlegenden menschlichen Erfahrung an, dass wir alle Herkunft haben. Herkunft bliebe unausweichlich selbst dann erhalten, wenn wir Zeugung und Geburt rein technischen Verfahren unterwerfen könnten. Dass Herkunft über die Faktizität hinaus auch in seiner Bedeutung unabweisbar und im Lebensprozess zwar verleugnet, aber in den Folgen nicht unterbrochen oder beliebig umgestaltet werden kann, das ist die Grundthese und Grunderfahrung des Familien- und Systemestellens. Zukunft braucht Herkunft (Marquardt 2003).

Wie auch immer wir in unserem Bewusstsein und mit unserem Willen mit Herkunft umgehen, in der »Tiefe« wirkt die Verbundenheit durch Herkunft in dem, was man das »Gruppenunbewusste« nennen kann. Wer durch Herkunft verbunden ist, gehört zu einer Herkunftsgruppe, wir nennen sie normalerweise Familie und Sippe oder Großfamilie und Mehrgenerationenfamilie. Diese Herkunftsgruppe, durch Zeugung und Geburt und damit genetisch und seelisch bestimmt, wird zusammengehalten durch eine Art Gewissen, das man mit Hellinger das unbewusste Gruppengewissen nennen kann.

Dieses Gewissen, das wir nicht fühlen, weil es nicht vom Erleben geprägt ist, sondern von der jedem Erleben vorgegebenen Teilhabe an einer Gruppe, sehen wir im Familienstellen als verantwortlich für seelische Gesetzmäßigkeiten an, die mit jeder Herkunft verbunden sind:

- Niemand kann aus einer Familiengruppe ausgeschlossen werden, ohne dass ein oder mehrere später Geborene diesen Ausschluss in ihrem Lebensschicksal aufgreifen.
- Jedes gravierende Ungleichgewicht im Geben und Nehmen bindet spätere Generationen in einen Ausgleich ein, auch wenn sie um das Ungleichgewicht nichts wissen.
- Innerhalb einer Familiengruppe hat jeder einen festgelegten Platz, der sich aus dem Zeitpunkt der Geburt ergibt. Wer zuerst kommt, kommt zuerst, wer danach kommt, kommt danach (Weber 2013; Hellinger 2013; Schneider 2009a).

- »Erkenne dich selbst« bedeutet unter dieser Vorgabe, sich bewusst zu werden, wie sich diese meist »blind« (das heißt ohne Ansehen der Person und ohne bewusste Kommunikation) vollziehenden Gesetzmäßigkeiten von Herkunft im Leben des Einzelnen und seiner Familiengruppe auswirken. Und es bedeutet darüber hinaus, wie wir unter der Berücksichtigung dieser Vorgabe lösende Möglichkeiten ausloten und verwirklichen können. Das Familienstellen ist in den Bereichen des Helfens bei individueller Not und Beziehungsproblemen (meist geht das zusammen) die besondere (aber nicht einzige) Methode dazu.

Natürlich ist Herkunft immer auch mit dem Erleben verbunden und gehört es zu den zentralen Vorgängen im Familienstellen, all die unbewussten und bewussten Prozesse einzubeziehen, in denen wir über unsere Wahrnehmung und unser persönliches, fühlendes Gewissen in die Familiengruppe eingebunden sind. Dazu gehören vor allem:

- die Nachfolge und Stellvertretung im Schicksal, vor allem im (frühen) Tod, um Verbundenheit unter allen Umständen aufrechterhalten oder Schlimmes für andere stellvertretend tragen zu können;
- der Versuch, das Leben anderer aus Mitgefühl und Liebe heraus mit dem eigenen Leben zu erfüllen oder, wo zu früh unterbrochen, weiterzuführen, und die Illusion, mit der Gestaltung und Planung des eigenen Lebens andere retten und aus ihrer Not erlösen zu können;
- sich vom Fluss des Lebens und der Liebe abzuschneiden oder ihn zu verweigern, wenn die Verbundenheit in der Herkunft zu schmerzhaft oder durch zu große Schuld und Scham oder grauenvolle Geschehnisse belastet ist;
- durch all diese Prozesse hindurch die Fülle an Lernvorgängen, Nachahmungen, Prägungen und Wachstumsprozessen unter der Notwendigkeit, dazugehören zu müssen und sich gleichzeitig persönlich zu entwickeln.

Das Gruppenunbewusste

Was aber »ist« dieses Gruppenunbewusste im Unterschied zum persönlichen Unbewussten? Wir ordnen sowohl das Bewusstsein als auch das Unbewusste als neuronale, »wissende« Prozesse dem Gehirn eines Individuums zu. Unter dem Unbewussten fassen wir die Prozesse und Speicherungen unterschwelliger Wahrnehmung oder auch von Verdrängungsprozessen zusammen. Die psychologische Generationenforschung spricht vom Unbewussten auch dann, wenn unterschwellige Verhaltensbeeinflussungen zwischen den Generationen entstehen, die aufgrund traumatischer oder schuld- und schambehafteter Ereignisse nicht offen thematisiert werden können. Der »Sitz« dieses Unbewussten wäre somit das Gehirn im Verbund mit dem Körper eines Individuums und dessen sinnlicher Wahrnehmung und Speicherung dieser Wahrnehmungen.

Können wir dann das Bewusstsein und Unbewusste einer Gruppe als die offene und unterschwellige Weitergabe von Information und Wissen zwischen den die Gruppe bildenden Individuen verstehen? Oder können wir annehmen, dass es eine Teilhabe von Individuen an der sie umfassenden Gruppe, von Teilen am Ganzen gibt, die über offene und unterschwellige Informationsübermittlung hinausgeht? Wie wäre dann eine solche Teilhabe an einer Gruppe zu verstehen, von der wir annehmen, dass sie unmittelbar ist? Der Zugang zu und der Ausdruck von einem »Gruppenwissen« und entsprechendem Gruppengewissen ist stets individuell. Aber kann einer Gruppe ein eigener »ontologischer« Status zukommen, analog dem, wie wir physikalisch Teilchen ein Feld zuordnen können?

In Aufstellungen kennen wir das Phänomen der repräsentierenden Wahrnehmung,[7] bei dem Stellvertreter oft überraschend genau Gefühle, Symptome oder Worte von Personen aus fremden Beziehungssystemen empfinden und ausdrücken können, ohne bewusste Informationen erhalten zu haben. Auch unterschwellige Wahrnehmungen, die natürlich vielfältig vorkommen, reichen meiner Meinung nach nicht aus, diese Phänomene zu erklären, sollten sie nur über die bis jetzt nachweisbaren Sinneskanäle laufen. Immer wieder nehmen Stellvertreter etwas wahr, was der anwesende Klient selbst nicht weiß und manchmal auch gar nicht wissen kann. Wenn wir von einem natürlichen Vorgang ausgehen, welche neue Erklärungsbasis brauchen wir vielleicht?

Einige Aufsteller haben begonnen, sich für die Quantentheorie und ihre Folgerungen zu interessieren, weil sie nach einem Verständ-

7 Der Begriff wurde meines Wissens von Matthias Varga von Kibéd geprägt.

nis von Aufstellungsphänomenen suchen, die unserem Alltagsbewusstsein ähnlich ungewöhnlich vorkommen wie die physikalische Welt der Quantenphysik.[8] Die Quantenphysik ist eine Physik der Beziehungen und Ganzheiten, die mehr sind als die Summe ihrer Teile. Sie kennt den Einfluss von Beobachtung und Messung auf die Wirklichkeit, ohne deren objektiven und faktischen Charakter zu leugnen (wenigstens in den meisten Deutungen). Sie beschreibt Wirklichkeit unter ihren komplementären Erscheinungsweisen Teilchen und Welle. Sie weiß um Phänomene der Wirklichkeit, die wir als nonlokal und damit zeitlos verstehen müssen, es sei denn, wir würden faktische Wirklichkeit als Illusion betrachten. Sie ergänzt (in einigen Versionen) die physikalischen Grundphänomene Materie und Energie durch bedeutungsfreie Quanteninformation, die im Bereich des Lebendigen dafür sorgt, dass bedeutungsvolle Information sowie seelische und geistige Phänomene eine physikalische Basis haben können.

Es wäre vielleicht verführerisch, könnten wir das Ganze einer Gruppe in seinen bewussten und unbewussten Vorgängen und die Teilhabe der Individuen an ihr im Rahmen einer nonlokalen Verschränkung verstehen, in der Teile unmittelbar, also ohne Informationsübertragung »mitwissend« sind. »Verschränkung« von Individuen und Systemen wäre dann das Zauberwort, an dem sich Erklärungen sowohl für das Gruppenunbewusste als auch für die repräsentierende Wahrnehmung anhängen würden. Wie dem auch sei, ich halte es für sinnvoll, von einem Gruppenganzen und damit auch von einer Familie zu sprechen, in dem und in der Individuen über ein Gruppenbewusstes und -unbewusstes verbunden sind und aneinander Anteil haben.

»Erkenne dich selbst« würde dann heißen: Erkenne dich in der Weise, wie du am Ganzen der Familie (Gruppe) Anteil hast und wie du innerhalb dieses Ganzen in unterschiedlichen Ausprägungen mit anderen Individuen über dein Wollen und Wissen hinaus verbunden (»verschränkt«) bist. Erkenne dich innerhalb des »Feldes« der Gruppe, um ein nicht nur in Aufstellerkreisen beliebtes Wort aufzugreifen. Erkenne dich innerhalb der »Gruppenseele«, wie ich dieses Ganze der Gruppe gerne bezeichne.

Die Aufgabe des Familienstellens wäre somit, diese unbewusste Verflechtung innerhalb der Familienseele sichtbar und einsichtig

---

8 Siehe mein Interview mit dem Ehepaar Görnitz (Schneider 2007), das eine auch für Laien lesenswerte und verständliche Einführung in die Quantenphysik geschrieben hat (Görnitz u. Görnitz 2008).

werden zu lassen, damit sich über das »Sehen« je nach Not oder Anliegen neue Möglichkeiten des Fühlens, Denkens, Handelns und Miteinanderseins ergeben. Das Familienstellen will und kann faktische Vorgegebenheiten und Bindungen in Beziehungssystemen nicht auflösen. Aber es hilft, die Art der Verbundenheit so zu verändern, dass die Zukunft für das Notwendige oder Gewünschte wieder offener wird.

Verknüpfung, Sinn und Deutung in Aufstellungen

Nun ist aber das Erkennen der familiären Verflechtungen über Aufstellungen (und sonst auch) nicht so einfach. Wie können wir wissen, dass unsere Vermutungen über die Zusammenhänge in Familien und die Verknüpfungen mit den Problemen eines Klienten der Realität entsprechen? Repräsentieren Aufstellungen reale, auf Ereignisse bezogene Prozesse in den Beziehungssystemen eines Klienten? Können wir also von der Wahrheit einer Aufstellung oder der Wahrheit dessen sprechen, wie das Problem eines Klienten mit der Lebens- und Familiengeschichte zusammenhängt?

Oder sind unsere Verknüpfungen Konstruktionen, die wir intuitiv oder bewusst über bestimmte Informationen und Vorannahmen als Leiter oder Stellvertreter in einer Aufstellung vornehmen? Wie können dann diese Konstruktionen Sinn machen oder vielleicht auch ohne Sinn hilfreich wirken? Sind der Sinn einer Aufstellung und damit auch eine sinnvolle Deutung des Problem- und Aufstellungsgeschehens zwar an reale Zusammenhänge gebunden, aber so, dass sie von subjektiven und intersubjektiven Wahrnehmungen und Deutungen bestimmt werden? Erklären Aufstellungen die Problem- und Beziehungswirklichkeit eines Klienten linear und kausal oder in systemischen Zusammenhängen der Selbstorganisation?

Wir können auch die Frage stellen, ob das Wissen um einen Zusammenhang dem Klienten nicht auch schaden kann, wie auch immer dieses Wissen zustande gekommen ist. Lassen sich Klienten durch »falsche« Deutungen in eine ungute Richtung verführen oder durch »wahre« Deutungen retraumatisieren? Und wenn wir die Nöte und Probleme eines Klienten auf Schicksalsbindungen zurückführen, entheben wir Klienten dann nicht der eigenen Verantwortung für ihr Leben?

In den Kapiteln dieses Buches stelle ich viele Fragen, die ich für das Nachdenken sowohl über die Vorgänge in Familiensystemen als auch über die Aufstellungsarbeit und ihre Praxistauglichkeit als bedeutsam erachte. Ich werde Antworten geben, die hoffentlich offen genug für das Weiterfragen formuliert, aber auch einer Orientierung der Aufstellungspraxis dienlich sind. Ich lasse mich bei meinen Antwortversuchen von Vorannahmen leiten, die mehr oder weniger explizit im ganzen Buch immer wieder auftauchen.

- Es gibt einen realen Zusammenhang zwischen den Problemen eines Klienten und seiner Lebens- und Familiengeschichte. Wird dieser Zusammenhang in einem bestimmten Aspekt erkannt oder als »stimmig« gefühlt, macht er Sinn. Wird der Zusammenhang auf diesen Sinn hin gedeutet, kann er in dieser Hinsicht als wahr oder richtig erkannt werden.
- Unter Sinn verstehe ich die Art, wie ein Gegenstand oder Gegenüber in seinen Relationen und seiner Struktur erscheint. Der Sinn ist so etwas wie unser Generalorgan für die Welt. Der Zugang zum Sinn ist stets individuell, aber er findet sich in den Relationen und Strukturen dieser Welt.[9]
- Unter real verstehe ich hier vereinfacht alle Sachverhalte, sowohl die, welche unserer Beobachtung und Imagination vorgegeben sind oder zumindest nach unserer Beobachtung oder Konstruktion eine eigene, subjektunabhängige Existenz besitzen, als auch alle subjektiven und intersubjektiven Vorgänge. Konstruiert ein Ingenieur eine Brücke, kann er das nur aufgrund einer Reihe von realen Vorgegebenheiten tun, z. B. der Landschaft. Solange er sich Gedanken macht, wie die Brücke aussehen soll, ist die Brücke imaginiert (und als Imagination real). Fasst er seine Vorstellungen und Überlegungen in einen Plan, wird der Plan real, aber noch nicht die Brücke. Ist die Brücke gebaut und will ich sie mit meinem Auto befahren, kann ich das nur aufgrund ihrer Realität.
- Wenn ich von seelischen Gesetzmäßigkeiten spreche, verstehe ich unter »Gesetz« die Reduktion der Information von Einzelfällen so weitgehend, bis sich eine Regel oder ein Muster ergibt, das sich mit einer großen Wahrscheinlichkeit auf viele Einzelfälle übertragen lässt. »Regelhaftes und Gesetzmäßiges

9 In diesem Verständnis von Sinn beziehe ich mich auf Gabriel 2013 und Gerhardt 2014.

entsteht durch Vereinfachen und Weglassen: ›Nachts werden alle Katzen grau.‹ (Görnitz u. Görnitz 2008).[10]

- Natürlich kann das Problem eines Klienten auch in der Art der persönlichen Deutung seiner Lebens- und Familiengeschichte begründet sein. Aufgabe einer Aufstellung ist es dann, dass der Klient lösungsbezogen diese problematische Deutung durch eine sinnvolle und damit stimmige Deutung ersetzen kann. Allerdings gibt es aufgrund der Komplexität der Wirklichkeit fast immer sehr viele und unterschiedliche Sinnzusammenhänge. Ein Problem kann unter mehreren Aspekten Sinn machen. So kann beispielsweise eine Aufstellung sowohl in Beziehung auf ein eigenes Kindheitstrauma als auch auf ein traumatisches Erlebnis von Eltern oder Großeltern Sinn machen. Insofern enthält eine Aufstellung immer eine (allerdings nicht beliebige) Fülle von Möglichkeiten, auf sinnvolle Problem- und Lösungszusammenhänge zu verweisen, die dann durch den Prozessverlauf und die mehr oder weniger vorgenommenen Interventionen in (möglichst) einen Sinnzusammenhang münden. (Die Komplexität menschlicher Wirklichkeit, die nur in Aspekten wahrgenommen werden kann, bietet somit auch Raum für verschiedenste therapeutische Ansätze.)
- Es gibt unterschiedliche Meinungen, wie offen die Deutung eines Aufstellungsgeschehens in Bezug auf familiäre oder andere Beziehungsprozesse eines Klienten und das Problem- und Lösungsverständnis gehalten werden soll. Im Normalfall tendiere ich zu der Ansicht: Je klarer und verständlicher für alle Beteiligten eine Aufstellung sich vollzieht und endet, desto besser. Das heißt aber nicht, dass nur verständliche Aufstellungen helfen und dass Verstehen schon automatisch hilfreich ist.

Ein Fallbeispiel: Zwei Unfälle – ein Zusammenhang?

Ich möchte im Folgenden eine Aufstellung schildern, in der ich eine schicksalsbezogene Verknüpfung vorgenommen habe, die in vielerlei Hinsicht »fraglich« ist.

10 Zur Thematik Quantenphysik und das Geistige vgl. Görnitz u. Görnitz 2014.

In einem Fortbildungsseminar in Belgien meldete sich eine Frau. Ihre Tochter bereite sich auf die Führerscheinprüfung vor und der Fahrlehrer habe ihr vorgeschlagen, vor der Prüfung in Begleitung eines Elternteils noch einige Erfahrungen zu sammeln. Sie habe sich also für einige Übungsfahrten neben ihre Tochter gesetzt. Es sei auch sehr gut gegangen, bis ihre Tochter beim Versuch, eine Kreuzung noch vor herankommendem Verkehr zu überqueren, »einen Fehler« gemacht und ihren Wagen abgewürgt und zum Stehen gebracht habe. Ein Motorradfahrer sei auf das Auto geprallt und sofort tot gewesen. Jetzt habe die Tochter große Schuldgefühle und spreche dauernd davon, dass sie sterben wolle. Auch sie, die Mutter, fühle sich äußerst schuldig. Der Gerichtsprozess stünde erst noch bevor.

Ich bat die Frau, Stellvertreter für sich selbst, ihre Tochter und den Motorradfahrer zu holen, den toten Motorradfahrer auf den Boden zu legen und sich und ihre Tochter dazu in Beziehung zu stellen. Sie legte den Motorradfahrer an den Rand des Aufstellungsfeldes und stellte sich und die Tochter nebeneinander in die Mitte, mit ihren Blicken leicht abgewandt von dem am Boden liegenden Mann. Kaum gestellt nahm die Stellvertreterin der Mutter ihre Tochter in den Arm und drehte sie weg von dem Geschehen. Diese vergrub ihr Gesicht in den Armen ihrer Mutter und so verharrten die beiden bewegungslos.

Ich bat nun die Frau, eine Stellvertretung für das Schuldgefühl zu holen und dazuzustellen. Sie nahm einen Mann, wusste zunächst nicht recht, wie sie ihn stellen sollte, bis sie ihn nahe an die Vertreterinnen von sich und ihrer Tochter heranführte. Dieser Mann ging sofort hinter die Tochter und umfasste sie mit ihren Armen, sodass diese kaum noch Luft bekam. Aber sie ließ das alles mit sich geschehen. Als keine weitere Bewegung erfolgte, überlegte ich, was zu tun ist. Das Bild der Aufstellung schien zu zeigen, dass Mutter und Tochter ganz im Schuldgefühl gefangen waren, aber den Motorradfahrer nicht anschauten. Sie waren in ihrem Leid ohne Blick auf und ohne Mitgefühl für den beim Unfall gestorbenen Mann. Ich hatte gehofft, das Schuldgefühl würde die beiden zum Motorradfahrer führen und auf diese Weise darauf hinweisen, dass die beiden in der Aufstellung zu ihrer (jeweiligen) Schuld beziehungsweise Verantwortung stehen. Denn häufig geht ein Schuldgefühl in Bezug auf eine konkrete Situation einher mit dem Vermeiden, Schuld oder Verantwortung für einen Fehler zu übernehmen.

Ausgangspunkt der Aufstellung war die Frage der Frau gewesen, wie ihre Tochter und sie selbst mit der Belastung durch das Schuldgefühl umgehen könnten. Ich wollte aber nicht zu schnell auf eine Lösung hin intervenieren, in der Hoffnung, ein lösender Prozess könnte sich aus der Aufstellung selbst heraus entwickeln. Zudem hatte ich das Gefühl, es könnte noch einen verborgenen Zusammenhang als Hintergrund dafür geben, dass Mutter, Tochter und auch das Schuldgefühl sich nicht auf den Motorradfahrer beziehen. Außerdem hatte die Frau für das Schuldgefühl einen Mann gewählt, was häufig (aber nicht immer) ein Hinweis darauf ist, dass nicht das Schuldgefühl der Frauen aufgestellt worden ist. Wenn zudem Aufstellungen stagnieren, versuchen wir häufig, den Beziehungsrahmen zu erweitern, damit ein bisher nicht gesehener bedeutungsvoller Aspekt für den weiteren lösungsorientierten Prozess auftauchen kann. Und so bat ich die Frau, eine Person für einen »möglichen weiteren Bezug des Schuldgefühls« zu holen und dazuzustellen. Sie wählte eine ältere Frau dafür aus und stellte sie achselzuckend mit Blick auf die kleine, stehende Gruppe dazu.

Diese Frau ging näher an die Gruppe heran, beäugte sie, ging dann an den Rand des Aufstellungsfeldes, entfernt vom Ort, wo der tote Motorradfahrer lag, und legte sich dort auf den Boden, die Füße zur Mitte des Aufstellungsfeldes zeigend, den Kopf direkt vor den Füßen der neben mir sitzenden Frau. Da löste sich »das Schuldgefühl« von der Tochter und der Mutter, betrachtete die am Boden liegende Frau, schweifte mit seinen Blicken im Raum umher und legte sich schließlich neben sie. Die Stellvertreterin des »möglichen weiteren Bezugs des Schuldgefühls« drehte sich daraufhin weg und kehrte dem Stellvertreter des Schuldgefühls den Rücken zu.

Was bedeutete dies alles? Ich befragte die Klientin nach Ereignissen in der Familiengeschichte und ob es schon einmal eine Schuld gegeben habe. Aber es kamen keine Informationen, die in der Aufstellung und bei mir ein Echo ausgelöst hätten. So bat ich sie, ihre Eltern dazuzustellen. Sie holte aus der Runde Personen für Vater und Mutter und stellte sie nahe zu den Stellvertreterinnen von sich und ihrer Tochter und mit dem Blick auf diese. Da richtete sich »das Schuldgefühl« wieder auf und ging erneut ganz nahe hinter die Tochter. Die Eltern standen stumm und steif da. Irgendwie schien nichts gewonnen zu sein und die Energie drohte aus der Aufstellung zu weichen.

Da sagte die neben mir sitzende Frau plötzlich: »Ich weiß nicht, ob das wichtig ist. Als ich noch ein kleines Kind war, ist mein Vater einmal angeklagt und als schuldig verurteilt worden. Er war Lastkraftwagenfahrer und hatte einen Anhänger nach seinem Dafürhalten vorschriftsmäßig am Straßenrand abgestellt. Ohne sein Zutun sei nachts ein Motorradfahrer auf den Anhänger aufgefahren und sofort tot gewesen. Das Gericht hatte entschieden, dass der Vater die Verantwortung trage, weil der Anhänger zu nahe an einer Kreuzung abgestellt war. Mein Vater hat sich aber nie schuldig gefühlt und jede Verantwortung verneint.«

Sofort war mit dieser Information eine enorme Spannung im Raum. Ich holte einen Mann aus der Gruppe für diesen Motorradfahrer und legte ihn in der Nähe, aber doch mit genügend Abstand zu dem anderen Motorradfahrer auf den Boden. Da drehte sich die Mutter der Klientin zu diesem am Boden liegenden Mann, ging einen Schritt auf ihn zu, stockte dann in ihrer Bewegung, als dürfe sie nicht näher gehen und bekam, wie angewurzelt stehend, feuchte Augen. Zum ersten Mal schien ein Gefühl auf.

Jetzt intervenierte ich, stellte die Mutter der Klientin nahe zur Klientin und ihrer Tochter und führte den Vater der Klientin vor »seinen« Motorradfahrer. Da löste sich »das Schuldgefühl« von der Tochter der Klientin und stellte sich neben den Vater. Doch der wich zurück. Das »Schuldgefühl« folgte ihm, doch der Vater entzog sich. Da ging das »Schuldgefühl« zu der am Boden liegenden Frau, die wir als ein »vielleicht anderes Gegenüber des Schuldgefühls« geholt hatten. Und jetzt ergriff diese die Hand des »Schuldgefühls« und beide lagen friedlich nebeneinander.

Um es durch mögliche weitere Zusammenhänge nicht zu kompliziert zu machen, wurde nun die Frau, die als dieses »vielleicht andere Gegenüber des Schuldgefühls« geholt worden war, in meinem Verständnis zu dem Motorradfahrer, der auf den vom Vater der Klientin abgestellten Anhänger aufgefahren war (was allerdings nicht sehr logisch ist). Dass diese Stellvertreterin nun die Hand des Stellvertreters des Schuldgefühls nahm, empfand ich als einen Hinweis, die Aufstellung nun auf eine »Lösung« für die Klientin hin zu orientieren. Ich stellte den Stellvertreter des Vaters zunächst so vor »seinen« Motorradfahrer, dass er ihn anschauen konnte. Er zeigte keinerlei Reaktion oder Gefühl. Dann drehte ich ihn um und führte die Klientin selbst und die Stellvertreterin ihrer Tochter Hand in Hand zum Vater, bat sie, ihn anzuschauen und in etwa folgende Sätze zu ihm zu sprechen:

»Lieber Papa, jetzt sehe ich dich zusammen mit dem Motorradfahrer, der an deinem Anhänger zu Tode gekommen ist. Ich kann nicht beurteilen, was deine Schuld und Verantwortung war. Du hast dich nie schuldig gefühlt und das Urteil gegen dich hat dich sehr gekränkt. Ich war noch sehr klein. Ich weiß nicht mehr, wie ich damals gefühlt habe. Meine Mutter hat damals vielleicht innerlich mehr mit dem Motorradfahrer gefühlt und hat dich nicht verstanden. Angeklagt, verurteilt und vielleicht unverstanden hast du dich vielleicht sehr allein gefühlt und konntest auch kein Mitgefühl für den Motorradfahrer empfinden. Ich sehe und anerkenne jetzt, was dir und dem Motorradfahrer damals geschehen ist. Meiner Tochter ist vor kurzem in meinem Beisein etwas Ähnliches passiert. Wir fühlen uns so schuldig. Meiner Tochter fällt es schwer, ihren Teil der Verantwortung zu übernehmen. Sie denkt, dann müsse sie sterben. Und ich mache mir Vorwürfe, dass ich meiner Verantwortung als erwachsener Beifahrerin nicht gerecht werden konnte. Sei bitte freundlich, wenn wir im Umgang mit unserem Unfall auf uns schauen, getrennt von dem, was bei dir damals passiert ist.«

Die Stellvertreterin der Tochter: »Lieber Opa, ich habe beim Autofahren einen Fehler gemacht. Auch bei mir ist ein Motorradfahrer dabei gestorben. Ich fühle mich so schuldig und am liebsten würde ich sterben. So gut ich kann, nehme ich die Lebenskraft, die mir über unsere Familie geschenkt wurde und übernehme meinen Teil der Verantwortung für den Unfall, wenn mir oder meiner Mutter das Gericht eine Schuld zusprechen sollte.«

Daraufhin führte ich die Klientin und die Stellvertreterin ihrer Tochter zu »ihrem« am Boden liegenden Motorradfahrer. Ich holte eine Frau aus der Gruppe als Stellvertreterin für eine mögliche Partnerin oder die Mutter des Motorradfahrers und bat sie, sich auf den Boden zu setzen und dessen Kopf in ihren Schoss zu legen. Denn es reicht nicht, bei solchen Ereignissen nur auf den Toten zu schauen. Auch die lebenden Angehörigen und deren Gefühle angesichts des Unfalls wirken weiter. Die Verbundenheit durch solche Geschehnisse wie einen Unfall verbinden alle, die Folgen zu tragen haben.

Die Stellvertreterin der Tochter: »Jetzt schaue ich auf dich. Es tut mir so leid. Ich habe einen Fehler gemacht. Ich weiß noch nicht, wie das Gericht entscheiden wird. Aber ich sehe die Wirkung meines verhängnisvollen Fehlers und übernehme meinen Teil der Verantwortung. Bitte, sei mir nicht böse, sodass ich dich und was passiert ist in Frieden in Erinnerung behalten kann. Ich werde Blumen ans Grab bringen. Sei freundlich, wenn ich meine Fahrprüfung absolviere. Ich kann nichts gut machen. Aber so gut ich kann, werde ich eine gute und verantwortungsvolle Autofahrerin und werde möglichst achtsam durch mein Leben gehen.« Und zu der Frau stellvertretend für die Angehörigen des Toten: »Es tut mir so leid. Bitte seid mir nicht auf Dauer böse. Ich kann euch euer Leid nicht abnehmen und kann nichts ausgleichen, auch nicht durch mein Sterben.«

> Nach diesen mir in etwa so nachgesprochenen Sätzen beendete ich die Aufstellung. Der Stellvertreter des Schuldgefühls hatte sich übrigens während dieser Gegenüberstellungen und Sätze zurück in die Runde gesetzt. Die Klientin nahm die Stellvertreterin ihrer Tochter lange in den Arm, setzte sich auf ihren Platz in der Runde und bedankte sich bei mir. Sie fühle sich erleichtert und friedlich und ihrem Vater und ihrer Tochter nahe. Weitere Auswirkungen sind mir nicht bekannt.

Welchen Sinn macht diese Aufstellung? Sind die beiden Unfälle verknüpft? Gibt es da irgendeine Form von Kausalität und, wenn ja, warum? Ich kann das nicht wissen. Wenn der Unfall der Klientin und ihrer Tochter aus einer Art kausalen »Verstrickung« entstand, was würde das für unser Wirklichkeitsverständnis bedeuten? Wenn man so viele Jahre mit Schicksalsbindungen arbeitet, ist man versucht, überall Zusammenhänge zu wittern. Es ist anzunehmen, dass es im menschlichen Beziehungsleben und in unseren seelischen Prozessen viel mehr Zusammenhänge gibt, als wir wahrnehmen und, vor allem, als wir in irgendeiner Weise beweisen könnten. Müssten wir uns allen Kausalitäten bewusst stellen, wir würden verrückt.

Was wir eine Verknüpfung oder Bindung im Schicksal nennen können, bezieht sich aber nicht nur auf Ursache und Wirkung im Sinne eines deterministischen Weltbildes, als wäre im obigen Beispiel der Unfall der Klientin und ihrer Tochter durch den Unfall des Vaters in irgendeiner Weise determiniert und als wäre auch dieser Unfall oder die vielleicht ungerechtfertigte Verurteilung des Vaters durch frühere Ereignisse in der Familie oder deren Umfeld vorbestimmt. Vieles, was geschieht und in Aufstellungen als Thema beziehungsweise zur Lösung ansteht, ereignet sich zufällig oder trifft zufällig mit anderen Ereignissen zusammen. Dank der Quantenphysik wissen wir inzwischen um den objektiven Zufall, der nicht nur auf unserem Nichtwissen beruht.

Aber jeder Zufall trifft auf eine Wirklichkeit, die strukturierte Relationen aufweist. Der Zufall wird gewissermaßen durch Zusammenhänge eingefangen. Wenn zwei Menschen sich treffen und verlieben, erfolgt das Zusammentreffen gerade dieser zwei Personen meist zufällig. Aber jeder von beiden bringt Voreinstellungen, Prägungen, innere Bilder, familiäre Verknüpfungen und eine Lebensgeschichte mit, die zum anderen in vielfacher Weise passen und nun den Zufall des Zusammenkommens in die jeweiligen Vorgegebenheiten einbinden. Die jeweilige körperliche und seelisch-geistige Selbstorganisation wählt im Zufall Passendes aus. Die geschilderte Aufstellung ist eher unter diesem Gesichtspunkt zu betrachten. In den meisten Familiendynamiken und Aufstellungsprozessen spielen also Zufall und unbewusste sowie bewusste Verknüpfungen zusammen.

Wenn wir in Aufstellungen mit Verknüpfungen im Schicksal arbeiten, spielt auch folgender Aspekt eine Rolle. In der oben berichteten Aufstellung gab es einen Kontext für die Verknüpfung. Das Seminarthema lautete: »Zwischen Vergangenheit und Zukunft« und als leitende Frage war ausgeschrieben: »Wie kommen wir aus Problemtrancen, die an der Vergangenheit orientiert sind, zu Lösungen im weiteren Lebensweg?« Es war also ein Kontext vorgegeben, der sich auf Wirkungen oder Deutungen der Vergangenheit bezog. Wie in anderen Seminaren auch gab es eine Einführung und zwischenzeitliche Erklärungen, die sich mit Schicksalsbindungen befassten. Der Boden war also für Verknüpfungen bereitet.

Ich selbst habe aus schon erwähnten Gründen mit einem »Stellvertreter für einen möglichen weiteren Bezug des Schuldgefühls« einen möglichen weiteren Zusammenhang eingeführt, bin sofort darauf eingegangen, als die Klientin den von ihrem Vater erlebten Unfall erwähnte, und habe das »Schuldgefühl« erweitert auf das (nicht vorhandene oder sich nicht eingestandene) Schuldgefühl des Vaters der Klientin. Was rechtfertigt mein Vorgehen?

Im Seminar war die Mutter anwesend, nicht ihr Vater und nicht ihre Tochter. Ich schaue also auf den Prozess bei ihr und was in ihrer Seele und ihrem Fühlen und Verhalten unter Umständen verknüpft ist und was sie braucht und was ihr angesichts ihrer Ausgangsfrage hilft. Es geht darum, was nötig sein kann, dass sich ihr Schuldgefühl angesichts der Situation und ihr Verhalten gegenüber ihrer Tochter und ihre Haltung zu deren Schuldgefühl und Sterbewunsch verändert. Vielleicht strahlt dabei auch etwas auf ihre Tochter aus. Für diese Möglichkeit gäbe es viele Beispiele. Aber die Aufstellung wurde nicht für die Tochter gemacht, sondern für die Mutter und für das Familiensystem insofern, als es sich über die Reaktionen der Mutter verändern kann.

Es ging also um eine systemische Einsicht der Mutter, systemisch hier verstanden als Einsicht in ein Beziehungsganzes und die Bezogenheit von einzelnen Personen in den entsprechenden Ereignis- und Beziehungsprozessen. Das »Erkenne dich selbst« bezieht sich also im geschilderten Fall auf einen Prozess, der einen irgendwie realen oder vielleicht auch nur imaginären Zusammenhang aufgreift, um das Schuldgefühl der Klientin und ihrer Tochter in einen sinnvollen und lösenden Kontext stellen zu können. Würde man auf der Existenz eines realen Zusammenhangs bestehen, müsste man sich intensiver informieren, was genau in der Kindheitsfamilie der Klientin angesichts des damaligen Unfalls geschehen ist und empfunden wurde. Es wäre dann zu klären, ob auch der vom Vater erlebte Unfall und dessen Verurteilung schon in einem existenziell bedeutsamen Zusammenhang steht und wo der »Ausgangspunkt der Verstrickungskette« zu finden und lösend in die Wahrnehmung aufgenommen werden kann. Eine solche »Rückführung«, wenn sie Fakten entspricht und stimmig und erleichternd erfahren werden kann, erleben Klienten oft als besonders erstaunlich und hilfreich.

Selbsterkenntnis zwischen Welterkenntnis und ethisch-praktischer Verantwortung

Bleibt somit Selbsterkenntnis auf unsere Stellung im Familienschicksal beschränkt? Geht es bei der Selbsterkenntnis nur um Einsicht in unsere fühlbaren und folgenreichen Gewissensprozesse, die unsere Zugehörigkeit zur Gruppe sichern? Oder geht es viel umfassender um das Wahrnehmen der Prozesse, durch die wir unpersönlich über ein Gruppengewissen in das Gruppenganze eingebunden sind und über mehrere Generationen hinweg für das Überleben und die existenziellen Bedürfnisse der Gruppe einstehen müssen, ohne dass wir das wissen und wollen? Sind wir nur Gruppenwesen und der »Sippenhaft« ausgeliefert?

Die Evolution hat uns schon lange aus den engen Gruppenbeziehungen hinausgeführt, auf der einen Seite hin zu größeren umfassenden Gruppen und zur Menschheit und Welt als Ganzes, auf der anderen Seite zu uns als einzelnen Menschen, in dem das Menschsein und das Universale sich gestaltungs- und handlungsfähig verwirklichen. Wir haben auch ein universales Gewissen, das auf das Ganze der Welt und Menschheit ebenso bezogen ist wie auf das Ganze unseres Selbst. Dadurch sind wir in unserer Selbsterkenntnis weit über die Familie und Kleingruppe hinaus in beide Dimensionen ausgespannt.

Aber wir können weder unsere individuelle Selbsterkenntnis und Selbstverwirklichung noch unsere Welterkenntnis ohne oder gar gegen unsere jeweilige Überlebens- und Versorgungsgruppe erringen. Nicht weil ich *denke*, kann ich mich meines Seins versichern, sondern weil ich *bin*, kann ich mich des Lebens mit allem, was zu ihm gehört, versichern. Das Leben bekommen wir durch die Eltern, auch wenn es von weither kommt. Mit den Eltern und denen, die für unser Überleben und Aufwachsen sorgen, sind wir in die Familie und andere existenziell bedeutsame Gruppen eingebunden. Unser Leben ist vermittelt durch Herkunft. Diese einfache Tatsache sorgt dafür, dass wir sowohl in den Geschenken und Errungenschaften als auch in den Problemen und Hindernissen unseres Lebens mit unseren Familien, Ahnen und Überlebens- und Wachstumsgruppen verbunden bleiben. So sehr Lösungen oft nur möglich sind, wenn wir unsere Flügel weit ausspannen und tief in uns selbst gegründet sind – wir können sie nur durch unsere Schicksalsbindungen hindurch erreichen. Wir treten immer in vielerlei Weise ein Erbe an. Und es gilt (Willer 2015): »Wer ein Erbe antritt, bearbeitet seine Herkunft.«

2 Wirkprinzipien des Familienstellens

Keine Kraft geht in der Welt verloren,
und nicht bloß die Seelen
der Menschen sind unsterblich,
sondern auch all ihre Handlungen;
sie leben fort in ihren Wirkungen.
Johann Gottlieb Fichte

Familienaufstellungen wirken. Auch wenn es noch wenige wissenschaftlich qualifizierte Untersuchungen gibt, spricht doch die große Zahl von Aufstellern und Aufstellungen für diese aus Beobachtungen und Rückmeldungen gewonnene Wirksamkeitserfahrung (Weinhold et al. 2014).

Familienaufstellungen schließen all die Themen ein, die in psychologischen Beratungen und Psychotherapien ein Rolle spielen: die Beziehungen von Mann und Frau, von Eltern und Kindern, grundlegende Probleme in Familien bei Krankheit, Verhaltenssymptomen, häufigen Unfällen, Suizid, frühen Tod, Verrücktheit, Ungerechtigkeit, seelischen und körperlichen Verletzungen und Schuld. Persönliche und scheinbar persönliche Probleme wie mangelndes Selbstvertrauen, Entscheidungsschwäche, Identitäts- oder Sinnverlust, Lebensunlust und Depression, beruflicher Misserfolg oder Scheitern der Lebensplanung spielen genauso herein wie die Folgen von Krieg, Täter- und Opferschaft im gesellschaftlichen Raum und nationaler Entwurzelung. Auch aktuelle gesellschaftliche Fragen nach Organspenden, künstlicher Insemination oder Beihilfe zu einem würdigen Tod spielen eine Rolle.

Der allgemeinere Begriff »Systemaufstellungen« umfasst viele Arten von Aufstellungen: klassische Familienaufstellungen und das Gehen mit den Bewegungen der Seele oder des Geistes, Strukturaufstellungen, autopoietische Aufstellungen, Organisationsaufstellungen, politische Aufstellungen und andere. Er bezieht sich auf methodisch unterschiedliche Vorgehensweisen und unterschiedliche systemische Bereiche, in denen Aufstellungen eingesetzt werden. Aber im Zentrum steht meines Erachtens nach wie vor die weit gefasste Familienaufstellung im beraterischen und psychotherapeutischen Kontext.

Welche Prinzipien in Aufstellungen wirken, kann als eine methodische Fragestellung aufgefasst werden. Nach welchen methodischen Axiomen gehe ich mit welcher Wirksamkeit in einzelnen Schritten vor? Darum geht es mir hier nicht.

Man könnte grundlegende psychotherapeutische Schritte beschreiben, die generell bei seelischen Problemlösungen und somit auch in Aufstellungen eine Rolle spielen, z. B. den Weg vom Komplizierten zum Einfachen, vom Schweren zum Leichten, vom Unbewussten zur Einsicht, vom bewussten Wollen zur Weisheit des Unbewussten, vom Fühlen zum Handeln, vom Engen zum Weiten, vom Diffusen zum Klaren und Konkreten. Auch dies ist hier nicht meine Absicht.

Betrachten wir persönliche Nöte und Beziehungsprobleme von Menschen im Probleme erzeugenden und lösenden familiären Kontext, benötigen wir eine Ausrichtung auf grundlegende seelische und systemische Prozesse, die, je nach Fall unterschiedlich gewichtet, für einen Lösungsprozess maßgebend sind. Diese Prozesse möchte ich unter folgenden allgemeinen Begriffen beschreiben, die ich *Wirkprinzipien* nenne und für eine Orientierung des Familienstellens als besonders bedeutsam erachte:

- Wahrheit,
- Liebe,
- Kraft,
- Ordnung,
- Lösung (Bindung und Lösung, Seele und Geist).

Wahrheit

In den Aufstellungen geht es um Wahrheit. Ich halte den in der Bibel in einem anderen, auf die göttliche Transzendenz bezogenen Kontext formulierten Satz »die Wahrheit wird euch frei machen« (Joh 8,32) für einen auf Lebenskontexte bezogen äußerst lösenden Satz. So eine Behauptung ist sehr gewagt. Die Wahrheitsfrage durchzieht die Geschichte der Menschheit sehr vielfältig und kontrovers: von der platonischen Idee der Einheit des Guten, Wahren und Schönen und der einen absoluten Wahrheit, die nur in Gott zu finden ist, über die Bezeichnung der Übereinstimmung von Sprache und Bewusstsein mit der sinnlich erfahrbaren Wirklichkeit bis hin zu mathematisch und experimentell beweisbarer physikalischer »Richtigkeit« oder einer relativen Wahrheit, die wir selbst herstellen. Die absolute Wahrheit hat abgedankt. Manche meinen gar, man müsste den Wahrheitsbegriff wegen des Unheils, den er über die Menschen bringe, generell abschaffen.

Vermutlich ist die Rede von der Wahrheit aber nicht totzukriegen und die philosophische, wissenschaftliche, soziale, juristische und vor allem alltägliche Wahrheitssuche wird in vielfältigen Debatten überleben. Ich möchte hier in der Wahrheitsfrage ohne Diskussion ihrer vielfältigen Aspekte einen Standpunkt einnehmen, der mir für die Wirksamkeit des Familienstellens zentral und aufgrund von Aufstellungserfahrungen unumgänglich erscheint. Manche konstruktivistischen Ideen, vor allem die auf der Neurobiologie beruhenden, scheinen mir die Verbindung von Aufstellungsphänomenen und Familiendynamiken nicht ausreichend zu erklären.

Fakten

Im Zusammenhang mit der Aufstellungsarbeit beziehe ich »Wahrheit« in erster Linie auf faktische Ereignisse. Was ist in und mit Familien passiert? Wir schauen z. B. auf biologische Vaterschaft, eine Abtreibung, eine Totgeburt, eine Scheidung, eine Vergewaltigung, also auf Ereignisse, die sich im Bewussten und Unbewussten auf die Geschichte von Einzelnen und Familien auswirken. Ereignisse sind ihrem sprachlichen Ursprung entsprechend »Eräugnisse« – Geschehnisse, die uns vor Augen liegen, – noch bevor wir sie deuten oder in unsere Deutungsschemata einordnen. Erleben und darauf aufbauende Erfahrung setzt Widerfahrnisse voraus. Wie auch immer unser Gehirn das organisiert, wir erleben und erfahren etwas. Wahrnehmung setzt die Trennung und Gegenüberstellung von Subjekt und Objekt voraus, auch wenn wir philosophisch und in spiritueller Erfahrung vielleicht über diese Trennung hinausgehen können.

Es mag schwer sein, z. B. in einem Gerichtsverfahren die Wahrheit eines Geschehens festzustellen, es mag sein, dass Fakten erst eine Bedeutung bekommen, wenn wir sie wahrnehmen. Es mag sein, dass im Bereich der Quanten und auch größerer Teilchenverbände Wirklichkeit erst in Wechselwirkung mit Beobachtung und Messen entsteht. Dennoch gehen wir in der Lebenswirklichkeit immer davon aus, dass unserer Wahrnehmung Fakten vorgegeben sind. Wenn jemand stirbt, stirbt er unabhängig davon, ob er beobachtet wird, wann und wie ich davon erfahre oder ob ein Arzt den Tod feststellt und auf welche Weise. Als Faktum wird seit dem 18. Jahrhundert eine Tatsache bezeichnet, die beglaubigt ist. Stellt der Arzt also fest, dass das Gehirn keine messbaren Signale mehr aussendet, beglaubigt er den Tod. Der Tod des Menschen selbst ist aber nicht auf die Beglaubigung angewiesen, um ein Geschehnis zu sein, auch wenn ich für meine Wahrnehmung eine Art der Beglaubigung brauche, ein eigenes oder mitgeteiltes »Eräugnis«.

Darüber hinaus legen Aufstellungserfahrungen nahe, dass auch nicht selbst erlebte und nicht (bewusst) kommunizierte Fakten sich mitteilen und wirken. Da geschieht etwas in mir, ohne dass ich es will und auch nur weiß, etwas, das mir erst bewusst werden kann, wenn mir der Zusammenhang mit den zugrunde liegenden Fakten bekannt wird. Die Möglichkeit, dass in Aufstellungen über Stellvertreter Fakten einer fremden Familiengeschichte auftauchen können, ohne dass der Klient sie selbst weiß oder mit seinem Wissen bewusst die Stellvertreter beeinflusst, erschließt auch die Möglichkeit, dass wir in Familiensysteme an einer Faktenwahrheit teilhaben, die nicht identisch ist mit Erleben, sprachlicher Kommunikation und Denken. Wie wir das verstehen können, halte ich für eine der spannendsten theoretischen Fragen, die sich aus der Aufstellungsarbeit ergeben.

Zunächst einmal sprechen wir also im Aufstellungsprozess von einer Wahrheit im Sinne von »Erkennen, was passiert ist«. Diese Wahrheit kann man auch eine *historische Wahrheit* nennen, die ja nicht nur für Familiensteller eine Grundlage für ihre Arbeit ist, sondern für jede Art von Beratung und Therapie, die Daten aus der Lebens- und Familiengeschichte sammelt.

Sitz im Leben

Von Wahrheit können wir in Aufstellungen aber auch noch in einem weiteren Sinne sprechen, in dem Objektives, z. B. der Tod eines nahen Menschen, und Subjektives, also mein direktes oder indirektes Erleben dieses Todes, zusammenfallen. Wir gehen dann über die Faktenwahrheit hinaus zu einer *geschichtlichen Wahrheit* und fragen nach dem »Sitz im Leben« von Ereignissen. Mit geschichtlicher Wahrheit meinen wir erlebte Wahrheit und ihre Wirkungen in Beziehungssystemen, oft über die Generationen hinweg. Welche Wirkung hat beispielsweise der frühe Tod einer Mutter für ihr Kind und vielleicht auch ihr Enkelkind? Was wird in der Familie wie erzählt oder verschwiegen? Welche möglichen Folgen werden da für die Betroffenen wiederum zu einem

Faktum mit offener oder verdeckter, mehr oder weniger gravierender Wirkung und Bedeutung?

Diese geschichtliche Wahrheit unterliegt Deutungen durch den Therapeuten, die Stellvertreter und den Klienten. Sie ist mehrdeutig, aber nicht beliebig. Hier ereignet sich Wahrheit, indem objektiver Sinn und subjektive Deutung zusammenfallen. Wirklichkeit begegnet uns ja nicht unstrukturiert. Sie zeigt sich über eine sinnhafte Realität, der eine Deutungsmöglichkeit aufgrund unserer Erfahrung entsprechen muss, damit wir sie in ihrer Sinnhaftigkeit zu erkennen vermögen. Wir können beispielsweise einigen Gesichtsausdrücken ziemlich treffsicher eine bestimmte Emotion zuordnen. Milton Erickson hat seiner Sekretärin den Tag angesehen, an dem sie geschwängert wurde. Wer in Skriptanalyse erfahren ist, kann manchmal Personen auf den Kopf zusagen, welches Lieblingsmärchen sie in ihrer Kindheit hatten. Und in Aufstellungen können wir manchmal im Aufstellungsbild oder in einem bestimmten Satz ziemlich treffsicher den dazugehörenden Sinn in der repräsentierten Familiendynamik vermuten.

Diese auf das Erleben bezogene Wahrheit steht im Mittelpunkt des Familienstellens: Welches objektive Faktum wird auf welche Weise im Problem subjektiv bedeutsam und als prägend für das eigene Leben erfahren? Insofern arbeitet das Familienstellen mit einer hermeneutischen Wahrheit, die letztlich durch die Wirkung, die sie über eine Einsicht auf einen Klienten ausübt, durch sein Aha-Erlebnis »beglaubigt« wird.

Unverborgenheit

Die Wahrheit einer Aufstellung wäre dann eine doppelte:

- dass sie auf möglichst überprüfbare Weise ein in Bezug auf das Anliegen eines Klienten oder seine Befindlichkeit bedeutsames Ereignis sichtbar macht und
- dass sie sowohl die Folgen eines Ereignisses im relevanten Beziehungssystem als auch einen möglichen lösenden Umgang damit aufdeckt.

Etwas Verborgenes wird offensichtlich und erhält Sinn und Bedeutung. (Im alten griechischen Wort »aletheia« wird Wahrheit als »Unverborgenheit« verstanden.)

Aufstellungen nehmen die traumatischen Geschehnisse und ihre Wirkungen in Beziehungssystemen in den Blick unter der überprüfbaren Annahme, dass wir in sie, oft über Generationen, mit unserem Schicksal eingebunden sind. Das Familien- und Systemestellen ermöglicht, nicht mehr sichtbare und doch wirkende Ereignisse und bekannte, aber in ihrer Wirkung unsichtbare Geschehnisse vor Augen zu führen unter der Annahme, dass dieser Prozess lösend und heilsam sein kann. Das meine ich, wenn ich behaupte, im Familienstellen gehe es darum, dass eine aus der Verborgenheit oder dem Vergessen aufgetauchte Wahrheit frei oder besser: in bestimmter Hinsicht etwas freier macht.

Mit die größte Wirkung der Arbeit, die ich immer wieder erfahre, zeigt sich, wenn jemand sagen kann: »Jetzt verstehe ich. Jetzt weiß ich, was passiert ist und warum es in meiner Familie und meinem Leben auf diese Weise weitergegangen ist. Jetzt wird mir einiges klar.« In den Aufstellungen können innere Bilder, Muster, ins Unbewusste abgesunkene Erfahrungen nach außen treten. Gleichzeitig begegnen uns in ihnen eine Wahrheit, eine Information, ein Geschehen in Beziehungen, die Wissen, Verstehen und neu begründetes Handeln ermöglichen.

In einer Gruppe wollte ein Mann zu einem Beziehungsproblem mit seiner Frau aufstellen. Er arbeite zu viel und seine Frau schimpfe immer, weil er so viel arbeite und keine Zeit mehr für die Familie habe. Wir stellten also auf, aber die Stellvertreter fühlten wenig und es entwickelte sich keine Dynamik. Da der Mann auch kaum relevante Informationen mitteilen konnte, brach ich ab. Obwohl er mit dem Abbruch ganz zufrieden schien, wollte ich ihm noch einen Impuls mitgeben und sagte zu ihm: »Ich habe das Gefühl, der Vater deiner Mutter ist sehr wichtig für dich.« Er meinte, den habe er aber nie kennengelernt und über den wisse er auch nichts, außer dass es da eine Scheidung gegeben habe, als die Mutter noch sehr klein war. Meine Bemerkung ließ ihm keine Ruhe und so fragte er bei seiner Mutter nach. Strahlend erzählte er am nächsten Tag, er habe mit seiner Mutter telefoniert und Erstaunliches erfahren: »Ich habe das Leben meines Großvaters, von dem ich nie etwas gewusst habe und für den ich mich nie interessiert habe, bis ins Detail nachgelebt, sowohl in Beziehungen als auch im Beruf. Jetzt verstehe ich viel besser, was ich da so mache in meinem Leben und warum meine Frau von mir so oft enttäuscht ist.«

Natürlich widerstrebt es uns oft, die Wahrheit über frühere, längst vergangene Ereignisse für so wichtig zu halten. Reicht es nicht einfach aus, das Alte vorbei sein zu lassen und möglichst konstruktiv nach vorne zu schauen oder einfach im Hier und Jetzt das Überlebensnotwendige oder Anstehende zu tun? Auf irgendeine Weise verhalten wir uns ohnehin entsprechend. Die Evolution hat uns in erster Linie für das erfolgreiche Bestehen im Hier und Jetzt ausgestattet. Holt uns die Vergangenheit ein, neigen wir dazu, uns oder anderen zu sagen: »Kopf hoch, schau nach vorne, lass die alten Dinge ruhen, lass deinen Schmerz hinter dir.« Aber das hilft eben sehr häufig nicht, weil wir die unbewussten Bindungs- und Gewissenskräfte in uns nicht wahrnehmen und steuern oder unwirksam machen können.

In bedeutsamen Angelegenheiten müssen wir erst erinnern, um wirklich vergessen zu können. Das Erinnerte muss in uns in Frieden kommen, damit wir es wirklich vergessen können. Und das Erinnerte kann meist nur in Frieden kommen, wenn es sich auf die Wahrheit und Annahme des Geschehenen berufen kann.

Ich möchte zur Frage, wie bedeutend die Suche nach der Wahrheit in der Familiengeschichte sein kann, ein Beispiel erzählen, das ich immer wieder gerne erwähne, weil es den zentralen Lösungsweg in der Aufstellungsarbeit so gut verdeutlicht.

Fallgeschichte: Das Symptom an der Scheide

In einer Fortbildungsgruppe in Italien meldete sich eine Therapeutin zu einer Aufstellung. Sie war eine junge, sehr hübsche Frau, die wegen einer seltenen Autoimmunkrankheit an den Rollstuhl gefesselt war.

Ihr Anliegen bezog sich aber nicht auf ihre Krankheit, sondern auf sich und ihren Freund, einen Engländer, der als Sprachlehrer in Italien lebte. Immer, wenn sie mit ihm schlafen wollte, bekam sie eine Entzündung an ihrer Scheide, die das unmöglich machte. Ohne weitere Informationen einzuholen, sagte ich zu der Frau: »Wir schauen uns das erst einmal an. Hol jemanden für dich und jemanden für deinen Freund und stelle euch in Beziehung.« Aber sie stellte die beiden Stellvertreter so weit voneinander auf, mit dem Blick in entgegengesetzte Richtungen, dass sofort klar wurde: Das sexuelle Problem hatte nichts mit der Beziehung der beiden zu tun und kann sich nicht im Blick darauf lösen.

Ich bat den Stellvertreter des Freundes, sich wieder hinzusetzen und sagte zu der Therapeutin: »Hol jetzt Stellvertreter für deine

Autoimmunkrankheit und für das Scheidensymptom und stelle sie in Beziehung zu deiner Stellvertreterin.« Ich versuchte also über die beiden Symptome, das aktuelle, ihre Beziehung formende und das ihr Leben und ihre Gesundheit bestimmende, nähere Informationen für die Klientin und mich in die Aufstellung zu bringen. Als Stellvertreter der Autoimmunkrankheit holte sie aus der Gruppe einen Mann, für das Scheidensymptom eine Frau. Wir überließen die Aufstellung den Bewegungen der Stellvertreter. Da passierte Folgendes: Der Stellvertreter der Autoimmunkrankheit marschierte am Rand des Aufstellungsfeldes entlang wie ein Soldat, im Stechschritt, immer hin und her. Die Stellvertreterin für die Entzündung nahm ohne Bezug auf dessen Bewegung in der Mitte des Aufstellungsfeldes die Stellvertreterin der Therapeutin liebevoll in ihre Arme und zog sie dann kraftvoll zu Boden. Am Boden liegend, kuschelte sie sich wie ein kleines Kind an ihren Körper.

Ich fragte die Therapeutin, die weinend neben mir in ihrem Rollstuhl saß, ob das für sie Sinn mache, was sie da sehe. Sie schüttelte den Kopf: Es berühre sie sehr, aber was es bedeute, verstehe sie nicht. Als sie sich ein bisschen beruhigt hatte, fragte ich nach ein paar Informationen zu ihrer Familie. Ihre Mutter sei Argentinierin, der Vater Italiener, der nach Argentinien gegangen und dort die Mutter kennengelernt und geheiratet hat. Die Therapeutin selbst war in Argentinien geboren worden. Doch noch vor ihrem Schulalter war die junge Familie nach Italien gegangen. Sonst wusste sie über ihre Eltern und deren Familien wenig und was sie erwähnte, schien keinen Bezug zu dem zu haben, was man in der Aufstellung gesehen hatte, und berührte auch nicht. Mit meinen Informationsfragen wich auch die vorher deutlich spürbare Energie aus der Aufstellung. So unterließ ich das Weiterfragen und beendete die Aufstellung.

Zunächst schien sich die Therapeutin gut zu fühlen. Irgendwie schien sie diese Aufstellung trotz einer Nähe zum Tod, die sie vielleicht wahrgenommen hatte, zu erleichtern. Doch schon nach einer halben Stunde sah ich sie in der Runde sitzen und bemerkte, dass es ihr nicht mehr gut ging. Den ganzen restlichen Kurs über ging es ihr schlecht. Alle Versuche meiner Frau und von mir, in Pausengesprächen etwas für sie zu tun, damit es ihr wieder besser geht, scheiterten.

Etwa sechs Wochen später hat die Therapeutin uns über die Dolmetscherin einen Brief geschrieben. Es gehe ihr noch schlechter, sie wolle die Fortbildung abbrechen, ihr bliebe nur noch, einen Arzt um Psychopharmaka zu bitten. Ich weiß nicht mehr, was wir ihr zurückgeschrieben haben. Aber sie nahm es zum Anlass, ihren schon sehr alten Vater zu besuchen. Von ihm hat sie dann Folgendes erfahren:

Der Vater war als junger Soldat im Krieg und dreimal der einzige Überlebende seiner ganzen Gruppe gewesen. Sofort verstand die Frau mit dieser Information etwas über ihre Autoimmunkrankheit. Der Stellvertreter dafür war ja in der Aufstellung auf und ab marschiert wie ein Soldat. Denn wie mag es ihrem Vater gegangen sein, dreimal als Einziger zu überleben? Wie kann man die Frage aushalten, wieso die anderen sterben mussten und man selbst weiterlebt? Zudem fühlte sich der Vater sehr schuldig, weil er einmal nachts Wache gehalten hatte, dabei auf seinem Posten eingeschlafen war und alle seine Kameraden beim gegnerischen Überfall getötet wurden. Nur er auf seinem versteckten Wachposten überlebte.

Dass so etwas schwer auszuhalten ist, gehört zu den Grundvorgängen in unserer Seele. Einer der grundlegenden Annahmen im Familienstellen zufolge ist ein eigener Lebensgewinn, der mit dem Tod anderer verknüpft ist, schwer zu nehmen, zumal er mit der Empfindung einer Schuld einhergeht. So ein Mensch lebt dann sein ganzes späteres Leben mit dem immer wieder zu verdrängenden Satz: »Eigentlich dürfte ich gar nicht leben.« Dieses Grundgefühl und den Selbstvorwurf angesichts der gefühlten Schuld übernimmt dann unbewusst die Tochter mit ihrer Autoimmunkrankheit, vielleicht so, als könne sie damit ihren Vater am Leben halten, oder auch in einer Art blinden Ausgleichs. Das ist eine ziemlich gewagte These, die nicht zum gängigen Verständnis von Körpersymptomen passt. Aber solche Verbindungen und ihre Wirkungen gehören zum Erfahrungsschatz und Verständnis von Familienaufstellungen und werden von Klienten als sehr stimmig und entlastend erlebt, auch wenn sie eine Krankheit nicht heilen können.

Die zweite Information, die der Vater erzählte, betraf seine Mutter, die Oma der Therapeutin. Diese lebte während des Krieges allein in der Familienvilla in Neapel. Gegen Ende des Krieges wurde in ihrem Haus ein englischer Offizier einquartiert und die beiden verliebten sich ineinander. Die Oma wurde schwanger und, so der Vater, niemand wisse, was aus dem Kind geworden sei. Diese Information erklärte der Therapeutin sofort die zweite Szene in ihrer Aufstellung: Die Stellvertreterin des Scheidensymptoms wirkte nun wie das Kind der Oma, wenn sie die Stellvertreterin der Klientin (liebevoll!) zu Boden zieht und sich an sie kuschelt.

Der Therapeutin wurde bewusst, dass ihre Entzündung, die das Schlafen mit ihrem englischen Freund blockierte, in einer Art rückwirkenden Übertragung verhindern wollte, dass die Oma mit dem englischen Offizier schläft. Als wäre es dadurch möglich, das Schicksal der Oma, des Offiziers und des Kindes zu verändern: »Liebe Oma, hättest du nicht mit dem englischen Offizier schlafen können, dann wärst du nicht schwanger geworden und hättest das Kind nicht abtreiben oder umbringen oder weggeben müssen.«

So genau sind manchmal Aufstellungen in ihren Bildern. Was da genau in der »Gruppenseele«, in der Seele der Klientin und im Aufstellungsgeschehen vor sich geht, ist schwer zu sagen. Im Zusammenhang dieses Kapitels geht es mir nur um die Frage, wie wichtig es ist zu erfahren, was in der Familie passiert ist. Was sind die Fakten, deren »Sitz im Leben« im Zusammenhang mit den Symptomen der Therapeutin zu stehen scheinen. Der Therapeutin ging es allein mit den Antworten ihres Vaters, mit dem Wissen um das, was geschehen ist, sofort wieder gut. Sie brauchte keinen Psychiater, machte die Fortbildung weiter und leitet jetzt selbst Aufstellungen.

Wissen um das unmittelbare Geschehen

Seelisches Geschehen wird zunächst geprägt durch das, was uns und den Personen, mit denen wir über Geburt, Schicksal und das Geben und Nehmen verbunden sind, unmittelbar widerfährt. Natürlich ist es für das seelische Erleben auch bedeutsam, wie ich und andere mit diesen Widerfahrnissen umgehen. Aber die Wirksamkeit von Aufstellungen beruht gerade darauf, dass die existenziell bedeutsamen Ereignisse gegenüber allen Tabus, Verdrängungen, Verleugnungen, Gleichgültigkeiten und ähnlichen Prozessen als geschehen anerkannt und dass die betroffenen Personen mit ihrem Schicksal und ihrer Verantwortung für sich selbst und als Teil der Lebensgeschichte der Späteren gesehen und gewürdigt werden.

In der Seele wirken zu allererst die körperlichen und sinnlich wahrnehmbaren Ereignisse. Bei einem politischen Mord z. B. wirkt in der Seele der Angehörigen zunächst das, was unmittelbar zwischen Opfer und Täter geschieht, und erst dann in einem abgeleiteten Sinne die Hintermänner oder die politische Führung oder das System. Wir brauchen ja nur auf das zu schauen, was wir als Allererstes wissen wollen. Wir hatten in Deutschland die Diskussion um die Amnestie des RAF-Terroristen Klar. Da war eine interessante Aussage des Sohnes des ermordeten Bundesanwalts Buback zu lesen. Er sagte, er verspüre keinen Hass, er möchte auch verzeihen, er möchte aber auch wissen, wem er da verzeihe, wer es genau war, der seinen Vater ermordet habe. Das allgemeine Wissen, dass es einer der Terroristen war, reicht der Seele nicht.

In Südafrika versuchte die sogenannte Wahrheitskommission, Versöhnung dadurch herzustellen, dass sie die Täter den Nachkommen der Opfer gegenüberstellte. Die Täter erhielten Strafnachlass, wenn sie einfach erzählten, was sie getan haben. Das möchten die Angehörigen wissen. Weniger die Reue der Täter als einfach die Wahrheit hilft ihnen zu verzeihen. Jedenfalls erleichtert sie, Frieden zu finden.

Die protestierenden Mütter der in Argentinien verschleppten Töchter und Söhne wussten, dass ihre Kinder nicht mehr leben. Sie pochten auf ihr Recht zu wissen, was mit ihnen passiert ist. Wie schwer war es für so viele Familien nach dem Zweiten Weltkrieg damit umzugehen, dass Väter oder Söhne vermisst waren. Die Ungewissheit war für viele schwerer zu ertragen als eine Todesnachricht. Die Seele will wissen, was denen, die zu uns gehören, geschehen ist.

Aufstellungen wirken, indem sie bedeutsame und nicht zur Ruhe gekommene Ereignisse in einer Weise ans Licht bringen, dass sie angeschaut werden können. Das sichtbar zu machen, was für einen lösenden Prozess das ausschlaggebende Geschehen ist, macht die Kunst der Aufstellungsarbeit aus. Da reichte es z. B. nicht, auf den frühen Tod der Mutter zu schauen, die gestorben war, als das Kind fünf Jahre alt war, wenn die Mutter dieses Kind schon drei Jahre zuvor wegen ihrer ansteckenden Krankheit nicht mehr in den Arm nehmen konnte. Dieses Geschehen hatte das Kind der Mutter noch vor ihrem Tod entfremdet. Und erst diese Information bewegte in einer Aufstellung Klientin und Mutter tief und führte zu ihrer lösenden und heilsamen Umarmung.

Mangelnde Information

Viele Fragen zur Wahrheit in und durch Aufstellungen bleiben allerdings und halten die konkreten Aufstellungsprozesse offen für weitere allgemeine und situationsspezifische Antworten. Was tut z. B. ein Klient, der die Informationen nicht mehr überprüfen kann, die sich in einer Aufstellung als für ihn bedeutsam zeigen?

Immer wieder sagen Klienten, wenn ihnen nahegelegt wird, Informationen über Ereignisse und Personen zu erfragen, die in der

Familiengeschichte weiter zurückliegen: »Da lebt niemand mehr, der das noch wissen könnte.« Scheint nun die Aufstellung ein für den Klienten bedeutsames und ihn berührendes Ereignis aus der Vergangenheit widerzuspiegeln, das er nicht mehr verifizieren kann, hängt er dann nicht in der Luft? Was wäre z. B. gewesen, wenn im geschilderten Fall der italienischen Therapeutin der Vater schon gestorben gewesen wäre und so nicht mehr für Klarheit hätte sorgen können? Oder wenn er das Nachfragen der Tochter als lästig oder unerheblich empfunden und keine relevante Antwort gegeben hätte? Hätte die Aufstellung der Therapeutin dann geschadet? Das ist eine sehr gewichtige Frage und betrifft einen heiklen Punkt der Aufstellungsarbeit.

Zunächst bleibt festzustellen, dass Familienaufstellungen tatsächlich für einen Klienten ein riskantes Vorhaben sein können. Aber dieses Risiko entsteht nicht so sehr aus der Aufstellung selbst, solange sie als ein Prozess gestaltet wird, der für den Klienten offen und frei und vertrauenswürdig bleibt, sondern vor allem aus der verdrängten Familiengeschichte. Die Frage ist dann allgemeiner zu stellen: Macht es generell Sinn, für Klienten lösende und heilsame Prozesse anzustoßen, indem kollektiv oder individuell Verdrängtes ins bewusste Erleben geholt wird?

Ob wir diese Frage bejahen können, hängt davon ab, ob die Annahme zutrifft, dass sich in unseren Problemen auch längst Vergangenes aktualisiert, und ob die Aufdeckung kritischer Punkte in der Familien- und Lebensgeschichte wirklich eine erleichternde und befreiende Wirkung hat, die auf andere Weise nicht ohne Weiteres zu erreichen ist. Macht die Wahrheit immer frei? Und kann auch eine Familiendynamik, die sich in der Aufstellung zu zeigen scheint, aber nicht verifiziert werden kann, frei machen? Stimmt es immer, dass eine »gewisse Ungewissheit besser ist, als eine ungewisse Ungewissheit«? So Bert Hellinger (persönl. Mitteilung) angesichts des Falles einer Mutter, die ihrer Tochter nicht sagen konnte, dass diese durch künstliche Insemination mit dem Samen eines unbekannten Spenders gezeugt wurde, solange die Mutter nicht wusste, wer der samenspendende Vater war.

Wegen der Gefahr, dass Aufstellungen Systemdynamiken aufzeigen können, die Klienten berühren und »von ihrem Gefühl her passen«, die ihnen aber nicht die Zusammenhänge von Familiengeschehnissen und eigener Not verständlich machen, halte ich es gewöhnlich nicht für ratsam, eine Aufstellung ohne Kommentar oder Veränderung, gewissermaßen nackt, zu beenden. Eine Aufstellung dient ja dazu, einen Klienten zu erleichtern. Wie immer man dabei methodisch vorgeht, von der einfachen Frage »Macht das, was du in der Aufstellung siehst, Sinn für dich?« bis hin zu dem Vorschlag einer symbolischen Handlung, die das Unbewusste auf der Suche nach »Wissen« anregen kann –, der Aufstellungsprozess soll nach Möglichkeit, zumindest nach einer Weile, einen klärenden Sinn ergeben.

Voraussetzung dafür ist, dass der Klient immer das Gefühl erhält, die Aufstellung hat mit ihm und seiner Familie zu tun, auch wenn er nicht weiß, wie genau, und Informationen schwer zu erhalten sind. Findet der Klient keine Verbindung vom Aufstellungsgeschehen zu seinem Anliegen oder seiner Familiengeschichte, erleichtert es ihn, wenn der Aufstellungsleiter das respektiert und nicht durch besserwisserische Behauptungen wegwischt oder gar dem Klienten zur Last legt, als wolle dieser nur nicht sehen, was doch offensichtlich ist. Mehr noch: Ich halte es für nötig, dass sich der Aufstellungsleiter gerade dann, wenn klärende Informationen fehlen, innerlich mit der auf Lösung ausgerichteten Suchhaltung eines Klienten und den Selbstheilungskräften seiner Beziehungssysteme verbindet. Es geht nicht darum, dass eine Aufstellung wahr ist, sondern dass sie dazu dient, eine lösende Familienwahrheit sichtbar zu machen.

Allerdings würde mir in der erwähnten Aufstellung der italienischen Therapeutin jeder Versuch, die Aufstellung ohne stimmige Informationen zu einem lösenden Ende zu führen, gerade auch angesichts der Symptomatik der Klientin, aufgesetzt erscheinen. Und die Bemühungen, in den Pausen über Vorstellungsbilder und lösende Sätze der Aufstellung eine erleichternde Richtung zu geben, halfen nicht. Ich halte es deswegen für notwendig, dass Klienten nach Aufstellungen bei Bedarf Kontakt mit dem Therapeuten oder Berater aufnehmen können, damit der Prozess nach einer Weile auf gute Weise fortgesetzt oder neu angesetzt werden kann.

Häufig erleben Klienten, dass sie plötzlich etwas erinnern, das in Bezug auf die Aufstellung oder die Not, um die es ging, von Bedeutung ist. Oder sie finden überraschend doch jemanden aus der Familie, der Entscheidendes weiß, oder nach dem Erbe eines Hauses tauchen dort im Speicher Dokumente auf oder eine alte Tante erzählt auf einer Beerdigung von einem bislang fehlenden »Puzzleteil« der Familiengeschichte. Bleiben Informationen auf Dauer verborgen, kann man nichts anderes tun, als auch damit in Frieden zu kommen und einen Weg zu finden, dass das zu Ende gehen kann, was aus der Vergangenheit wirkt. Wahrheit wird manchmal nur unbewusst wahrgenommen und ist im Unbewussten besser aufgehoben. Gewöhnlich aber ist es das bewusste Wissen, das löst und freier macht.

Verschiebung

Die Wahrheit in Aufstellungen ist nicht immer eindeutig. Zwar zeigt die Erfahrung, dass die Dynamik der Aufstellung, wie sie die Stellvertreter wiedergeben, meist der Familiendynamik entspricht, aber nicht immer bei den Personen, die stellvertretend aufgestellt sind. Wir müssen in Aufstellungen mit Verschiebungen rechnen.

Eine Frau hatte ziemliche Schwierigkeiten mit ihrer sechzehn Jahre alten Tochter, die sie sich nicht mehr mit Pubertäts- oder Autoritätsproblemen erklären konnte. Was da zwischen ihr und ihrer Tochter ablief, erschien ihr unwirklich. Sie stellte die Familie auf, sich und ihren Mann nebeneinander, die Sechzehnjährige und ihre jüngere Schwester den Eltern gegenüber. Das Bild erschien ganz »normal« und ohne Dynamik. Doch nach einer kleinen Weile schnellte der Finger der Stellvertreterin der älteren Tochter nach vorne zu ihrem Vater hin und sie sagte mit großer Sicherheit: »Das ist nicht mein Vater!« Ich schaute zur Mutter, die neben mir saß, und fragte sie: »Du musst das doch wissen, ist das ihr Vater?« »Natürlich«, sagte sie. Da wurde die Stellvertreterin der Tochter ganz rot im Gesicht und meinte: »Tut mir leid, ich habe das so gefühlt.«

Es wurde schnell deutlich, dass sie richtig gefühlt hatte, aber nicht für die Tochter, sondern die Mutter der Aufstellenden, die Oma der Mädchen. Diese hatte erst wenige Wochen vor dieser Aufstellung bei der Beerdigung ihrer Mutter von einer alten Tante erfahren, dass sie einen anderen Vater hat als den, mit dem sie aufgewachsen war. Die aufstellende Frau hatte dies erst kurz vor der Aufstellung erfahren, als sie ihre Mutter über einige Details der Familiengeschichte befragte. Sie hatte noch niemanden davon erzählt. Und jetzt äußert die Stellvertreterin ihrer älteren Tochter mit großer Sicherheit: »Das ist nicht mein Vater!« Sinn macht das nur, wenn die Tochter für ihre Oma fühlt und die Aufstellung den Prozess wiedergibt, der eigentlich zur Familie der Großmutter gehört. Die Frau war natürlich sehr verblüfft.

Sie erzählte nach der Aufstellung ihren Kindern, dass ihre Oma einen anderen Vater gehabt hat als den Urgroßvater, den die Töchter selbst noch kennengelernt hatten. (Mithilfe der noch lebenden Tante der Oma wurde der richtige Vater, der schon länger verstorben war, bald darauf bekannt.) Die Streitigkeiten zwischen der Frau und ihrer Tochter hörten sofort auf. Die beiden hatten unbewusst das aufgegriffen, was eigentlich zur Mutter der Frau und zu deren Mutter gehörte.

Aufstellungen ersetzen also keinen Vaterschaftstest oder sonstige klare Informationen. Sie brauchen eine Überprüfung an Informationen aus der Familienrealität.

Wissen und Beziehungssystem

Inwieweit ist es notwendig und hilfreich, dass alle Mitglieder einer Familie eine für sie bedeutsame Wahrheit wissen? Oder dient das aufdeckende Geschehen und Wissen nur dem Klienten und seiner Erleichterung und Problemlösung? Ich denke, wenn wir Aufstellungen nicht nur für eine systembezogene Individualtherapie nutzen wollen, sondern für eine systemische Psychotherapie, dann betreffen sie natürlich in unterschiedlicher Gewichtung auch die ganze Familie. Das Ungelöste, mit dem wir in Aufstellungen arbeiten, ist ja meist ein im System Ungelöstes und wenn es eine Problem erzeugende Kraft im System ausübt, wird sie das vermutlich auch weiterhin tun, es sei denn, sie kann sich für alle Betroffenen auflösen. Zumindest ist es schwerer und kostet viel Kraft für die persönliche Entwicklung eines Einzelnen, wenn die Problem erzeugenden Kräfte im System, zu dem man gehört, weiterwirken und die Person, die für sich durch das Wissen eine Lösung gefunden hat, weiter gegen den Druck oder das Zerren der Problem erhaltenden Kräfte im System ankämpfen muss.

Ein Mann hatte Probleme in der Beziehung zu seiner Frau. Schnell wurde deutlich, dass er sich sehr getrennt von seinem Vater und ziemlich kraftlos fühlte. Auf Letzteres bezog sich auch der Vorwurf der Ehefrau an ihn. In der Aufstellung tauchte nun eine stimmig erscheinende Vermutung auf, dass sein Vater vor der Ehe mit der Mutter noch ein Kind gezeugt haben muss. Der Mann wusste davon nichts. Sein Vater lag schon wochenlang im Sterben und konnte nicht sterben. Ihn konnte er nicht fragen, aber eine Schwester des Vaters und die bestätigte, es habe ein entsprechendes Gerücht gegeben. Einige weitere Hinweise führten dazu, dass die Familie, ohne den Vater einzubeziehen, einen ersten Sohn des Vaters aus einer frühen Beziehung fand. Die Familie lud diesen Sohn ein, ans Sterbebett des Vaters zu kommen. Dort hielt der Vater lange die Hand seines Ältesten. Kurz darauf schloss er seine Augen und starb im Kreis seiner nun vollständigen Familie.

Gibt es nun Situationen, die einen bewussten Verzicht auf das Erfahren von Geschehnissen nahelegen, auch wenn sie existenziell bedeutsam sind? Existenziell bedeutsam in Familiensystemen sind alle Fragen der Herkunft und Zugehörigkeit, des Schicksals und der Handlungen der Angehörigen und anderer mit ihnen verbundenen Personen, wenn es um Leben und Tod geht, um Recht und Unrecht, und um den zum Überleben notwendigen Austausch im Geben und Nehmen. Die Frage, was die Angehörigen im konkreten Fall voneinander wissen und was wir also erfragen dürfen, ist nicht immer leicht zu beantworten, aber manchmal in Aufstellungen zu überprüfen.

Zum einen dürfen und müssen wir alles wissen, was uns und unsere Partner und Kinder in die Schicksale anderer verstrickt und in die ernsthaften Folgen dieser Verstrickung einbindet. Zum anderen kommt es auf die Wirkung im System an. Was würde es helfen, wenn jemand z. B. die nationalsozialistische und schuldbeladene Vergangenheit eines Großvaters, womöglich öffentlich, auf eine Weise ans Licht zerrt, dass ihm selbst der eigene Partner und die Kinder böse werden und er sich dadurch in der Familie völlig isoliert? Ganz allgemein kann man nur sagen: »Schau auf die Wirkung im ganzen Bezugssystem!« Die Wahrheit soll ja etwas lösen, ohne dass der Preis für einen selbst und andere höher ist als das zu lösende Problem.

Wir täuschen uns aber gerne in der Notwendigkeit des Fragens, weil wir oft darauf bauen, dass sich alles irgendwie von allein auflösen wird (was ja auch hin und wieder stimmt), weil wir die Folgen für die Zukunft so schlecht abschätzen können und dazu neigen, im Zweifelsfall unsere Eltern und Ahnen zu schützen auf unsere Kosten und auf Kosten unserer Partner und Kinder.

Zu fragen, wer meine Eltern, Geschwister und Großeltern sind, habe ich immer ein Recht und kann ich auch ohne oder gegen meine Eltern recherchieren. Dass Eltern oder Großeltern von schlimmen Erlebnissen z. B. im Krieg oder während einer Vertreibung erzählen, kann ich nur in geeigneter und einfühlsamer Weise erbitten. Nach schwerer Schuld zu fragen ist den unmittelbaren Nachkommen meist nicht möglich, und oft hat erst die Enkelgeneration den nötigen zeitlichen und seelischen Abstand dazu. Wenn wir aus eigener Not heraus fragen und nicht aus Neugierde oder mit einem Vorwurf oder einer Vorverurteilung, erhalten wir oft eine Antwort. Normalerweise möchten wir mit unserer Not andere nicht belasten und helfen gerne, wenn wir sehen können, dass unser Erzählen andere entlastet.

Als Hellinger einmal mit Überlebenden des Holocausts arbeitete, zeigten die zwar keinen Hass auf ihre Peiniger, aber sie wollten nichts von ihren Erlebnissen erzählen. Erst als sie sehen konnten, wie sehr ihr Schweigen ihre Nachkommen belastete, begannen sie zu berichten. Letztlich sucht das Schlimme über die Generationen hinweg eine Sprache, damit es nach außen kommen und die Seele entlasten kann.

Liebe

Dass eine Wahrheit in einem Beziehungssystem offenkundig wird, wirkt aber nur dort lösend, wo sie mit Liebe verbunden und ohne Urteil gesehen wird. Das Ans-Licht-Bringen der Wahrheit in Aufstellungen geschieht nicht allein um der Wahrheit willen, sondern mit dem Ziel, dass die Liebe durch das Wissen wieder fließen kann. Oft passieren in Familien Dinge, die den Fluss der Liebe in den Beziehungen unterbrechen oder gar die Liebe zerstören. Vor allem wenn schreckliche, die Sinne und das Mitgefühl überfordernde Dinge geschehen oder Ereignisse mit großer Enttäuschung, tiefer Scham und schwerer Schuld verbunden sind, zieht sich unsere Liebe zurück, weil mit der Liebe alles Schreckliche und Belastende wieder hochkommen würde. Aber es wirkt so, als würde die Seele die Unterbrechung des Liebesflusses auf Dauer nicht aushalten oder dulden und manchmal sogar entsprechende Symptome provozieren, damit die liebende Verbundenheit aller im Licht der Ereignisse wiederhergestellt wird. Der Fluss des Lebens und der Fluss der Liebe scheinen miteinander zu korrespondieren.

Abspaltung der Liebe

In einer Supervisionsgruppe in Mexiko wollte eine Psychotherapeutin aufstellen. Sie hatte das linke Bein in Gips und klagte: »Jetzt habe ich mir zum dritten Mal innerhalb kurzer Zeit mein linkes Bein verletzt und kann meine Arbeit nicht mehr weitermachen, wenn ich nicht weiß, was da mit mir los ist.« Ich bat sie mit Blick auf die Tränen in ihren Augen: »Gut, stell jemanden auf für dich und jemanden für dein linkes Bein.« Sie holte die Stellvertreterin für sich, wählte auch für das Bein eine Frau und stellte die beiden in einiger Entfernung einander gegenüber.

Da bewegte sich die Stellvertreterin des Beines auf die Vertreterin der Therapeutin zu und diese lief weg, das Bein lief ihr nach, aber sie lief weg, wie bei einem Fangspiel. Ich sagte: »Stopp! Hol jemanden für deinen Vater und jemanden für deine Mutter.« Kaum waren deren Stellvertreter dazugestellt, schaute das Bein auf die Mutter der Therapeutin und lief auf sie zu. Doch auch die lief weg, das Bein hinterher, aber die Mutter ließ es nicht an sich heran. Das gleiche Spiel. Wieder sagte ich »Stopp!« und zur Therapeutin: »Hol die Eltern deiner Mutter.« Sie holte Großvater und Großmutter. Da schaute das Bein auf den Großvater, ging auf ihn zu und der Großvater machte seine Arme auf und nahm das Bein liebevoll in seine Arme.

Ich fragte die Therapeutin: »Macht das für dich Sinn, was du da siehst?« Nach einer kurzen Pause schlug sie sich auf ihre Stirn und sagte: »Ja, natürlich, das weiß ich auch alles.« Der Großvater hatte eine Hazienda bewirtschaftet und war stolzer Besitzer eines Motorrades. Er war damit viel und schnell herumgefahren, bis er einen Unfall hatte. Dabei verletzte er sich sein linkes Bein sehr schwer und die Ärzte sagten, sie müssten ihm das Bein abnehmen. Er aber weigerte sich, sein Bein herzugeben. Dieses heilte aber nicht und der Großvater wurde bettlägerig. Zehn Jahre lag er nur im Bett, bis sich in dem Bein ein Tumor entwickelte und er daran starb.

Wie nun die Frau die Geschichte ihres Großvaters erzählte, drehte sich in der Aufstellung die Stellvertreterin der Großmutter von ihrem Mann weg und ging einige Schritte nach außen und die Stellvertreterin der Mutter drehte sich auch um und ging einige Schritte in eine andere Richtung nach außen. Da wurde deutlich, welche Folgen der Unfall des Großvaters und seine Weigerung, sich das Bein abnehmen zu lassen, in den Beziehungen der Familie hatten. Die Großmutter war ihrem Mann vermutlich böse geworden. Zuerst hatte er durch die Raserei mit dem Motorrad sich und indirekt die Familie gefährdet, dann zwang er durch die Verweigerung der Amputation seine Angehörigen auch noch dazu, die Arbeit auf der Hazienda allein zu machen und ihn zu pflegen. In ihrer Not und Ohnmacht ist ihre Liebe erloschen. Die Mutter der Therapeutin war noch ein kleines Kind, als der Unfall geschah. Sie hatte ihren Papa geliebt, aber nun konnte sie nicht mehr mit ihm spielen, sah sein Leiden und das Leiden ihrer Mutter und auch sie schnitt sich von ihrer Liebe ab, weil sie das alles nicht mitansehen konnte.

Aber es ist, als würde die Familienseele solche Zwangläufigkeiten des Erlebens, die Personen in einer Familie voneinander trennen, nicht auf sich beruhen lassen, nicht in der Tiefe und nicht auf Dauer. Sie scheint über Raum und Zeit und das jeweilige gegenwärtige Erleben hinauszugreifen und über den Weg, das Vergangene wieder ins Bild und in die Erinnerung zu setzen, auf der Überwindung des Trennenden und den Frieden eines liebenden Miteinanders zu bestehen. Nachgeborene werden dann ohne eigenes Wollen und Wissen mittels eines Ereignisses oder Symptoms darauf hingewiesen, den aus der Liebe Ausgeklammerten angesichts seines Traumas in die Erinnerung und Zuneigung der Familie zurückzuholen.

Manchmal reicht es aus, wenn die Späteren das Trauma, das die Abspaltung in der Familie ausgelöst hat, einfach bewusst und berührt wahrnehmen, damit sich etwas löst und Frieden in der Seele einkehrt. So erlebte ich das bei der Therapeutin mit dem verletzten Bein. Häufig jedoch ist es für Klienten sehr hilfreich, in der Aufstellung über Bewegungen oder Worte der Stellvertreter zu erleben, wie die Liebe in den Bildern der Seele dort wieder in Fluss kommt, wo sie unterbrochen wurde, auch wenn das vergangene Geschehen nicht rückgängig zu machen ist.

So als würde man im gerade erwähnten Beispiel in der Aufstellung die Stellvertreter von Großmutter und Großvater gegenüberstellen und sagen lassen: »Lieber Mann, das war alles zu viel für mich. Warum bist du auch immer so gerast? Wenn du dir wenigstens das Bein abnehmen hättest lassen. Dann hätte ich nicht die ganze Arbeit allein machen und noch dazu dich pflegen müssen. Ich fühlte mich durch dein Verhalten nicht gesehen und tief verletzt. Da konnte ich dich nicht mehr lieben.« Und den Großvater könnte man sagen lassen: »Liebe Frau, es tut mir leid. Jetzt sehe ich, welche Folgen mein Verhalten für dich hatte. Das tut mir sehr leid. Aber ich konnte nicht anders. Mein Stolz war zu groß und mein Schmerz und auch mein Selbstmitleid. Ich habe nur auf mich geschaut. Jetzt sehe ich dich. Danke für alles, was du für mich getan hast.«

Ebenso könnte man die Stellvertreterin der Mutter der Klientin den Stellvertretern von deren Großmutter und Großvater gegenüberstellen und von den Großeltern zur Mutter und von der Mutter zu den Großeltern Sätze sprechen lassen, welche die Geschehnisse und ihre Wirkungen auf das Leben der Mutter benennen und würdigen und der Klientin das heilsame Bild vermitteln, wie ihre Mutter als Kind nochmals in den Arm ihrer Eltern gehen kann.

> Eine junge Frau erzählte in einer Gruppe, dass sie erst beim Sammeln der für ihre Hochzeit nötigen Dokumente erfahren hatte, dass die Mutter, bei der sie aufgewachsen war, ihre Tante war, die Schwester ihrer leiblichen Mutter. Die Mutter war bei der Geburt der Klientin ge-

storben und der Vater heiratete daraufhin ihre Schwester. Und obwohl natürlich die meisten in der Familie das wussten, hat nie jemand dem Kind die Wahrheit erzählt. Umso wütender reagierte die junge Frau, lud niemanden aus ihrer Familie zu ihrer Hochzeit ein und brach den Kontakt ab. In der Aufstellung konnte sie mit großem Schmerz, aber auch inniger Liebe in den Arm ihrer leiblichen Mutter gehen, sie nehmen und sie wieder loslassen. Erfüllt von der Liebe zu ihrer leiblichen Mutter und von dieser zu ihr hat sie nach der Aufstellung den Kontakt zu ihrer Herkunftsfamilie wieder aufgenommen.

Die Erlebnisse einer Liebe, die über Schmerz, Schuld und Scham hinausgeht und wieder verbindet, gehören zu den bewegendsten Momenten in Aufstellungen. Was immer in Beziehungen geschieht, die Seele scheint unermüdlich darauf hinzuarbeiten, dass alle, die aus der Verbundenheit verdrängt und abgespalten wurden, sich einander wieder, möglichst liebevoll, zuwenden. Dass das gerade auch für Opfer und Täter in den verschiedensten existenziellen Bezügen gilt, gehört zum Eindrücklichsten und Fruchtbarsten in der Aufstellungsarbeit. Keine Psychotherapie und Beratung kommt an der zentralen Bedeutung der Liebe in unserem Leben vorbei, vor allem dort, wo die Liebe uns besonders schwer annehmbar erscheint.

Größe und Grenzen der Liebe

Allerdings werden Beziehungen immer wieder durch Ereignisse und mitmenschliche Verhaltensweisen belastet, die für die Liebe unverträglich erscheinen. Müssen wir uns aufgrund schlimmer Geschehnisse nicht manchmal eingestehen, dass wir sogar Mutter oder Vater nicht mehr lieben können? Kann der Verzicht auf Liebe womöglich auch zu einer Notwendigkeit für das Überleben und die geistige Gesundheit werden? Braucht es über die unmittelbare, emotionale Liebe hinaus eine geistige Liebe und was kann jede von ihnen leisten? Darf ein Aufstellungsleiter zugunsten der Liebe intervenieren oder überschreitet er dabei seine Grenzen? Können wir in der Seele überhaupt liebende und versöhnende Prozesse in Bezug auf Personen ermöglichen, die längst gestorben sind?

»Liebe« ist ein großes Wort, zum einen eine »Universalie«, zum anderen in vielen Facetten auf ganz konkrete Beziehungen und deren Gestaltung bezogen. Zudem könnte man das berühmte, hier verkürzte Diktum des Apostels Paulus, »Ohne Liebe ist alles nichts«, ergänzen durch die Behauptung: »Aber die Liebe ist nicht alles« – alle Arten von Beziehungen brauchen eine Vielfalt von Bedingungen, damit sie gelingen, und die Liebe ist eine, allerdings sehr bedeutende unter ihnen.

Im Zusammenhang mit den Beziehungsdynamiken, die wir in Aufstellungen erleben, sind Differenzierungen dessen, was wir als »Fluss der Liebe« bezeichnen, notwendig. Zuerst und zutiefst im Erleben verankert, meinen wir mit Liebe einen personalen Bezug, ein Sich-Meinen als »ich und du«, das wir in Verbundenheit erleben und fühlen.

In allen Beziehungen zwischen Mann und Frau und Mann und Mann und Frau und Frau, zwischen Eltern und Kindern, in der Hinwendung zu den Bezugspersonen, die uns Platz, das Lebensnotwendige, Nähe, Vertrautheit und Geborgenheit geben, wirkt die Liebe heilsam, die wir mit »Herzenswärme« umschreiben können. Gelingt es in Aufstellungen, dass sich über die Stellvertreter solch eine Liebe zeigt, in herzlichen Umarmungen, über strahlende Augen, manchmal auch in lösenden Tränen, die dem Klienten und allen, die das miterleben, guttun, und bleibt diese Herzlichkeit nicht auf das Aufstellungsgeschehen beschränkt, sondern wirkt sie sich in den Beziehungen des Klienten aus, in denen diese Liebe problematisch eingeschränkt oder verschüttet oder gar nicht vorhanden war, dann kann man etwas von der Lösungskraft von Aufstellungen für den Fluss der Liebe wahrnehmen. Wenn die Liebe selbst die Probleme löst, brauchen wir keine Beratung oder Psychotherapie. Wenn wir Hilfe brauchen, dann mit dem Ziel, dass sich die Probleme lösen, welche die Liebe behindern.

Was ist aber mit Kindern, die z. B. zur Adoption freigegeben oder die gar ausgesetzt wurden? Meine Frau und ich wurden einmal in China von einer jungen sehr energiegeladenen Übersetzerin begleitet, die als Neugeborene auf der Straße abgelegt worden war, ein in Ost- und Südostasien nicht seltenes Phänomen. Wie geht es Kindern, deren Eltern sie bei Verwandten zurückgelassen haben, etwa um sich einer Revolution anzuschließen oder zur Selbstverwirklichung? Was ist mit misshandelten oder missbrauchten Kindern? Was ist mit Kindern, die Gewalt zwischen den Eltern erleben, die schlimmste Erfahrungen der Eltern als Opfer oder Täter mit ansehen, z. B. Vergewaltigung oder andere schreckliche seelische und körperliche Verletzungen, Misshandlungen und Grausamkeiten? Wie kann ich als Kind einen Elternteil lieben, der sich umgebracht hat? Kann ich einen Vater oder Großvater lieben, von dem ich weiß, dass er persönlich in schlimme nationalsozialistische Verbrechen verwickelt war, oder eine Mutter oder einen

Vater oder Ahnen, die ein Kind umgebracht haben? Was ist, wenn ein Mann seine Frau halb tot schlägt oder eine Mutter ihren Mann mit fünf Kindern sitzen lässt und mit ihrem Liebhaber verschwindet? Wäre in all den und anderen Beispielen die Liebe nicht unangemessen oder zumindest eine Überforderung oder gar ein Schaden für das eigene Überleben oder die eigenständige persönliche Entwicklung? Und kann andererseits nicht verwirken, geliebt zu werden, wer durch schlimme private oder öffentliche Taten schwere Schuld auf sich lädt?

Aufstellungen können hier im »Außen« verdichtet zeigen, was wir auch ohne sie fühlen, wie sehr solche Ereignisse die Liebe erschweren oder unmöglich machen und die Verbundenheit mit den Eltern, der größeren Familie und der Gesellschaft belasten. In kaum einer anderen therapeutischen Methode kann man von außen (auch der Klient verbleibt zumindest zunächst in einer dissoziierten Position) so eindrücklich und gleichzeitig auf Wesentliches beschränkt die Wirkungen solch schwer erträglicher Lebenssituationen erfahren, wie sie von den Repräsentanten stellvertretend aus der Innenperspektive dargestellt und ausgedrückt werden.

Die Furcht ist deshalb groß, Aufstellungen könnten die Klienten retraumatisieren. Aber genau genommen ist es ja Ziel der Aufstellungsarbeit, die als Trauma persönlich und systemisch folgenreich wirkenden Geschehnisse ins Bewusstsein zu holen, allerdings auf eine Weise, dass das, was verdrängt oder abgespalten oder verschoben werden musste, erfahrbar wird und einem heilsamen oder lösenden Prozess oder dem Erleben, dass es vorbei ist, dienen kann.

Anerkennung und Annahme

Wie können wir die schicksalhafte familiäre Verbundenheit im Schlimmen annehmen und uns gleichzeitig von deren Wirkungen auf unsere zukünftige Entwicklung etwas befreien? In der Aufstellungsarbeit erhält die Liebe ein anderes Gesicht, nämlich das der Anerkennung und Annahme: »Ja, das sind meine Eltern. Ja, das sind meine Großeltern! Ja, das haben sie erlebt und das habe ich erlebt (und überlebt)! Ich nehme meine Angehörigen und das, was von ihnen kommend für mich zum Schicksal geworden ist, an als etwas, das zu meinem Leben gehört.« Annahme und Anerkennung sind seelische und geistige Grundbedingungen jeden menschlichen Lebens. Das wissen wir und zumindest verbal drücken wir das im Alltag auch immer wieder aus. Aber reicht das?

Da ist ja unser körperlicher und sinnlicher Bezug, der unter der Schwelle der Einsicht oft weiterwirkt. Vom Heranwachsen im Mutterleib angefangen, prägen uns körperliche Erfahrungen unser ganzes Leben lang intensiv und werden in uns abgespeichert, meist tief unterhalb der Schwelle unseres Bewusstseins. Andernfalls wäre so etwas wie Psychotherapie unnötig. Auch die Öffentlichkeit hat inzwischen gelernt, Traumatherapien verschiedenster Art wertzuschätzen. Aufstellungen sind für sich genommen keine Traumatherapien, auch wenn sie mit deren Elementen verbunden werden können. Aufstellungen schauen in erster Linie auf die Beziehungen, die mit seelischen und körperlichen Verletzungen einhergehen, und damit auf die Umgestaltung der familiären und mitmenschlichen, oft konflikthaften Verbundenheit im traumatischen Geschehen.

Herzenswärme und Daseinswärme

Für ihre seelische Gesundung brauchen Klienten vor, nach oder im Prozess der Annahme einen weiteren Schritt: körperlich wahrnehmbar von den Personen zu nehmen, denen ich das Leben und das Wichtigste für das Überleben und Aufwachsen verdanke, also vor allem von den Eltern – und dies auch angesichts schlimmer Erfahrungen. An diesem Nehmen des Lebens von oder besser durch die Eltern führt für niemanden ein Weg vorbei. Es gehört zu den Grundbedingungen seelischer Gesundheit. Wir sind gewissermaßen mit unserem Leben das »Produkt« unserer Eltern, auch wenn die Elemente dafür von weither kommen. Weil wir unser Leben, wie »durchgeistigt« es auch immer sein mag, körperlich leben, ist das Nehmen der Eltern auch ein emotionaler Prozess. Häufig gelingt es in Aufstellungen, bei allem Schlimmen, das Leben mit Herzenswärme wahrzunehmen und anzunehmen. Denn auch die Eltern lieben ihre Kinder, wenngleich diese Liebe manchmal noch so behindert und verschüttet ist. Wer sein Kind beispielsweise zur Adoption gibt, tut es ja meist aus einer Not heraus und wünscht diesem Kind alles Gute. Aufstellungen zeigen diese Liebe der Eltern in Gestalt der Stellvertreter oft, wenn die Eltern ohne Verurteilung in ihrem Schicksal und in ihrer Verantwortung gesehen werden, und ihr aktiver oder passiver Anteil am Schlimmen benannt wird. Häufig überträgt sich das in der Aufstellung Erlebte auch auf den Kontakt zu den realen Eltern. Wo dieser Kontakt nicht möglich oder zumindest zeitweise nicht ratsam ist, weil zu gefährlich oder belastend, kann das Erlebnis der beiderseitigen Herzenswärme wenigstens in der Aufstellung eine heilsame Qualität annehmen.

Dennoch erleben wir in Aufstellungen immer wieder, dass diese Art von Liebe nicht möglich oder angebracht ist.

Ich hatte vor vielen Jahren einen Religionsphilosophen in einer Gruppe, der im Alter von zwei Jahren von einem kinderlosen Paar aus einem indonesischen Kinderheim adoptiert worden war. Er war als Findelkind aufgelesen worden, sodass es in diesem Heim auch keinerlei Hinweise auf seine Herkunft gab. Man vermutete eine chinesische Herkunft. Dieser liebenswerte und hochintellektuelle Mann wirkte bei der Frage nach seiner Herkunft völlig verwirrt, so als wären alle Möglichkeiten ost- und südostasiatischer Geschichte in ihm zusammengeflossen. Er kam mit seinen inzwischen alten Adoptiveltern nicht zurecht und die Aufstellung zeigte klar, dass er die Adoption innerlich nie annehmen konnte ohne ein Wissen um seine leiblichen Eltern und deren Herkunft. Zudem verschieben ja viele Adoptierte eine Wut auf die leiblichen Eltern auf die Adoptiveltern.

Als ich aber Stellvertreter für diese leiblichen Eltern in die Aufstellung nahm und, aus heutiger Sicht leichtsinnigerweise, den Mann selbst ihnen gegenüberstellte, um für ihn das Nehmen des Lebens fühlbar werden zu lassen, da dekompensierte er völlig. Nur mit Mühe konnte ich ihn festhalten und in der Gegenwart orientieren, bis er sich völlig erschöpft wieder beruhigen konnte. Was ihn »durchdrehen« ließ, war gerade die liebevolle Offenheit der Stellvertreter, also die Herzenswärme, die ihm hier entgegenkam. Dies war für mich eine starke Erfahrung, wie gefährdend manchmal ein Prozess der Liebe sein kann. Die Aufstellung musste ich abbrechen.

Zu einem späteren Zeitpunkt im Verlauf der Gruppe ging ich mit ihm in einer Art geführten Trance nochmals zu seinen leiblichen Eltern, mit imaginierter körperlicher Berührung, aber ohne direkten Blickkontakt, sodass er geschützt und ohne Fantasien sein Leben in körperlicher Nähe und über den Atem seine unbekannten leiblichen Eltern nehmen konnte. Seine geistige Offenheit für ein Vertrauen ins Leben kam dem Prozess sehr zu Hilfe.

Was also hilft? Die Art von Liebe, die bei solchen Schicksalen weiterhilft, kann man vielleicht »Daseinswärme« nennen. Jeder kennt sie schon als körperliche Erfahrung im Mutterleib und als biologische Mitgift. Wie schwer eine Geburt auch sein mag, wenn wir leben, ist das Gefühl, da zu sein, zu atmen, sich zu bewegen, die eigene Wärme zu spüren, die tiefste Wahrnehmung unserer selbst. Und die allermeisten bekommen auch genügend Körperkontakt mit den Personen, die für ihr Überleben sorgen, und zumindest ein Minimum an sozialer Wärme. Ich kenne niemanden, der nicht zumindest eine Person zu nennen weiß, von der er auch körperlich Zuwendung bekommen hat.

Aufstellungen, manchmal auch nur imaginierte, sind eine ausgezeichnete Hilfe, das eigene Leben in einem Raum von »Daseinswärme« zu nehmen und seinen Wert als solches von den Bedingungen durch fremdes und eigenes Schicksal zu unterscheiden. Von der Zeugung angefangen und solange wir leben, *sind* wir ein »Ja« des Lebens und damit auch ein »Ja« zu den Eltern und dem langen Strom der Lebensweitergabe. Dieses »Ja« ganz bewusst zu nehmen bleibt niemandem erspart, auch wenn die Herzenswärme und liebende Zuneigung zu den Eltern und anderen Bezugspersonen nicht möglich erscheint oder ist.

Mitgefühl und geistige Liebe

Ich möchte hier noch zwei Formen von Liebe andeuten, die für heilsame Lebensprozesse von Bedeutung sind: das erwachsene Mitgefühl und die geistige Liebe.

Im bewussten, erwachsenen Mitgefühl nehme ich Anteil am Leben eines anderen. (Das tut auch schon das Kind, aber oft mit dem inneren Impuls, als müsste es retten, was immer es koste.) Anteilnehmen bedeutet hier nicht, das Glück oder Leid des anderen zu übernehmen, sondern die Zusage, dass man sich mit ihm, auch wenn er leidet, innerhalb des größeren und umfassenden Lebens oder Seins verbunden fühlt. Wir leiden im Mitgefühl nicht mit und wir lieben uns eigentlich im Mitgefühl auch nicht. Wir sind nicht für den anderen da, sondern mit ihm und zeigen das auch, sodass der andere sich in seinem Leid nicht alleingelassen fühlt.

Liebe im unmittelbaren Sinne ist eine Ich-du-Beziehung. Sie geht in dem Sinne über das Mitgefühl hinaus, als sie unmittelbar auf den anderen schaut und ihn meint: »Du bist du und ich bin ich und ich liebe dich und freue mich sehr, wenn auch du mich liebst.« Wenn man sich von Person zu Person zu einem gemeinsamen Leben entschließt, indem man sich zumindest für eine gewisse Dauer liebend aufeinander bezieht, tut man das nicht aus einem Mitgefühl in obigem Sinne heraus. Auch die Liebe zwischen Eltern und Kindern beruht nicht auf Mitgefühl, auch wenn Mitfühlen in Familien eine große Rolle spielt. In den meisten Aufstellungen geht es um diese unmittelbare Liebe, ihre Einschränkungen und Behinderungen, aber auch ihre lösende Kraft, ihren Fluss, ihre »Fruchtbarkeit« in verschiedenen Bereichen. Dort wo diese unmittelbare Liebe ihre Grenzen hat, kann sie im erwachsenen Mitgefühl sublimiert werden und entfaltet auf diese Weise eine eigene liebende Kraft, die Kraft der Zugehörigkeit, der Anteilnahme innerhalb des umfassenderen Kontextes und des Verstehens.

Wir sind mit unseren persönlichen Beziehungen immer auch in große Kontexte eingebunden, z. B. in den Krieg, der schlimmstes Unrecht, Grausamkeit, die Sinne überfordernde Schmerzen, Entwürdigung und Spaltungen und somit seelische Prozesse mit sich bringt, die weder mit emotionaler Liebe noch mit Mitgefühl zu heilen sind. Wir können aber mit dem einhergehenden Hass oder den zunächst meist überlebensnotwendigen Abspaltungen auf Dauer nicht in Frieden leben. Und was bei den Betroffenen nicht in Frieden und zu Ende kommt, wirkt bei den Nachkommen weiter und bringt auch diese in seelische und körperliche Not, ohne dass die gleiche Notwendigkeit gegeben ist, die im Leid der ursprüngliche Betroffenen vorherrschte.

Es scheint, dass angesichts der Schrecken und Grausamkeiten, die uns und unsere Angehörigen und nahen Mitmenschen treffen, letztlich nur ein Prozess auf Dauer heilsam und befriedend ist, der von einer geistigen oder spirituellen Liebe getragen wird. Diese Liebe nimmt wahr, ohne den sinnlichen Eindrücken ausgeliefert zu sein. Sie ist nicht in den Ereignissen, auch nicht in der Vergebung oder der Versöhnung, sie ist nicht in irgendetwas, was wir tun können, sondern allein im Vertrauen, dass unser Daseinsgrund letztlich ein liebender und alle verbindender ist.

Immer wieder gibt es Aufstellungen, in denen sich diese Liebe zu zeigen scheint, in familiären und die Familie weit übersteigenden Zusammenhängen. In der freien Bewegung der Stellvertreter, die zunächst die Spannungen und Spaltungen und das Unverträgliche ziemlich genau widerspiegeln, führen die »Energien« oder »Feldkräfte« die Stellvertreter manchmal wie von selbst wieder zu einer Einheit, die sich so anfühlt, als würde sie von einer umfassenderen Liebe bewirkt. Viele Aufsteller intervenieren auch bewusst im Glauben an eine universelle Liebe eines umfassenden Geistes, indem sie entsprechende Elemente in Aufstellungen einbringen: die Mutter Erde, den Tod als Freund, das Leben, die Weltenseele oder einfach das Umfassende. Dies wird getragen von der Hoffnung (manche sagen, auch von der Erfahrung), dass alle inneren und äußeren Spaltungen sowie alle generationen- und familienübergreifenden Konflikte in diesem Geist zu einem friedvollen Ende kommen können.

Aber verhelfen solche Aufstellungsprozesse zu realen Lösungen in anstehenden Angelegenheiten? Sie tun sehr oft gut, den Klienten, der Gruppe, dem Aufstellungsleiter. Aber dringen sie durch zu den körperlich und seelisch verankerten Prozessen im Klienten? Lösen sie die Beziehungskonflikte wirklich? Ist die Erfahrung dieser universellen Liebe stark genug, dass sie Ausgleichsprozesse auch für die kommenden Generationen stoppt? Neigen die spirituellen Prozesse nicht häufig dazu, die konkrete Beziehungsumwelt hinter den größeren Zusammenhang zurückzustellen? Brauchen sie nicht ständige spirituelle Übung und womöglich das Leben in einer gleichgesinnten Gruppe? Nicht zufällig verwirklichen sich spirituelle Bewegungen vor allem in Klöstern und anderen geistlichen Gemeinschaften.

Vor Jahren nahmen viele Deutsche an einem Fortbildungsseminar in Australien teil, die dort fern der Heimat in einer spirituell ausgerichteten Lebensgemeinschaft wohnten. Fast in allen Aufstellungen dieses Seminars wurde damals ein Hintergrund aus Verstrickungen von Großmüttern und Großvätern im »Dritten Reich« deutlich. Es entstand der Eindruck, als hätten diese meist jungen Leute eine Notwendigkeit verspürt, sich weit von der Heimat zu entfernen, um nicht vielleicht bis in den Tod hineingezogen zu werden in die Schuld und ihre Folgen, als könnten sie ihre Familie und sich nur in einem spirituell geprägten Leben von der unheilvollen Verstrickung reinwaschen.

Manche Spiritualität wirkt wie der verzweifelte Versuch, ja nicht schuldig und mitschuldig zu werden. Es war für alle Teilnehmer dieses Kurses sehr berührend, den Schmerz zu erleben, der mit dieser Überlebensnotwendigkeit von Ferne, geistiger Liebe, mit dem Verlust der Heimat und der seelischen Nähe zu den Eltern und Großeltern verbunden war, aber auch die Erleichterung, dass die Schuld in der Familie gesehen und ausgesprochen werden konnte und angesichts dessen die eigene Lebensentscheidung Sinn macht.

Wenn wir von versöhnlichen Bewegungen der Stellvertreter in Aufstellungen auf einen liebenden Geist schließen, der vereint und von den Einengungen des Gewissens und den Wirkungen der Vergangenheit befreit, wird das allerdings von den sinnlichen Eindrücken aus der realen Welt der Klienten und ihrer Familien nicht wirklich auf die Probe gestellt. Der Stellvertreter eines Gefolterten oder eines misshandelten Kindes erlebt dieses Leid ja nicht wirklich. Er fühlt nur etwas davon, gerade genügend, dass man mit persönlichen und systemischen Traumen hilfreich arbeiten kann, aber weit unterhalb der sinnlichen Schwelle des realen Geschehens. Wie würden Stellvertreter in ihren »Bewegungen« reagieren, wenn sie unmittelbar betroffen oder unmittelbare Zeugen wären? Wie würde sich das auf die Einsichten und verallgemeinernden Urteile von Repräsentanten und Beobachtern auswirken?[11] Wie kann eine geistige Liebe aussehen, die durch die realen schlimmen Ereignisse hindurchwirken kann, ohne das Schlimme in seiner Realität und Wirkung durch einen zu großen Rahmen zu verharmlosen?

Meiner Erfahrung nach sind Aufstellungen dann am hilfreichsten, wenn sie im Rahmen der drängenden Lebensprobleme und Beziehungskonflikte der Klienten auf die konkreten Geschehnisse und Personen achten und damit auf die Frage fokussieren, wie die unmittelbare Liebe angesichts der behindernden oder zerstörenden Kräfte wieder in Fluss kommen, das Leben bejaht und die Eigenständigkeit gefördert werden kann. Ein Slogan, der das Familienstellen vielleicht am einfachsten und treffendsten kennzeichnet, lautet: »Von der blinden zur sehenden Liebe«. Wenn wir die blinde Liebe und Verbundenheit im Problem finden, finden wir auch häufig die Liebe, die löst und trägt, und die Kräfte, die den Fluss des Lebens und der Liebe frei(er) machen.

Kraft

Neben der Suche nach der Verstrickung in das Schicksal anderer und der Frage, wie die Liebe angesichts der traumatischen Ereignisse in Beziehungssystemen wieder fließen kann, spielt das Wiedererlangen von Kraft in lösenden und heilenden Prozessen eine besondere Rolle. Antriebslosigkeit, Resignation, Ausgebranntsein, Depression, Freud- und Lustlosigkeit, Sucht oder der Wunsch zu sterben erfordern einen seelischen und körperlichen Prozess, der belebt, Freude und Zuversicht schenkt und unseren Willen und Körper neu mit Energie auflädt.

Das Familienstellen kennt viele Möglichkeiten, Klienten zu helfen, damit sie wieder an ihre körperlichen, seelischen und geistigen Kräfte anknüpfen können. Häufig setzt schon das Wissen um die blind wir-

11 Siehe dazu Kapitel 8 »Täter-Opfer-Bindung«.

kenden schicksalhaften Kräfte und die befreiende Wirkung der verstehenden Liebe die Lebendigkeit und Vitalität wieder frei. Aufstellungen vermitteln aber auch Erlebnisse, die unmittelbar Kräftigung bewirken. Diese werden vor allem durch Gesten und Rituale hervorgerufen, also seelisch-geistige Prozesse, die körperlich verankert werden und letztlich dazu dienen, den Fluss des Lebens kraftvoll in sich zu fühlen.

Gesten und Rituale

Manchmal geht es um kleine körperliche Prozesse im Verlauf von Aufstellungen, etwa: »Schau dem Vater in die Augen. Du bist jetzt erwachsen, schau ihn an, bleibe im Blickkontakt, richte dich auf.« Der Aufstellungsleiter wird darauf achten, ob der Klient diesen Prozess in einer Weise durchhalten kann, dass er ihn wirklich stärkt und herausführt aus alten Erlebnissen und Ängsten oder Vorwürfen. Der Atem spielt dabei natürlich eine große Rolle. Um dem Vater, der mich als Kind geschlagen hat, in die Augen schauen zu können, brauche ich einen tiefen Atem, der den Blick kraftvoll trägt.

Das Sich-Begeben in die Arme von Mutter und Vater (sei es auch nur an den Stellvertretern erlebt) ist eine der häufigsten, einfachsten und wirksamsten Möglichkeiten, wieder zu Kräften zu kommen, wenn sich dadurch das Nehmen der Eltern und des Lebens körperlich spürbar vollziehen kann. Häufig ist zunächst ein vorbereitender Prozess erforderlich, der den Eltern in der Aufstellung etwas gibt, was sie von ihren Eltern vermisst haben, sodass sie offen, liebevoll und kraftvoll werden und ihr Kind wirklich halten können. Es braucht die Achtsamkeit des Therapeuten, dass der Klient wirklich nimmt und nicht seinerseits die Eltern tröstet oder hält. Es verlangt eine genaue Führung, um sicherzugehen, dass die Tränen, die dabei vielleicht fließen, »echt« sind und Kraft geben, dass der Atem den engen Körperkontakt auf eine Weise unterstützt, sodass nicht alte Schwächegefühle, Rückfälle in altes Leiden und Abwehrmechanismen das tiefe Gefühl des Ankommens bei den Eltern und des Flusses von Leben und Liebe verhindern. Das gelöste und liebevolle Schauen in die Augen der Eltern wird die lösende Kraft offensichtlich machen.

Jeder Aufsteller wird hier sein »Repertoire« an körperlichen Interventionen, oft aus Erfahrungen mit anderen therapeutischen Methoden, einsetzen. Diese belebenden und kräftigenden Elemente tun auch den Stellvertretern, den anderen Gruppenmitgliedern und dem Therapeuten selbst gut, sodass diese mit ihrem Empfinden einen guten

Resonanzboden für die Kraft bilden. Das gilt auch für Verneigungen, wenn sie gemäß und eher auf das Schicksal hinter den Eltern gerichtet sind und im Aufrichten eine neue Kraft spüren lassen.

Verneigungen zeigen sich in Aufstellungen meist nur dann als lösend, wenn sie wie ein Ritual ausgeführt werden, eine wiederholbare innere Bewegung, die nicht ein reales Sich-Beugen vor den Eltern symbolisiert, sondern das Sich-Neigen vor den hinter ihnen wirkenden größeren Kräften. Das Sich-Neigen vor dem Schicksal, das mich mit den Eltern und der Familie in Geschehnisse einbindet, die zu groß für die einzelnen Personen und die Gruppe sind, ist ein Ritual für Erwachsene, um die »Größenverhältnisse« wieder wahrnehmen zu können. Kinder müssen sich nicht verneigen und schon gar nicht beugen. Es sei denn, es dient dem Lernen von etwas, das zur gesellschaftlichen Höflichkeitskultur gehört.

Einen großen Stellenwert in Aufstellungen hat das Ritual der Ahnenreihe erlangt. Die Ahnen hinter sich und hinter den Eltern zu wissen und körperlich über eine aufgestellte Ahnenreihe zu spüren gehört zu den wirksamsten kraftentfaltenden Erfahrungen von Klienten in Aufstellungen. Erst kürzlich erzählte mir ein Mann, der vor vielen Jahren an einer Gruppe von mir teilgenommen hatte, dass er immer noch und immer wieder von dem Erlebnis zehre, wie ich damals am Ende einer Aufstellung seiner Gegenwartsfamilie seinen Vater und Großvater hinter ihn gestellt habe. Das habe ihm eine völlig neue Position und Haltung gegenüber seiner Frau und seiner Tochter gegeben und seitdem weiche er in Beziehungen nicht mehr aus und erlebe sie überhaupt nicht mehr anstrengend.

Natürlich »gelingt« eine Ahnenreihe nicht automatisch. Wenn zwischen Ahnen, die da im Rücken aufgereiht stehen, an einer Stelle der Fluss des Lebens und der Liebe unterbrochen ist, braucht es dort meist erst einen lösenden, von Wissen und Anerkennung getragenen Prozess, bevor die Ahnenreihe wirklich Kraft geben kann.

In meinen Gruppen erzähle ich immer wieder die Geschichte, die ein Freund während eines Kurses in den USA erlebte. Er hatte hinter einen sehr depressiven Indianer sieben Paare für dessen Ahnen gestellt, sodass dieser sich nach einer kleinen Weile aufrichten und sagen konnte: »Das gibt Kraft.« Dann hat der indianische Mann gebeten, vor ihn sieben Personen aufzustellen für die sieben Generationen nach ihm. So stand er dann in der Mitte dieser nach vorne schauenden Reihe und hat gestrahlt. Für mich ist das ein wunderschönes Bild für den Fluss des Lebens durch die Generationen.

Auch andere Rituale, die wir aufgrund von Aufstellungen und Familieninformationen anregen, können die Kraft stärken, z. B. der Besuch eines Grabes oder das Aufstellen von Fotografien verstorbener Personen oder von Blumen für einen unbekannten Ausgeschlossenen. Rituale haben sich vermutlich entwickelt, weil sie geistige Prozesse auf wiederholbare und sinnlich erfahrbare Weise in einem sozialen Kontext gestalten können. In ihnen nehmen wir Kontakt auf zu den Kräften, die uns umfassen. Auch Trancen, die Arbeit mit inneren Bildern, das Hervorholen und Stärken von Ressourcen wirken segensreich und fördern die Kraft, die wir im Leben brauchen.

Hindernisse auflösen und Ressourcen mobilisieren

Aufstellungen wirken vor allem dadurch, dass sie Hindernisse beseitigen, die der Entfaltung vorhandener Lebenskräfte im Wege stehen. Zusätzlich können wir die Kräfte des Klienten durch kurze Interventionen oder »verschriebene Rituale« stärken. Aber reicht das aus, z. B. bei Depressionen? Oder braucht ein Klient zusätzlich länger andauernde Hilfen, um seine Kraftressourcen wieder wirksam werden zu lassen? Ist also bei grundlegend geschwächter Lebenskraft eine entsprechende Psychotherapie erforderlich?

Ich denke, wir können da unterscheiden. Wenn die persönlichen Lebenskräfte im Grunde intakt sind, aber durch Verstrickungen und Loyalitäten oder Mitleid und Opferbereitschaft an ihrer Entfaltung gehindert werden, reichen Aufstellungen gewöhnlich aus, um die persönlichen Ressourcen und Energien wieder zu mobilisieren.

Erfahren wir in unserer Lebensgeschichte, vor allem als Kind, unmittelbare körperliche und seelische Beeinträchtigungen und Schädigungen unserer Vitalität und können wir nur geringe Ressourcen und Kraftspeicher aufbauen, dann benötigen wir Nachholprozesse und die Gelegenheit, begleitet neue kraftgebende Erfahrungen zu machen.

Es ist aber immer wieder erstaunlich zu erleben, wie Menschen, die eine sogenannte schwere Kindheit hatten oder viel in ihrem Leben durchmachen mussten, daran gewachsen sind und welche enormen Kräfte sie entfalten können. Die Natur hat uns mit einer erstaunlichen Überlebens- und Widerstandsfähigkeit ausgestattet, und gewöhnlich können wir uns schon als Kinder ganz gut behaupten, solange wir nicht gebrochen oder in eine andauernde Ohnmacht hineingetrieben werden.

Auch unter schwierigen Lebensbedingungen können wir tragende Ressourcen aufbauen.

Ich erinnere mich an eine junge Frau, die älteste von sieben Kindern. Sie lebte mit der Familie in einfachsten und engsten Wohnverhältnissen. Ihre Mutter stammte aus einer osteuropäischen jüdischen Familie, die von den Nazis fast vollständig vernichtet worden war. Ihr Vater war als Waisenkind in einem Heim aufgewachsen und wusste nichts von seinen Eltern. Häufig von Mutter und Vater misshandelt, versorgte die Frau dennoch ihre Geschwister und unterhielt die Familie durch ihre Arbeit. Denn die Mutter war schwer krank, der Vater hatte selten Arbeit, trank und saß öfters im Gefängnis.

In der Gruppe arbeitete ich damals unter anderem mit dem »Moment of Excellence«, einer Ressourcenübung aus dem NLP. Die Klientin durchlebte bei dieser Übung noch einmal eine für sie wunderbare Situation. Während sie mit einer kirchlichen Jugendgruppe für ein paar Tage Taizé besuchte, war sie nachts mit einer Freundin auf eine weite Wiese gegangen, hat sich auf den Rücken gelegt und mit ausgebreiteten Armen den überwältigenden Sternenhimmel betrachtet.

Diese Erinnerung, vollzogen in einer körperlichen Bewegung, war alles, was sie damals in der Gruppe brauchte, um Kraft zu tanken. Erst später, nach einem Zusammenbruch, kam die Zeit, sich mit dem Vater »auseinanderzusetzen«, den sie trotz der Misshandlungen und seiner Alkoholsucht, seiner kriminellen Handlungen und seiner Unfähigkeit, die Familie zu ernähren, über alles geliebt hat. Und erst dann kam sie nicht mehr umhin, mit ihrer Mutter in Frieden zu kommen, der sie alles Leid in der Familie zur Last gelegt hatte.

Über unsere Kräfte geht oft weniger das, was uns unmittelbar belastet und bedrängt, sondern das, was wir uns aus Liebe und Loyalität zumuten. Gegen unser Mitgefühl und unsere Liebe sind wir oft machtlos. Das vor allem ist der Bereich, in dem Aufstellungen ihre Wirkung entfalten: Überanstrengungen loszulassen, die wir für unsere Eltern in kindlicher Liebe und Gewissensbindung oder aus Zwängen und Verstrickungen auf uns genommen haben, um uns zu entlasten und wieder auf die eigenen Ressourcen und die positiven Kräfte in unseren Familiensystemen zugreifen zu können.

Ordnung

Nachdem Gunthard Weber 1993 einige Selbsterfahrungskurse von Bert Hellinger transkribiert, systematisiert und unter dem Titel »Zweierlei Glück« (Weber 2013) veröffentlicht hatte, erschien 1994 das erste Hauptwerk von Hellinger (2013): »Ordnungen der Liebe – Ein Kursbuch«. Hellinger hat damit einen Begriff und eine Methode geprägt, die heute noch für viele Aufsteller zur zentralen Inspiration des Familienstellens gehören. Was ist unter Ordnungen zu verstehen?

Beziehungsordnungen

Das Familienstellen dient dem Gelingen von Beziehungen, vor allem der Beziehung zwischen Mann und Frau (und anderen Formen von sexuell begründeten Partnerschaften) sowie der Beziehung der Kinder zu ihren Eltern und der Eltern zu ihren Kindern. Die These ist nun, dass alle mitmenschlichen Beziehungen von gewissen Ordnungen oder Regelhaftigkeiten geprägt sind, die unserem Belieben und Gutdünken entzogen sind und die bewusst oder unbewusst zum Gelingen oder Scheitern der Liebe und des Lebens beitragen.

Wir wissen, dass in der Liebe unser Persönlichstes berührt wird und jede Beziehung einzigartig ist, aber auch, dass wir uns in immer wiederholten eigenen und wechselseitigen Verhaltensweisen und Mustern wiederfinden. Wir wissen zudem, dass die partnerschaftliche Liebe des anderen zu uns seine freie Gabe ist, die ich auch mit meiner Liebe zu ihm nicht in meiner Hand habe, und dass diese Liebe deshalb Verbindlichkeiten braucht, die ihr einen vertrauten und vertrauenswürdigen Rahmen geben. Wir können uns auch äußerer Bindungen zur Familie, Sippe, zu gesellschaftliche Gruppen und zum Staat nicht einfach entledigen. Das Familienstellen hat nun den Anspruch, sowohl »unsichtbare Bindungen« (Boszormenyi-Nagy u. Spark 1973), die »vertikal« durch die Generationen auf unser persönliches und soziales Leben einwirken, als auch die »horizontal« wirkenden Kräfte in Gegenwartsbeziehungen sichtbar zu machen. Darüber hinaus postuliert es »Wachstumsbedingungen« für das Gelingen der Liebe, die zwar vielfältig sind, aber eben nicht beliebig.

Das ist nun ein heikler Punkt. Wenn wir von Ordnungen der Liebe sprechen, dann impliziert das so etwas wie Gesetzmäßigkeiten in Beziehungen, die wir nicht ohne Weiteres übergehen können, ohne unsere Beziehungen zu behindern oder zu zerstören. Werden Wirkungen der Vergangenheit und des Sich-Erinnerns auf unser gegenwärtiges Leben gesellschaftlich akzeptiert und wird allenfalls über die Frage gestritten, wie weit es nötig ist, in Alltag und Psychotherapie darauf einzugehen, so scheint die Frage nach Ordnungen der Liebe in der

Gestaltung des modernen mitmenschlichen Zusammenlebens wider den Zeitgeist zu sein. Den Begriff »Ordnung« assoziieren wir eher mit religiös begründeter Autorität, Patriarchat und Moral. Und wenn wir ihn in Bezug auf Familie und andere soziale Gruppen verwenden, dann eher im Sinne sozialer und zeitbedingter Konstruktionen. Die Kritik am Familienstellen und an Hellinger, die um 2005 ihren Höhepunkt erreichte, entzündete sich denn auch vor allem an den Ordnungsvorstellungen. So schrieb damals die Süddeutsche Zeitung (Berth 2010):

> »Will man seine (Bert Hellingers) Weltsicht begreifen, muss man sich in ein quasireligiöses Paralleluniversum begeben. Für alle Familien gelten einheitliche Regeln, glaubt Hellinger. Beachtet ein Paar diese Ordnungen, gelingt die Beziehung. Eine Missachtung führe zu Katastrophen, Krankheit und Tod.«

Dieser Kritik steht gegenüber, dass wir zwar in der Begründung und im Geltungsbereich von Beziehungsordnungen freier von herkömmlichem hierarchischem und moralischem Denken geworden sind, uns aber nichtsdestoweniger auf Ordnungsvorstellungen beziehen. Viele Menschen kommen in Beratung oder Therapie, weil sie fühlen, dass sie in ihrem Leben und in ihren Beziehungen etwas in Ordnung bringen müssen. Sie wissen aber nicht wie und suchen nach etwas, an dem sie sich orientieren können. Die als zeitgemäß empfundenen Vorstellungen zu Partnerschaft, Ehe, Familie, Sexualität, Fortpflanzung, Umgang mit Kindern und der Strafwürdigkeit »abnormen« Verhaltens drängen in einen neuen Moralkodex, neue gesetzliche Regelungen und neue wissenschaftliche Begründungen.

Erwartetes Verhalten wird auf neue Formen von Unrechtsbewusstsein und dahinter auf absolut gesetzte Werte wie Freiheit, Gleichheit, Brüderlichkeit und Menschenrechte zurückgeführt. Zudem konstatieren wir über Gehirnforschung, Naturwissenschaften, psychologische Experimente, Wahrscheinlichkeiten und Statistiken, ökonomische Verflechtungen und in gewissem Rahmen auch historische und politische Betrachtungen, dass unser Kosmos und unser Leben von Gesetzmäßigkeiten sowie technischen und sozialen Konstruktionen geprägt sind.

Eine grundlegende Frage scheint dabei offen zu sein: Inwieweit beruhen menschliche Verhaltensweisen, Beziehungen und Werte auf biologischen, evolutiven und kulturellen Gesetzmäßigkeiten, die uns determinieren, oder doch mehr auf sozial und kulturell jeweils neu auszuhandelnden Vorgaben und Sinnstiftungen? Oder anders gefragt: Wie hängen Natur, Geist und Soziales zusammen?

Wenn wir in Familienaufstellungen von Ordnungen der Liebe sprechen, können wir keine definitive Antwort auf obige Fragen geben. Dennoch gehen wir von Vorgaben einer biologischen und kulturellen Evolution aus, die uns helfen, persönliches Beziehungsgeschehen an einer allgemeinen menschlichen Grundlage zu orientieren, auch wenn diese Wandlungen unterliegt und Differenzierung notwendig macht. Anders ausgedrückt: Es gibt in uns ein tief verankertes Beziehungswissen, eine Beziehungsweisheit, die uns hilft, einmalige, unverwechselbare individuelle Lebenssituationen beziehungsökologisch zu betrachten und zu fundieren. Den Begriff »Ökologie« beziehen wir zunächst vor allem auf die Notwendigkeit, unsere Technologie und Wirtschaft verträglich für die Lebensumwelt zu betreiben, sodass unsere Erde bewohnbar bleibt. Nicht weniger gilt das für den mitmenschlichen Bereich, für unser »Hauswesen«. Wie können wir unsere Beziehungen so gestalten, dass unser Zusammenleben »wohnbar« und zukunftsfähig ist?

Wir sind ziemlich frei zu tun, was wir wollen. Aber wir sind nicht im gleichen Maße frei, die Wirkungen unseres Handelns beliebig zu bestimmen. Es ist eben nicht alles möglich. Wirkungen finden in einem begrenzenden Möglichkeitsrahmen statt. Nur innerhalb dieser Grenzen ist Verhalten mit seinen Wirkungen frei bestimmbar. In der Physik kann man diesen Möglichkeitsraum mathematisch ziemlich genau angeben, beim menschlichen Verhalten nicht. Da aber unser Geist an einen Körper gebunden ist, sind auch die Möglichkeiten für unser Handeln begrenzt, wenngleich die biologischen Möglichkeitsgrenzen nicht genau anzugeben sind. Das nicht nur in der Aufstellungsarbeit so beliebte Postulat »Anerkennen, was ist« bedeutet keine konservative Beschränkung oder blinde Schicksalsergebenheit, sondern ist die Voraussetzung für ein Anerkennen der Möglichkeiten, die in unterschiedlicher Bandbreite mit dem Faktischen des Lebens verbunden sind.

Vergangenes wirkt in Individuen und menschlichen Systemen in Form von Genen, Prägungen, Mustern, Erinnerungen und gelebter Geschichte weiter, bewusst und unbewusst. Wir müssen damit rechnen, dass unser bewusstes Wollen und Entscheiden sich nicht immer mit dem deckt, was aus unserem Unbewussten heraus wirkt. Dieses unterhalb der Schwelle des Zeitgeistes wirkende individuelle und kulturelle Unbewusste ist Beeinflussungen durch das Bewusstsein weitaus nicht in dem Maße zugänglich, wie wir es als aufgeklärte Wesen denken und wünschen. Vermutlich gibt es gerade dort, wo es um die Weitergabe des Lebens geht, evolutive Prägungen und »Ordnungen«, die für das Überleben unerlässlich oder zumindest vorteilhaft sind. Es ist sehr unwahrscheinlich, dass Mannsein und Frausein, Muttersein und Vatersein, Kindsein und Verwandtsein beliebigen individuellen Verhaltensweisen und kulturellen Gestaltungen anheimgegeben sind, auch wenn wir um eine große ethnologische und kulturelle Vielfalt wissen.

Es macht also durchaus Sinn, von Beziehungsordnungen zu sprechen, in denen der Mann Mann ist und die Frau Frau (auch wenn es Einzelfälle gibt, bei denen diese Unterscheidung schwer zu treffen ist, und gerade auch wenn wir auf homosexuelle Beziehungen schauen). Es macht Sinn, Vater- und Muttersein nicht nur auf die soziale Elternschaft, sondern dieser vorausgehend auf leibliche Elternschaft zu beziehen. In all den Fragen und Problemen, die mit Sexualität, Lebensweitergabe, Familie und sonstigen für Kinder überlebensnotwendigen Gruppen zu tun haben, gilt das Familienstellen weltweit und über kulturelle Unterschiede hinaus als eine besonders hilfreiche Methode, grundlegende Prozesse in Beziehungen zu verstehen und für verändertes Verhalten zu nutzen.

Beziehungswirklichkeit

Menschen leben in Beziehungen. Auf allen Ebenen der Erfahrung, von der Kosmologie zur Quantenphysik zur Komplexität des Bewusstseins, zeigt sich die Wirklichkeit als Beziehungswirklichkeit. Beziehungen stiften Zusammenhänge und Zusammenhänge stiften eine gewisse Ordnung. Ein System können wir als einen nach außen mehr oder weniger durchlässigen, nach innen sich selbst organisierenden und dynamisch geordneten Beziehungsraum verstehen. Lebende Beziehungssysteme versuchen sich sowohl zu erhalten als auch so weit anzupassen und zu verändern, dass sie überleben und sich vermehren können. Auf Familiensysteme bezogen benennen wir mit »Ordnungen der Liebe« die Strukturen, die im Dienst am Überleben und am »guten Leben« Erhaltung und Wandel organisieren.

Ordnungen der Liebe betreffen also alle Relationen, die zu den Bedingungen menschlichen Lebens gehören. Sie werden zwar kulturell geformt, gehen aber nicht ausschließlich auf diese kulturellen Entwicklungen zurück. Wir verstehen die evolutive Entwicklung zuerst als biologische, auf der die kulturelle Entwicklung aufbaut. Auch wenn unsere naturwissenschaftlichen Entdeckungen innerhalb eines kulturellen Rahmens stattfinden, sind die kulturellen Rahmenbedingungen nicht die Ursache für die kosmische und biologische Entwicklung.

Um welche grundlegenden Relationen geht es konkret, wenn wir im menschlichen Beziehungsbereich von Ordnungen sprechen? Um Leben, seine Weitergabe und den Tod, um Geschlecht, Herkunft, Gruppenzugehörigkeit, um die Notwendigkeit, für Kinder zu sorgen, bis sie selbstständig leben können, um die Notwendigkeit eines Gewissens (vermutlich schon bei einigen Säugetieren) und damit auch einer Moral, die dadurch gegeben ist, dass Kinder elterliche Sorge mit fortschreitender körperlicher Unabhängigkeit als »innere Stimme« für ihre Sicherheit benötigen und Gruppen ein Gewissen für ihren Zusammenhalt. Vermutlich gehören auch die Bedingungen für Kooperation und einen gerechten Austausch im Geben und Nehmen dazu, ohne die das Zusammenleben in Gruppen kaum gelingen kann. Und als körperliche Wesen benötigen wir einen Platz, als Individuen und als Gruppen.

Sprechen wir in der Aufstellungsarbeit von Ordnungen der Liebe, wobei mit Liebe hier zunächst die persönliche Attraktion zwischen Individuen gemeint ist, die uns auf Gemeinschaft, Sexualität und die Weitergabe des Lebens ausrichtet, dann in dem Versuch, Lebens- und Beziehungskonflikte mithilfe grundlegender ordnender Kräfte zu lösen. Es ist keine Frage, dass der geschichtliche Wandel auch grundlegende Beziehungsordnungen betrifft. Aber ich halte es für sehr wahrscheinlich, dass diesen Wandel gewisse Konstanten durchziehen, die dem Überleben in den jeweiligen Lebenskontexten dienlicher sind als andere. So wie unser Körper in Gefahren und Notsituationen auf seine Grundfunktionen zurückgreift, hilft es vermutlich auch in Beziehungen, wenn Menschen sich in Gefahr oder Not auf Grundfunktionen menschlichen Zusammenlebens besinnen.

Nehmen wir z. B. den unablässigen Austausch im Geben und Nehmen mit dem ständigen Bemühen um Gerechtigkeit und Ausgleich. Die öffentliche Wirkung von Hellinger begann meines Wissens mit einem Vortrag zum Geben und Nehmen. Die Prozesse um Geben und Nehmen in Beziehungen sind eine wesentliche Grundlage des Familienstellens, sei es im Blick auf das Geben und Nehmen des Lebens und auf alle Geschehnisse, die damit verbunden sein können, sei es im Blick auf Aufgabenteilungen, Scheidungen oder Erbstreitigkeiten. Wie können wir auf eine Weise geben und nehmen, die dem Gelingen von Beziehungen und dem Leben dient? Wie können Beziehungen geordnet sein, dass sie einem als gerecht empfundenen Austausch und einem friedlichen und liebenden Miteinander dienen? Welche Symmetrien müssen wir für Beständiges suchen und welche Asymmetrien sind für Entwicklungen nötig?

Das kann bei bestimmten Fragen in einem bestimmten Umfang ausgehandelt werden. Aber nicht jeder Handel hält den Belastungen und den Zeitläuften stand oder kann immer wieder neu gestaltet werden. Er verlangt eine Basis, die »stimmen« muss. Viele grundlegende Lebensprozesse können nicht ausgehandelt werden. Dass wir ins Leben kommen, haben wir nicht mit unseren Eltern ausgehandelt. Das ist uns vorgegeben. Oder: Die häufige Beziehungsdynamik von »Preis und Gewinn«, deren Verständnis für die Lösung schicksalhafter Verstrickungen zentral ist, wirkt wie eine unbewusste Gesetzmäßigkeit. Lösungsprozesse erfordern die Kenntnis dieser Zusammenhänge und eine neue, bewusste Form des Nehmens des Lebens, die auf einen schlimmen Ausgleich verzichtet und den guten Ausgleich in sinnvollem und möglichem Maße fördert.

Oder: Wir leben als körperliche Wesen in Räumen. Wir brauchen einen Platz. Das Ringen um Raum und Platz ist eine Grundkonstante von Leben. Was bestimmt unseren Platz in einer Familie, was in einer anderen Gruppe? Wir leben häufig und nicht erst heute in sehr komplexen Beziehungssystemen ersten und zweiten Grades (Eltern und Geschwister; Stief- und Pflegefamilien, Halb- und Stiefgeschwister). Wo ist darin unser Platz? Gibt es da einen Platz, der allein unserer ist, der nicht ausgehandelt werden muss, den mir niemand streitig machen kann und der für das Nehmen meines Lebens und mein Zurechtfinden im Leben maßgeblich ist? Gibt es einen vorbestimmten Kreis von Personen, der für das Einnehmen unseres Platzes infrage kommt? Die vorgegebene Ordnung, die unseren Platz bestimmt, benennen wir im Familienstellen zum einen als Zugehörigkeit und zum anderen als Ursprungsordnung und Zukunftsordnung.

Die Zugehörigkeit bestimmt sich durch die genetische Verwandtschaft in der Weitergabe des Lebens und durch all die Personen, die für das Lebensnotwendige und Lebensförderliche Wesentliches geben.

Die Ursprungsordnung bestimmt den Platz innerhalb eines Familiensystems, die Zukunftsordnung den Platz innerhalb aufeinanderfolgender unterschiedlicher Familiensysteme. In der Ursprungsordnung kommt zuerst, wer zuerst kommt, also die Eltern vor den Kindern und das erste Kind vor dem zweiten und so weiter. Die Zukunftsordnung bestimmt, dass die Familie, welche die Kinder gründen, wenn sie erwachsen sind, Vorrang vor den Herkunftsfamilien bekommt und eine zweite Ehe oder eheähnliche Partnerschaft Vorrang vor einer ersten partnerschaftlichen Bindung.

Kann man diese Ordnungen begründen? Das hängt sehr von der erkenntnistheoretischen Position ab, mit der wir natürliche und soziale Realitäten und Normen beschreiben. Ich möchte das hier nicht näher entfalten (siehe dazu Schneider 2009a), gehe aber davon aus, dass es sich hier um evolutionsbasierte Ordnungen handelt, die sehr elementar mit den Anforderungen für das Überleben und das, was man »seelische Gesundheit« nennen könnte, zusammenhängen. In der Arbeit mit dem Familienstellen kann man jedenfalls erfahren, welche enormen Möglichkeiten sich für die Lösung von familiären Beziehungskonflikten und vielen persönlichen Lebensproblemen bieten, wenn wir diese Ordnungen berücksichtigen und in eine einsichtige Verbindung mit der jeweiligen konkreten Beziehungs- und Lebenssituation bringen können. (Fragen der Zugehörigkeit, des Platzes und des Ranges spielen auch in allen nichtfamiliären Beziehungssystemen eine Rolle, wenn auch nicht die gleiche wie in Familienordnungen.)

Fallbeispiel: Helenes Platz im Familiensystem

Helene hatte ihren Vater nie kennengelernt und war als Einzelkind mit Mutter und Oma aufgewachsen. Sie war einmal kurze Zeit verheiratet gewesen und ließ sich sofort scheiden, als sie erfuhr, dass ihr Mann kurz vor dieser Eheschließung mit einer anderen Frau ein Kind gezeugt hatte. Sie selbst ist ohne Kinder geblieben und ist keine ernsthafte Bindung mehr eingegangen. Sie stürzte sich in ihre Arbeit, bis psychosomatische Probleme und ein Burn-out sie zu Klinikaufenthalten zwangen. Dort erhielt sie die Empfehlung, eine Familienaufstellung zu machen. In der Gruppe äußerte sie als ihr Anliegen, dass sie sich trotz einiger kollegialer und freundschaftlicher Kontakte sehr allein fühle und so, als hätte sie keinen Platz und fände keinen Sinn mehr im Leben.

In Bezug auf ihre Herkunftsfamilie berichtete Helene Folgendes: Der Vater ihrer Mutter ist aus dem Krieg nicht zurückgekehrt. Die Oma hat ihre Tochter dann allein großgezogen. Erst als Jugendliche hatte die Mutter erfahren, dass ihr Vater nicht gefallen, sondern nach der Flucht aus einem Gefangenenlager zu seiner Jugendliebe gegangen war. Mit dieser Frau zeugte er einen Sohn, trennte sich aber bald wieder und lebte später noch zweimal mit anderen Frauen zusammen. Die Mutter hatte zu ihrem Vater nie Kontakt aufgenommen und wusste nur, dass er mit etwa fünfzig Jahren gestorben war.

Wie ihre Mutter kannte auch Helene ihren Vater nicht. Sie hatte aber vor der Gruppe umfangreiche Erkundigungen eingezogen. Ihr Vater lebte in einer Partnerschaft mit einer sehr viel jüngeren Frau, zusammen mit zwei Kindern, die diese Frau aus einer früheren Beziehung mitgebracht hatte. Er war vorher dreimal verheiratet und hatte sechs eigene Kinder von fünf verschiedenen Frauen: aus der ersten Ehe eine Tochter und einen Sohn, aus der zweiten und dritten Ehe jeweils eine Tochter. Während der zweiten Ehe hatte er sich in Helenes Mutter verliebt. Die beiden sollen eine kurze, aber sehr leidenschaftliche Beziehung gehabt haben. Als Helenes Mutter aber mit ihr schwanger wurde, bat der Vater sie, ihn als den Vater geheimzuhalten, da er seine Ehe nicht gefährden wollte. Seine damalige Ehefrau erfuhr dennoch von diesem »Seitensprung« und der Schwangerschaft und trennte sich. Daraufhin wollte der Vater zu Helenes Mutter zurück, die aber sehr verletzt war und genug von ihm hatte. Die dritte Ehe, die der Vater dann einging und aus der ebenfalls eine Tochter hervorging, wurde wiederum geschieden, nachdem er eine weitere Frau geschwängert und mit ihr einen Sohn bekommen hatte.

Eine komplizierte Familiengeschichte. Dass es da Helene schwerfällt, einen Platz im Leben zu finden, ist sofort nachzuvollziehen. Wir stellten Helenes gesamte Familie mit Stellvertretern auf und zwar im Uhrzeigersinn und der zeitlichen Reihenfolge entsprechend: zuerst die erste Frau des Vaters von Helene mit den zwei Kindern, dann die zweite Frau mit der Tochter, dann Helenes Mutter und sie selbst, dann die dritte Ehefrau des Vaters mit der Tochter, dann die fünfte Frau, mit der der Vater einen Sohn gezeugt hatte und schließlich den Vater mit seiner jetzigen Partnerin und deren Kindern.

Alle Stellvertreter wurden befragt, wie es ihnen geht. Helene hörte, wie verletzt sich alle Frauen außer der ersten und letzten fühlten, wie ihre Halbgeschwister, außer den ersten beiden, die einen stabilen und neugierigen Eindruck machten, dass sich alle ziemlich abgeschnitten und eher apathisch fühlten, dass Helenes Mutter am liebsten aus diesem Kreis weggelaufen wäre, Helenes Vater aber zu ihr schaute und sagte: »Das ist die einzige Frau, zu der ich mich hingezogen fühle.« Darüber hinaus schaute der Vater auf seine Kinder und meinte: »Das sind alles meine Kinder? Puh!« Die jetzige Partnerin des Vaters meinte, sie würde ihren Mann am liebsten von allen anderen wegziehen und mit ihm und ihren Kindern weggehen.

Helenes Stellvertreterin aber sagte: »Die gehören alle zu meiner Familie? Ich dachte immer, ich bin allein. Und das soll mein Vater sein? Eigentlich sieht er ganz lieb aus.« Dann begann sie plötzlich zu weinen, schlug die Hände vors Gesicht, lief auf ihren Vater zu und der nahm sie, ebenfalls mit Tränen in den Augen, in den Arm. Helene selbst saß noch in der Runde. Auch sie bekam feuchte Augen, aber ihr Körper straffte sich, sie hob ihren Kopf und schaute mich an. So führte ich sie zu jeder Person in der Runde, schweigend, nur mit Blickkontakt. Mit Ausnahme der Frau des Vaters, in deren Ehe die außereheliche Geburt von Helene zeitlich fiel, und Helenes Halbschwester aus dieser Ehe, sahen alle aufgestellten Familienmitglieder Helene freundlich an. Vor ihrer Mutter, die wie erstarrt wirkte, stand Helene lange, bis ich sie bat, einfach »Danke« zu ihr zu sagen. Da bekam ihre Mutter ein weiches Gesicht und nahm Helene in den Arm. Als Helene dem Stellvertreter ihres Vaters gegenüberstand, sagte sie zu ihm ganz spontan, »Es ist schön, dich zu sehen«, und die beiden hielten sich an den Händen. Schließlich bat ich Helene und all die Vertreter ihrer Geschwister (nicht die beiden Kinder der jetzigen Partnerin des Vaters), in der Mitte der Aufstellung einen Kreis zu bilden, sich gegenseitig die Arme um die Schultern zu legen und sich anzuschauen. Und ich sagte zu Helene: »Ist das nicht eine starke Truppe?« Sie antwortete: »Gewöhnungsbedürftig, aber nicht schlecht!«

Nach der Aufstellung nahm Helene Kontakt mit dem Vater und allen ihren Geschwistern auf. Mit Ausnahme der Schwester, die vor ihr in der zweiten Ehe des Vaters geboren war und sich sehr reserviert zeigte, waren alle Geschwister sehr freundlich und aufgeschlossen gegenüber weiteren Kontakten, auch mit dem Vater. Helene erfuhr über den Vater viele Einzelheiten von seiner Herkunftsfamilie. Über all die Kontaktaufnahmen hinaus fand sie wieder zu ihrer früheren Aktivität und Lebensfreude zurück.

Nur die Beziehung zu ihrer Mutter wurde zunehmend schwierig. Sie kam nochmals zu einer Aufstellung, die sich mit der Herkunftsfamilie ihrer Mutter befasste. Erschüttert, verständnisvoll und auch liebevoll nahm sie ihre Mutter auf völlig neue Weise wahr, fühlte ihre enge Bindung an diese und verstand die Wirkungen der Familiengeschichte der Mutter auf ihr eigenes Fühlen und Verhalten. Sie erlebte noch einige sehr innige Monate mit ihrer Mutter, die plötzlich sehr schwer erkrankte, und pflegte sie bis zu ihrem baldigen Tod.

Ursprungsordnung und Zukunftsordnung

Die Ursprungsordnung können wir relativ leicht einsehen. Wir bestehen auf ihr an jeder Supermarktkasse, an der wir anstehen müssen. Dennoch tun wir uns oft schwer damit, von einer Zugehörigkeit zu sprechen, die allein auf genetischer Verwandtschaft und unabhängig vom realen Zusammenleben beruht. Vielen Menschen widerstrebt es, vorgegebene Plätze mit einem gewissen Vorrang in den Beziehungen zu verbinden. Das widerspricht unserem Verständnis von Autonomie und dem nicht erst in der Moderne entstandenen Wunsch, nach unseren Vorlieben und persönlichen Gründen zu handeln. Aber die Nebenwirkungen halten sich erfahrungsgemäß nicht an unsere Wünsche.

Die Zukunftsordnung, die für den Vorrang des neuen Beziehungssystems gegenüber den Herkunftsfamilien sorgt, entspricht scheinbar eher dem modernen Denken. In der Realität ist sie aber viel schwerer einzuhalten. Die Eltern haben in unserem Kulturkreis zwar kaum mehr direkten Einfluss auf unsere Partnerwahl. Dennoch entzünden sich viele Paarkonflikte daran, dass ein oder beide Partner im Konfliktfall loyaler zu den eigenen Eltern sind als zueinander. Als ich auf einem Seminar in China einmal vom Vorrang der neuen Familie vor der Herkunftsfamilie sprach, kam sofort der einhellige Einwand: »Bei uns ist das nicht so!« In vielen Kulturen bleibt der Vorrang der Eltern vor der Partnerschaft der Kinder erhalten, vor allem dann, wenn die Kinder die Altersversorgung der Eltern zu leisten haben und traditionelle Familienvorstellungen die politischen, kulturellen, technischen und wirtschaftlichen Umwälzungen überdauern. Der Spruch: »Du wirst Vater und Mutter verlassen und deinem Weibe anhangen« stammt aus dem jüdisch-christlichen Kulturkreis, ihn zu befolgen war aber auch dort in den Familienrealitäten und unter den gesellschaftlichen Bedingungen schwer, obwohl er letztlich Ausdruck einer biologischen Drift ist.

Ich will die Bedeutung dieser Ordnung wieder an einem Beispiel verdeutlichen.

Während eines Seminars in Connecticut, USA, kam ein Ehepaar in eine Aufstellungsgruppe, weil sie und ihre Kinder unter der depressiven Stimmung in der Familie litten und alle keine Zukunftsperspektiven zu haben schienen. Beide Eltern arbeiteten im akademischen Bereich, das Einkommen war ausreichend, die drei Kinder gingen in eine Privatschule.

Das Paar war zur Studentenzeit gemeinsam in die USA gekommen und dort geblieben. Die Frau war französischer Abstammung und in Paris aufgewachsen. Ihre Großeltern kamen aus Frankreich, Algerien und Marokko. Der Mann war Engländer, mit Wurzeln in England, Frankreich, Spanien und Marokko. Beide hatten sich in Paris während des Studiums kennengelernt und sind dann zunächst nach London und schließlich nach New York gegangen. Zu ihren Herkunftsfamilien hatten sie kaum Kontakt, weil sie diesen in vielerlei Hinsicht als sehr belastend erlebt hatten. Ihre Entscheidung, in die USA zu gehen, war auch dadurch motiviert.

Wir stellten in mehreren Schritten auf: die Eltern und die drei Kinder, die USA und Vertreter für Frankreich, England und die anderen Herkunftsländer sowie schließlich die depressive Stimmung. Den Eltern und Kindern ging es sehr schlecht. Der Stellvertreter der depressiven Stimmung führte die Eltern zu den im Hintergrund verstreut aufgestellten europäischen und nordafrikanischen Wurzeln. Wir holten Vertreter für die Eltern des Ehepaares dazu und verhalfen zu einem sehr bewegenden Dialog mit ihnen. Dieser lief darauf hinaus, dass die Eltern ihre Verbundenheit mit ihren Eltern und die Verwurzelung in den Herkunftsfamilien in einem neuen positiven Licht sehen konnten. Danach stellten wir das Ehepaar wieder ihren Kindern gegenüber, deren Großeltern und die Ursprungsländer mit etwas Abstand dahinter.

Der Mann und seine Frau, selbst in die Aufstellung genommen, atmeten auf, rückten zusammen und schauten sich sehr herzlich an. Da kam der Vertreter für die USA, der bisher nicht in Erscheinung getreten war, aus dem Hintergrund hervor und stellte sich hinter die Kinder. Sofort rückten die Geschwister näher zueinander und richteten sich auf. Ich bat die Eltern, die Kinder anzuschauen und ihnen Folgendes zu sagen: »Ich bin Französin. Ich bin Engländer. Da sind unsere Familien, da ist unsere Herkunft. Was hinter uns steht, haben wir in uns nach Amerika mitgebracht, soweit es zu uns gehört. Wir sind dankbar, dass wir hier in den Vereinigten Staaten leben und uns entfalten können. Ihr seid Amerikaner und wir freuen uns, wenn ihr euch hier zu Hause fühlen könnt und von hier aus euer weiteres Leben aufbaut.«

Das Paar wirkte danach sehr erleichtert und ließ später über den Veranstalter des Seminars ausrichten, dass sich die ganze Familie wie befreit fühle. Erst die Anerkennung und Wertschätzung der eigenen Herkunft erlaubt uns in unserem Gewissen und unserer unbewussten Loyalität, die Schritte wirklich zu gehen, die dem zukünftigen Leben der neuen Familie Raum und Entfaltung geben. Vergleichbares gilt für das Weitergehen von einer Paarbeziehung zu einer folgenden, ein sehr häufiges Thema in Aufstellungsseminaren.

Einer Grundannahme des Familienstellens zufolge kommen wir für das Gelingen unseres Lebens nicht daran vorbei, Frieden mit den Eltern zu schließen und nach Möglichkeit auch eine gute Beziehung zu diesen aufzubauen. Was auch immer die Eltern für ein Schicksal getragen haben und gegenüber ihren Kindern zu verantworten haben – spätestens mit ihrem Tod braucht es die Versöhnung der Kinder mit ihnen und das Einverständnis: »Ja, das sind meine Eltern. Das ist die Geschichte meiner Familie. Zu ihr gehöre ich. Dort habe ich mein Leben bekommen und viel Wertvolles mehr. Dort wurde ich geprägt, geliebt, vielleicht schwer verletzt. Aber dort hat mit meinem Leben auch etwas Neues, Unverwechselbares begonnen, das nicht identisch ist mit den Eltern und der ganzen Familiengeschichte. Von dort aus habe ich meine spezifischen Kräfte und Chancen und Visionen und Verantwortlichkeiten errungen.«

Lösung (Bindung und Lösung, Seele und Geist)

Das Familienstellen hat ein Ziel. Ich nenne es Lösung. Ein Klient möchte etwas Bestimmtes und für ihn Wichtiges in seiner gegenwärtigen Lebenssituation erreichen, z. B. den abgebrochenen Kontakt mit seinem Vater wieder aufnehmen oder seine Ehe retten oder seine Angst vor Gruppen verlieren. Vielleicht sucht er Hilfe dafür, sich in Beziehungen, im Beruf und auch sonst im Leben besser entscheiden zu können oder er möchte verstehen, was in seiner Krankheit wirkt, um besser mit ihr umgehen zu können.

Das Anliegen eines Klienten

Die Ausgangsfrage des Aufstellungsleiters an einen Klienten lautet meist: »Was ist dein Anliegen?« oder: »Was ist dein Problem?« Die erste Frage impliziert einen Blick in die Zukunft. Etwas steht an und man sucht dafür eine Orientierung oder Handlungsoption. Die zweite

Frage impliziert, dass der Klient in einer Vergangenheitstrance gefangen ist und sich in bestimmten Hinsichten im Kreise dreht, nicht zuletzt dadurch, dass er sein Problem auf die immer gleiche Weise beschreibt. Diese Beschreibung ist an vergangenen Erfahrungen orientiert. Wenn wir spüren, dass diese Beschreibung keine Öffnung und keinen Ausgang hat, dann fragen wir gerne: »Wo soll es denn hingehen?« Sehen wir dem Klienten die Belastungen an, von denen er sich befreien möchte, fragen wir oft direkt: »Was ist deine Not?«

Nicht immer deckt sich das vom Klienten geäußerte Anliegen mit dem, was wirklich für ihn ansteht, weil er die tieferen Hintergründe für seine Not und den größeren Kontext für sein Anliegen ja oft noch nicht versteht. Dennoch sollte das Ende einer Aufstellung dem Klienten das Gefühl geben, und sei es auch erst nach einer gewissen Zeit, dass zwischen dem, was ihn veranlasst hat aufzustellen, und dem, was er in der Aufstellung erlebt hat, ein stimmiger und klärender Zusammenhang besteht. Das gilt auch und gerade dann, wenn das Lösende sich in einem Bereich und auf eine Weise aufgetan hat, die seine Aufmerksamkeit auf ein überraschend anderes Wesentliches seines Lebens ausrichtet.

In der Frage nach dem Anliegen suchen wir die Information in zweifacher Richtung: Was ist die Not, die Belastung, das Problem, der Konflikt? Und: »Was soll Gutes für dich aus der Aufstellung herauskommen, was ist das Ziel, das du erreichen willst, was soll sich in deinem Leben zum Besseren wenden, was soll sich lösen?« Beides trägt die Aufstellung. Die Not gibt die Energie, das Ziel die Richtung. Wahrheit, Liebe, Kraft und Ordnung sind die wesentlichen Prozesselemente für das Finden von Erleichterung, einer Auflösung, einer Entscheidung, eines neuen Weges, von Verständnis und Einverständnis, von Frieden oder einer etwas größeren Freiheit innerhalb eines bestimmten Beziehungs- und Lebenskontextes. Lösung bezeichnet sowohl ein Prozesselement des Familienstellens als auch seinen Grund im Sinne einer lösungsorientierten Methode.

Der Doppelsinn von Lösung

Was bezeichnen wir als eine Lösung? Das deutsche Wort »Lösung« hat einen doppelten Sinn. Einmal können wir ein Rätsel lösen oder eine Aufgabe. Zum anderen können wir uns von etwas oder jemandem lösen. In Aufstellungen geht es (innerhalb des Lösungsrahmens) vor allem um Letzteres: einer Lösung von den Eltern oder einem Partner oder einem illusionären Lebensplan oder einer Verstrickung oder einem hinderlichen Lebensgefühl. Wir nehmen an: Gelingt die Lösung von etwas oder jemandem, dann können wir selbstständig die erforderlichen Schritte im Leben gehen und die Aufgaben lösen, die anstehen. Um Aufgaben lösen zu können, haben wir meist die nötigen Ressourcen. Wenn nicht, suchen wir uns Gelegenheiten, in den entsprechenden Fachbereichen zu lernen und zu üben. Manchmal brauchen wir zuvor Hilfe, ein Problem in eine Aufgabe umzudeuten oder zu übersetzen.

Anders verhält es sich mit der Bindung an Personen, an das Schicksal, an persönliche und familiäre Traumata, an die Lebensgeschichte. Hier bedeutet Lösung nicht »für etwas«, sondern »von etwas«. Im Familienstellen helfen wir nicht, Aufgaben zu lösen, sondern die Bedingungen zu verändern oder aufzulösen, welche die selbst zu leistende Bewältigung von Aufgaben behindern. In dieser Weise ist das Familienstellen innerhalb seiner zukunftsorientierten Lösungsorientierung auf Vergangenheit bezogen.

Bindung und Lösung

Im Familienstellen verwenden wir also das Wort »Lösung« meist zusammen mit seinem Gegenteil, dem Begriff »Bindung«. Das Familienstellen als helfender Prozess nimmt seinen Ausgangspunkt, wie immer wieder betont, an der Erfahrung, dass wir in vielen seelischen Nöten und Beziehungskonflikten über eine bewusste und eine unbewusste Art von Gewissen an die Schicksale und ungelösten emotionalen Konflikte anderer für mich existenziell bedeutsamer Personen gebunden sind. Lösung heißt dann, sich aus Bindungen oder der Art und Weise der Bindungen, die uns und anderen schaden, zu lösen. Auflösbar sind all die Bindungen, die zeitbegrenzt sind und abgeschlossen werden können, weil nichts an existenziell bedeutsamer »Schuld« oder Erfüllung übrig bleibt. Die Bindung zu einem Arbeitgeber kann z. B. mit Beendigung des Arbeitsverhältnisses aufgelöst werden, sofern nicht »noch eine Rechnung offen« ist.

Die meisten existenziellen Bindungen sind unauflöslich, es sei denn, sie werden mit der Zeit, ab der sich niemand mehr erinnern kann, bedeutungslos. Im Kind ist die Beziehung zu Mutter und Vater unauflöslich. Zugehörigkeit in Familien und oft auch in anderen Herkunftsgruppen bleibt. Beziehungen, die im Herzen und in der Seele Spuren hinterlassen, überdauern für eine gewisse Weile, auch über Generationengrenzen hinaus. Bindungen, die durch das Geben und Nehmen materieller und seelischer Notwendigkeiten und lebensfördernder »Geschenke« entstehen, lassen sich ebenso wenig ungeschehen machen wie Bindungen, die durch Unrecht und Schuld und unvollendete »Gestalt« geschaffen werden.

Diese innerhalb eines bestimmten Zeit- und Bedeutungsrahmens unauflöslichen Bindungen können nur umgestaltet werden. Lösung heißt hier Differenzierung und Personalisierung. Mit den Worten des heute kaum noch bekannten Paläontologen und Jesuiten Pierre Teilhard de Chardin (1959, S. 255) ausgedrückt: »Die Vereinigung differenziert.« Am deutlichsten wird die gelöste Verbundenheit in der Liebe, deren Wesen es ist, dass sie sowohl verbindet als auch trennt. Das »Anderssein« des anderen, mit dem ich mich verbinden möchte für etwas Gemeinsames, das neu ist und Neues schafft, ist die Grundvoraussetzung für die Liebe: »Du bist du, ich bin ich. Du hast dein Schicksal und deine Verantwortung und ich mein Schicksal und meine Verantwortung. Wir haben in vielerlei Hinsicht aneinander und an den uns umfassenderen Personenkreisen Anteil. Ich und du, wir gehören zum selben Wir. Das verbindet uns und lässt uns doch unsere Unterschiedlichkeit und Selbstständigkeit. Ich liebe dich so, wie du bist, und freue mich, wenn auch du mich liebst, wie ich bin. Ich bin anders und du bist anders. Die Verbindung zwischen uns ist keine totale und keine totalitäre, sondern eine Ganzheit, in der jeder im Besitz seiner selbst bleibt und dieser Selbstbesitz wächst, bis er uns im Tod entschwindet. Wir sind miteinander, aber auch nebeneinander und gegenüber. Bitte, sei freundlich, wenn ich auf mein Eigenes schaue, so wie ich auf dein Eigenes schaue. Je mehr Eigenes wir zusammenbringen, desto mehr Neues kann daraus wachsen.«

Seele und Geist

Bindung und Lösung werden getragen von Seele und Geist. Denn Seele bedeutet Bindung und Geist bedeutet Lösung. Das ist eine seltsame Behauptung. Ich will sie aus meiner Sichtweise heraus erläutern, nicht nur weil es mit Bert Hellinger eine Entwicklung in der Aufstellungsarbeit gibt, die von den »Ordnungen der Liebe« zu den »Bewegungen der Seele« und zum »Gehen mit dem Geist« reicht. Als entscheidend sehe ich an, dass wir im Familienstellen mit seelischen Prozessen arbeiten, die unsere Bindungen in Beziehungen zeigen, und dabei Erfahrungen machen, als würde eine führende Kraft wahrnehmbar, die als »Geist« wirkt und uns im Bindungsgeschehen freier macht. Was kann das heißen?

Ich möchte zunächst, auf wenige Aspekte beschränkt und äußerst verkürzt und vereinfacht, Seele und Geist gegenüberstellen:

- Seele bedeutet Bindung. Geist bedeutet Lösung.
- Seele bezieht sich auf Fakten, der Geist auf Möglichkeit.
- Seele ist geprägt von Notwendigkeit und Kausalität, Geist von Freiheit und Kreativität.
- Seele lebt im Empfinden, Erleben und Erfahren, Geist weiß sich im Denken.
- Seele erlebt sich als Ganzheit, Geist unterscheidet.

Die Seele bindet alles zusammen, was zueinander gehört und sich in einer Geschichte entfaltet. Sie ist das »Zwischen«, das über den Verlauf der Zeit hinweg alle materiellen, energetischen, informativen Elemente eines Individuums oder einer Gruppe zusammenfasst. Es gibt die Seele nicht wie ein Ding. Sie ist das »Mehr«, das entsteht, wenn Teile sich in einer Weise zu einem Ganzen verbinden, sodass das Ganze mehr ist als die Summe seiner Teile. Die Seele verleiht einem dynamischen, im Innen und mit dem Außen wechselwirkenden Ganzen eine Existenz, die wir als »Selbst« bezeichnen, ein Ganzes, das sich in Raum, Zeit und Geschichte, als Individuum oder Gruppe selbst organisiert. Insofern *haben* wir keine Seele, sondern wir *sind* in einer Seele.

Beseelt wäre also alles, was in einer lebendigen, dynamischen Ganzheit Identität fühlen und von außen bestätigt bekommen kann. Seele bildet Ganzheiten, die im menschlichen Bereich »ich« und »wir« sagen, die Beziehungen eingehen können zu einem »Du« und »Ihr«. In der Seele beziehen wir uns auf »ihn« und »sie«, auf »sie« als deren Vielzahl sowie auf das komplexe »Es«. Vielleicht kann man auch sagen, die Seele ist der sich selbst organisierende Bindungsraum für alle körperlichen, energetischen und informatorischen Prozesse, die in Raum und Zeit ein Selbst ausmachen. Haben wir es mit strukturierten Ganzheiten zu tun, in denen das Ganze mehr ist als die Summe der Teile und ihrer Funktionen, und erfahren wir so eine Ganzheit als lebendiges System, dann könnten wir in diesem Sinne System mit Seele gleichsetzen.

In ihrer Bindekraft ist die Seele unerbittlich. In ihr ist der Geist in den Körper eingebunden. In ihr regieren Notwendigkeit und Gesetzmäßigkeit. Jeden Zufall bindet sie ein in eine Geschichte. Sie ist am Überleben von und in Gruppen orientiert und tut über Raum und Zeit hinweg alles, was Individuen und Gruppen im Dienst am Überleben und an der dafür nötigen Entwicklung in einer sich ständig wandelnden Umwelt fördert und sichert. In ihrem Bemühen um Platz und Zusammenhalt, um Bestand und Wachsen, Mehren und Entwickeln, scheint die Seele auch die Zeit »zusammenzufassen«. Sie ist in der Zeit und bindet gleichzeitig Erfahrungen zu Bildern und Geschichten in einen Strom von Gegenwart zusammen.

In Aufstellungen können wir erleben, wie der Versuch der Seele, zusammenzuhalten, was zusammengehört, Schicksale generationenübergreifend zusammenzubinden und lebendige Ordnungen zu wahren, über unser unmittelbares Erleben von Raum und Zeit weit hinausgeht. Wir lassen in einem verdichteten Raum aufstellen »ohne Zeit und ohne Gründe und ohne vorgefasste Bilder«. Beziehungssysteme werden so in gewisser Weise aus einem inneren wissenden Gefühl als Raum und Zeit verdichtender Informationsraum aufgestellt, als eine »seelische Raumzeit« oder als »wissendes Feld«.

Sind wir somit Gefangene der komplexen Bindungsprozesse in der Seele? Wenn wir seelische Prozesse nicht auf Empfindungen und Gefühle oder auf die komplexe neuronale Tätigkeit des Gehirns und damit auf materielle und energetische Prozesse reduzieren wollen, dann bezeichnen wir die Seele traditionell als Geistseele. Verwendet man die traditionelle Dreiteilung von Körper, Seele und Geist, dann könnte man die Seele als den Verbindungsbereich von Körper und Geist und den Geist als den bindungsoffenen und bindungstranszendierenden Bereich der Seele beschreiben, der im Menschen die komplexen materiellen Prozesse als Verstand und Vernunft, Bewusstsein und Selbstbewusstsein, Intentionalität und Freiheit emergieren lässt.

Damit menschliche Systeme überleben, sich entfalten und auf Ziele ausrichten können, brauchen sie die Möglichkeit, Vergangenes in seiner Wirkung zu beenden oder umzugestalten und das Bewährte oder Überholte auf Neues und Zukunft hin zu öffnen. Geist ist das Vermögen in der Seele, Verbundenes zu lösen, umzugestalten und auf neue Möglichkeiten auszurichten. Sprechen wir von Aufstellungen als »Gehen mit dem Geist«, dann macht das in der Weise Sinn, dass wir das Bindungsgeschehen, das sich in Aufstellungen zeigt, entsprechend den situativen Notwendigkeiten, die wesentliche Bereiche des Lebens betreffen, auf Lösungen und neue Möglichkeiten des

Fühlens, sozialen Verhaltens und Handelns hin öffnen. Die Seele ist dann das Umfassende und der Geist das Vermögen in der Seele zu Einsicht, Unterscheidung, Veränderung und Entwicklung. Aufstellungen initiieren im Klienten auf vielfältige Weise über lösende Bilder, Worte, Einsichten und Gefühle Prozesse, die ihm helfen, Klarheit und Erleichterung zu gewinnen, tragfähige Wege für die Liebe und das Handeln zu finden, das Leben zu bejahen und heilsame Kräfte frei werden zu lassen. So geben sie dem Geist Raum, die Seele und mit ihr den Körper, die psychische Befindlichkeit und das Verhalten im sozialen Raum entsprechend zu führen.

Die Wirklichkeit ist gekennzeichnet durch die sichtbaren Fakten und die unsichtbaren Möglichkeiten. Die Möglichkeiten umschreiben die engen oder weiten Grenzen der Wahrscheinlichkeit, innerhalb derer sich Fakten bilden mit ihrem jeweils neuen Spektrum an Möglichkeiten. Der Grund, warum wir Aufstellungen anbieten, ist ja, dass ein Klient in seinem Haften im Problem und seiner scheinbaren Ausweglosigkeit zu neuen Schritten kommen kann, die er vorher nicht für möglich gehalten und allenfalls erhofft hatte. Die neuen Fakten, die er so schaffen kann, enthalten dann wieder einen neuen, aber veränderten Möglichkeitsraum, hinter den es kein Zurück mehr gibt. Ich finde es immer wieder beeindruckend zu erleben, wie in Aufstellungen nicht nur die Zugriffe des Schicksals, der Verhältnisse und des Zufalls offensichtlich werden, sondern darüber hinaus eine geistige Bewegung in der Seele, die verstehend und liebend den Bindungsraum weiter macht und neue Möglichkeiten der Selbstentfaltung und der Gestaltung von Beziehungen eröffnet.

Der »große Geist«

Ich möchte noch auf ein Verständnis von Geist eingehen, das über das bisher Gesagte hinausgeht und das in den spirituell geprägten Aufstellungsformen eine Rolle spielt. In der Geschichte von Mystik, Spiritualität und Philosophie wird in vielen Variationen, aber mit einer klaren einheitlichen Grundtendenz immer auch in der Weise vom Geist gesprochen, dass er ein Vermögen in der Seele bleibt, aber gleichermaßen als ihr Grundgelegtes erfahren und gedacht wird. Geist wird als das dem Kosmos als Ganzem und in seiner Vielfalt zugrunde Liegende, Tragende und schöpferisch Gestaltende verstanden. Dieser Geist bleibt unberührt von aller Materie, von allen Bindungen, auch von allen Fakten und seelischen Vermischungen. Biblisch könnte man vielleicht sagen: Er ist in der Welt, aber nicht von der Welt. Oder nimmt man die negativ formulierende Sprache des Konzils von Chaldekon zu Hilfe, mit der man das Zusammenkommen von menschlicher und göttlicher Natur im »Gottessohn« Jesus zu fassen suchte, dann könnte man den Geist in einer materiell und seelisch gebundenen Welt als »unvermischt, unverwandelt, ungetrennt und ungesondert« beschreiben.

Der so verstandene Geist »reinigt« und klärt unsere seelischen Prozesse, er »erleuchtet« und lässt alles Seelische in einer unbegrenzten und absolut zugewandten, liebenden Einheit aufgehen. Meister Eckhart (2005) spricht von einer Kraft in der Seele, »die nicht Zeit noch Fleisch berührt, sie fließt aus dem Geist und bleibt im Geist und ist ganz und gar geistlich«.

Ist es ein so verstandener Geist, der in Aufstellungen wirkt? Werden so Aufstellungen zu einem Erfahrungsbereich innerhalb einer natürlichen Mystik? Die Aufstellungsarbeit scheint hier eine Grenze zu berühren, die in mystische, spirituelle, vielleicht religiöse Bereiche führt. Viele Aufsteller berichten in ganz unterschiedlicher Sprache und Begrifflichkeit, wie Klienten, Therapeuten, Stellvertreter, Gruppen von einer seelischen Bewegung erfasst werden, in denen solch ein umfassender Geist zu wirken scheint. Bei allen konstruktiven Elementen in Aufstellungen erfahren wir in diesen immer wieder sehr eindrücklich, dass da etwas von außen und innen gleichzeitig zu wirken scheint, das wir nicht als soziale Konstruktion erleben.

> In Brasilien leitete ich einmal die Aufstellung einer Frau,[12] die sagte: »Ich habe meine Lebensfreude verloren.« Ihre Urgroßmutter war Indianerin und als junges Mädchen vom Besitzer einer Hazienda aus ihrem Stamm verschleppt und mit einem schwarzen Sklaven verheiratet worden. Es war für alle Teilnehmer der Gruppe berührend zu erleben, wie nach einem für alle Stellvertreter äußerst schmerzhaften Prozess die Urgroßmutter die zu ihrem Stamm gewanderte Stellvertreterin der »Lebensfreude« langsam zu den nachfolgenden Generationen zurückholte, wie die Klientin sich verwandelte und zunehmend aufstrahlte und wie die ganze große Gruppe dieses brasilianische Drama in tanzende Lebensfreude münden ließ.

12 Ausführliche Fallgeschichte in Kapitel 10: »Möglichkeiten und Grenzen der Stellvertretung«.

Dass ich diese Frau in der letzten Pause am letzten Tag angesprochen habe und sie bezüglich ihres Problems aufstellen ließ, obwohl sie gar nicht zu dieser Fortbildungsgruppe gehörte, die Art und Weise, wie sie die Stellvertreter auswählte, die tiefe Berührung der Stellvertreter, der alle erfassende Switch von einer leidvollen Geschichte zu brasilianischer Lebensfreude, und all das zum Abschluss einer Fortbildungsreihe – ich kann nicht umhin, diese Geschehnisse als geführt zu erleben. Aber was führt da? Ein umfassender Geist?

Da berichtet ein Mann aus den Vereinigten Staaten von seinem Großvater, der als Aufseher einer großen Farm einen schwarzen Jungen erschossen hatte. Dieser konnte sich nach dem Diebstahl von Äpfeln nicht mehr rechtzeitig am Zaun hochziehen, um zu flüchten und sich in Sicherheit zu bringen. Der fünfjährige Sohn des Mannes litt unter anderem unter dem Symptom, sich trotz normal entwickelter Muskulatur nicht mit seinen Armen an Gegenständen hochziehen zu können. In der Aufstellung wirkten alle angesichts des Geschehens zwischen Großvater und diesem schwarzen Jungen wie erstarrt. Nur der Vater des Klienten löste sich, trat zu dem am Boden liegenden Stellvertreter des erschossenen Kindes, schaute es an, war aber unfähig, irgendetwas zu tun. Erst als er in seine Familie zurückgestellt wurde, kam in den zunächst abgewandten Großvater langsam eine Bewegung, die ihn in einem sehr berührenden Prozess zu dem von ihm getöteten Jungen führte bis hin zu einer innigen Umarmung der beiden und einem Loslassen des Jungen in die Arme seiner Eltern. Alle in der Aufstellung atmeten tief auf. Der Mann berichtete später, dass sein kleiner Junge sich unmittelbar danach wieder mit den Armen hochziehen konnte, als wäre nichts gewesen. Er überwand seine Sprachstörungen und entwickelte sich zu einem ganz normalen Jungen.

Was geschieht hier? Was wirkt hier? In einer Mischung von Interventionen und freien Bewegungen der Stellvertreter wird in der Aufstellung eine Versöhnung zwischen dem Großvater als »Täter« und dem schwarzen Jungen als »Opfer« gesucht. Die Symptome des fünfjährigen Jungen, um die sich sein Vater sorgt, werden also damit in Zusammenhang gebracht, dass der Urgroßvater des kleinen Jungen damals den fliehenden schwarzen Jungen erschoss, als dieser über den Zaun klettern wollte. Die Aufstellung versucht nun, in Erfahrung zu bringen, ob so ein Zusammenhang sichtbar wird und ob und wie ein versöhnender Aufstellungsprozess möglich wird, der den Druck auf die Nachkommen der Familie auf einen Ausgleich beenden kann.

Viele Aufstellungserfahrungen legen nahe, dass der Aufstellungsleiter, der Klient und die Stellvertreter in solchen Prozessen wenig »machen« können. Wir erleben solche Aufstellungen wie geführt. Zusammen mit der »Fernwirkung«, die sich manchmal zusätzlich nach Mitteilung der Klienten im Anschluss an Aufstellungen verblüffend schnell einzustellen scheint, nimmt es nicht Wunder, dass sich viele Aufsteller fragen: »Was übernimmt hier die Regie?« Führt hier ein größerer, umfassender »Geist«? Können wir also davon sprechen, dass sich in Aufstellungen, die dem »Geist« Raum geben, in den Bewegungen der Stellvertreter, den Intuitionen des Aufstellungsleiters und der Wirkung auf den Klienten und seine Familie eine schöpferische, alles tragende, bewegende, führende geistige Kraft zeigt? Dass dieser Geist, wenn wir mit ihm in Einklang kommen, uns von zu engen bewussten und unbewussten seelischen Bindungen löst und hin zu einer allen und allem zugewandten Liebe führen kann? Denn das wäre dieser Geist: absolut zugewandte Einheit, jenseits von Vielheit, Unterscheidung, Spaltung, Kampf, Gesetzmäßigkeit, Wissen und zugleich in all dem gegenwärtig.

Aber entfernen wir uns hier nicht weit von Psychotherapie und Beratung? Genügt es nicht, die berührenden, versöhnenden und heilsamen Prozesse in Aufstellungen einfach in der Weise als geistig zu beschreiben, dass die inneren Bilder eines Klienten nach außen gebracht, dort repräsentiert und in einer Weise verändert werden, dass sie, wieder verinnerlicht, ihre lösende Wirkung entfalten? Braucht es zusätzlich zu den in der Seele im Verbund mit entsprechenden Gehirnprozessen wirkenden geistigen Prozessen einen »Rückgriff« auf einen umfassenden, letztlich nur mystisch zu erfahrenden Geist? Können wir diesen tragenden und führenden geistigen Grund, wenn es ihn denn »gibt«, überhaupt jenseits der Seele und damit auch jenseits aller begreifenden und unterscheidenden Erfahrung wahrnehmen? Hat sich dieser Geist, wenn wir ihn als Ausgangspunkt nehmen, nicht schon immer an Materie und Seele und damit an Vielheit und Komplexität, Subjektivität und Objektivität gebunden?

Banaler ausgedrückt: Verlieren wir mit der Rückführung auf einen universalen Geist nicht die Normalität von Beratung und Psychotherapie?

Müssen wir nicht bedeutsame Grenzen beachten, wenn wir die Aufstellungsarbeit im Rahmen von Psychotherapie und Beratung begreifen wollen und nicht als Spiritualität? Wenn wir behaupten, in Aufstellungen mit übernatürlichen Mächten zu kommunizieren, begeben wir uns dann in schamanische Bereiche oder in das Reich der Religionen? Brauchen wir, um die lösende Wirksamkeit von Aufstellungen zu verstehen, spirituell begründete Weltbilder? Wie können wir uns in der Aufstellungsarbeit einer lösenden geistigen Dimension öffnen, ohne die Phänomenologie menschlicher Grunderfahrungen zu verlassen?

Lösung als »Geist« in Beratung und Psychotherapie

Betrachten wir in Aufstellungsprozessen die Faktoren, die lösend wirken, so scheint mir über die psychologischen und systemischen »Mechanismen« hinaus die Annahme der Wirksamkeit von Lösung, begriffen als »Geist«, in dreifacher Hinsicht von Bedeutung zu sein:

Zum einen als eine Art »Grammatik von Aufstellungsprozessen«.[13] Das heißt, dass Stellvertreter oder Repräsentanten Stellungen, Positionen und Gebärden im Raum »lesen« und ihnen eine allgemeingültige seelisch-geistige Bedeutung von Beziehungswirklichkeit zuordnen können.

Zum zweiten in der Form geistiger Prozesse, die unser Gewissen auf lösende Weise sprechen lassen. Wir erfahren seelische Bindungen in unserem Gewissen. Das persönliche Gewissen, das wir fühlen, bindet uns an die Vorgaben der Eltern und der Gruppe entsprechend dem, was die Mitglieder der Gruppe für das Überleben des Einzelnen gemäß der Ordnung der Gruppe für notwendig erachten. Das Gruppengewissen bindet den Einzelnen blind und ohne Rücksicht auf ihn an die Erfordernisse der Gruppe. Viele unserer psychosozialen Probleme sind auf ein zu enges Gewissen zurückzuführen, das uns bewusst oder – noch stärker – unbewusst an situationsgerechten, persönlich gemäßen und für unsere Beziehungen förderlichen Entwicklungen hindert.

Aufstellungen versuchen einen Klienten über die Einsicht in die Gewissensbindungen, die uns und anderen schaden, zu einer Öffnung seines Gewissens zu verhelfen. Die problembehaftete, weil

13 Dieser Begriff wird sehr häufig von I. Sparrer und M. Varga von Kibéd gebraucht, z. B. in Sparrer u. Varga von Kibéd 2010.

zu enge Bindung im persönlichen und kollektiven Gewissen wird »aufgehoben« (aufgelöst und gleichzeitig bewahrt auf einer höheren Ebene) in einem universalen Gewissen, das über die Familie und die jeweilige Gruppe hinausweist auf das, was allen Menschen gemäß und gemeinsam ist und den Einzelnen in seinem Menschsein ausmacht. Wir kommen in Aufstellungen immer wieder neu und »endlos« mit grundlegenden menschlichen Fragen und Antworten in Berührung, die über individuelle und gruppenspezifische psychologische Fragestellungen hinausgehen und uns über alle materiellen und seelischen Bedingtheiten hinaus auf unser Menschsein als eine geistige Existenz verweisen. Dabei auf unmittelbare Erfahrungen von einzelnen Personen und Gruppen in ihren jeweils existenziellen Situationen bezogen zu bleiben, das macht die Attraktivität und Aktualität von Familien- und Systemaufstellungen aus.

Schließlich macht die Bezeichnung »Lösungen durch geistige Prozesse« in Aufstellungen noch in einer dritten Weise Sinn, die sich auf philosophische, spirituelle und auch naturwissenschaftliche Fragen bezieht. Für mich sind die Erfahrungen in Aufstellungen kaum verständlich, wenn wir sie nur auf Inneres, Bewusstsein, persönliche Information, individuelles Gefühl und Verhalten, Komplexität des Gehirns und Kommunikation zurückführen. Was in der Aufstellung wirkt, erfahren wir oft als einen Prozess, der sich einer Subjektivierung und Objektivierung, einer Trennung von »Innen« und »Außen« und einer Betrachtung entzieht, die ohne Seele und Geist auskommen will. Das »wissende Feld«, das in Aufstellungen wie ein geistiges Feld zu wirken scheint, ist nicht *in* uns, sondern *in und um* uns. Was sich in Aufstellungen gestaltet, hat einen umfassenderen, nicht konstruierten Grund, auch wenn es mit unseren Beobachtungen, Beschreibungen, Konstruktionen und methodischen Vorgehensweisen untrennbar verwoben bleibt.

3 Schicksal

Das Schicksal, welches die Alten blind nannten,
Sieht recht gut und handelt nach Gründen.
Die Ereignisse folgen sich, entwickeln sich in der Geschichte
Mit einer überraschenden Folgerichtigkeit
Und die menschliche Vernunft
Muss sich ihres kurzen Maßstabes begeben
Vor diesen gewaltigen Syllogismen des Schicksals.
Victor Marie Hugo

Eine Grundfrage des Familienstellens lautet, zumindest in seiner klassischen Form: Was bindet uns in unserem persönlichen Schicksal an das Schicksal anderer und was kann uns aus dieser Verbundenheit lösen? Ich halte die auf Klienten bezogene Erforschung dieser Schicksalsbindungen mit dem Ziel individueller und familiärer Problemlösungen für die zentrale Aufgabe des Familienstellens.

Mithilfe von Familienaufstellungen suchen wir nach den Zusammenhängen im Familiengeschehen, die sich oft über mehrere Generationen erstrecken und sich »blind«, d. h. ohne dass wir das wissen und wollen, auf unsere individuellen Probleme und Beziehungskonflikte auswirken. Dieses nur partiell mögliche und an das Anliegen eines Klienten gekoppelte Aufdecken der Schicksalsbindung dient in der praktischen Arbeit der Lösung eines individuellen oder familiären Problems. Die Rechtfertigung für das Zurückgehen in die Geschichte einer Familie finden wir praktisch in der lösenden Wirkung und theoretisch zum einen in der Unabdingbarkeit, all unser gegenwärtiges Erleben und Denken unablässig zu kategorisieren und zu analogisieren (vgl. Hofstadter u. Sander 2014) und auf diese Weise mit gespeichertem Vergangenen abzugleichen, zum anderen in der faktischen Folge von Ereignissen.

Suchen wir nach einer Theorie für ein so verstandenes Familienstellen, so müssen wir grundlegend fragen: Welche Schicksale in Familien und den sie umfassenden größeren gesellschaftlichen Kontexten führen bei späteren Familienmitgliedern zu welchen Wirkungen in den Beziehungen zwischen Paaren, Eltern und ihren Kindern und in allen unseren grundlegenden Lebensäußerungen, Einstellungen und Empfindungen? Wir müssten bei aller Komplexität von Lebensgeschichten und mitmenschlichem Ineinanderwirken Muster entdecken, die mit einiger Wahrscheinlichkeit von vergangenen Ereignissen und ihrem jeweiligen Bedeutungs- und Erlebniszusammenhang zu den Wirkungen führen, die dann in Therapie oder Beratung von Bedeutung sind.

Wir entwickeln von Beginn unseres individuellen Lebens an in einem differenzierten und sich über die Zeit entwickelnden, sich selbst organisierenden Prozess Muster im Fühlen, Verhalten und Denken. Diese Muster entstehen und wirken nicht nur über genetische Dispositionen und reale und verinnerlichte Interaktionen und Kommunikationen, sondern auch in einem überindividuellen und geschichtlich verankerten sozialen Bindungskontext, in den wir mit unseren genetischen Dispositionen und sozialen Vermittlungen hineingeboren werden. Diesen Kontext, soweit er uns vorgegeben und unausweichlich ist, nennen wir »Schicksal«.

Bedeutungen von »Schicksal«

Aber macht es denn heute noch Sinn, vom »Schicksal« zu sprechen, und, wenn ja, welchen? Um das Missverständnis zu vermeiden, als gäbe es *das* Schicksal als mythisch zu erfassende oder gar metaphysische oder göttliche Seinswirklichkeit, müsste ich stattdessen genauer (und umständlich) von »schicksalhaft wirkenden Geschehnissen« sprechen. Wann unterstellen wir Ereignissen in unserem Leben, dass sie uns schicksalhaft treffen?

Ich greife zunächst auf das altgriechische Verständnis von Schicksal zurück, wie es in den Mythen von den »Moiren«, den drei Schicksalsgöttinen, zum Ausdruck kommt (vgl. Stavropoulos 2005). Die Schicksalsgöttinnen sind Klotho, die Spinnerin des Lebensfadens, Lachesis, die Zufällige, und Atropos, die Unabwendbare. Sie kommen im mythologischen Kosmos erst in späterer Zeit vor, und auch da nur sehr selten. Sie gelten eher als die Hüterinnen des Schicksals denn als das Schicksal selbst, dem sogar die Götter, auch Zeus, unterliegen. Die drei Entfaltungen dessen, was Schicksal meinen kann, halte ich auch heute noch für unserer Erfahrung zugänglich und für bedenkenswert:

Da ist erstens unsere *Geburt*. Wir werden in die Welt hineingeboren ohne jedes eigene Zutun, was unsere Herkunft und unsere Zeit betrifft. Und dann der *Tod:* Wir kennen die Stunde unseres Todes nicht, sofern wir sie nicht im Falle von Freitod zwar selbst, aber angesichts von Unverfügbarem bestimmen. Mit dem Wort »Schicksal« drücken wir also zunächst die raumzeitliche Vorgabe unseres Lebens aus. Beginnend mit Zeugung und Geburt und endend im Tod ist unser Leben, unser »Lebensfaden« von vielen Vorgegebenheiten getragen und geprägt, wie auch immer wir sie erleben. »Moirai«, sind die Zurechtschneidenden oder Zumessenden. In der lateinischen Übersetzung werden daraus die »Parcae«, die das Kind zur Welt bringen.

Da ist zweitens der *Zufall,* der in unser Leben hineinfällt und dessen Eintreten uns schicksalhaft begegnet, auch wenn sein Entstehen und Wirken uns nicht persönlich zugemessen wird. Er entspricht keiner »Vorsehung«, wird uns nicht »zugeschickt«, sondern fällt uns einfach zu. Lachesis ist die Loswerferin. Das deutsche Wort »Los« drückt in seinem Doppelsinn die Bedeutungen von zufälligem Gewinn oder Nichtgewinn und schicksalhaften Folgen von Ereignissen aus.

Und da ist drittens das *Unabwendbare,* das, was uns mit notwendiger Konsequenz aus den Folgen des Handelns anderer und den Folgen unseres eigenen Handelns heraus bestimmt, sei es als bewusst in Kauf genommener Preis oder als »blinde« Nebenwirkung unseres Handelns. Was immer wir tun und wie frei wir auch immer dabei sind, alles hat Folgen, die wir nicht immer voraussehen und bestimmen können und einfach mit in Kauf nehmen müssen.

Das »Anerkennen, was ist« wurde Bert Hellinger als Schicksalsglaube zum Vorwurf gemacht (Goldner 2003). Schicksal hat in politischen, sozialwissenschaftlichen und psychologischen Theorien sowie im spirituellen Denken nicht gerade Konjunktur. Wir ersetzen es im gesellschaftlichen Raum durch menschliche Verantwortung und Schuld, im Psychologischen durch Prozesse in unserem Gehirn und im spirituellen Denken durch Einbindung in das Größere, Ganze und Zeitlose, in welchem der »Lebensfaden« seine Bedeutung und Wirkung im »Da-sein« und Aufgehen im Ganzen verliert.

Wir fahren die emotionale Temperatur herunter durch Sätze wie: »Wer weiß, wofür es gut ist« oder: »Es kommt nicht auf das Schicksal an, sondern auf das, was man daraus macht.« Der manchmal in Aufstellungen so befreiende Satz: »Anerkennen, was ist« wird in seinen vielfältigen Variationen häufig verbunden mit: »Du musst nicht sehen, was da wirkt, das Anerkennen reicht.« Aber trifft das die realen und emotionalen Folgen von Schicksal? Wenn ich die Nachricht bekomme, ich habe Krebs? Wenn mein Kind von einem Auto überfahren wird? Wenn ein Tsunami tausende Menschen tötet und ganze Landstriche vernichtet? Wenn ich arbeitslos werde, weil meine Firma pleitegeht? Wenn der Partner plötzlich sagt: »Ich liebe dich nicht mehr.«?

Auch wenn wir die uns treffenden Schicksale immer mehr als Folgen menschlichen Versagens und menschlicher Schuld sehen, auch wenn wir sowohl den Beginn unseres Lebens wie auch den Tod und das ganze Leben dazwischen immer mehr als soziale und individuelle Selbstermächtigung erleben und behaupten – die Folgen bleiben für den, den es »ohnmächtig« trifft, dennoch schicksalhaft. Entsprechend sind Tageszeitung und Literatur voll von dem Wort »Schicksal«. Vielleicht können wir dieses emotional geladene und für manche ideologisch vorbelastete Wort neutraler mit der Definition des Lexikons umschreiben (Pfeifer 1993): »Schicksal ist die Gesamtheit dessen, was dem Menschen widerfährt.«

An dieser Formulierung können wir nur festhalten, wenn wir hinsichtlich unserer Erfahrungen und der Erkenntnistheorie davon ausgehen, dass Wirklichkeit als Erfahrung zwar immer auf einen Deutungshorizont trifft, dem aber Widerfahrnisse zugrunde liegen, wie immer diese bedingt oder neuronal und sozial konstruiert sein mögen. Wenn ich das Sterben eines geliebten Menschen erlebe, erfahre ich dessen Sterben zwar im Raum meiner Erinnerungen, Gefühle, Ansichten und Deutungen. Ich erlebe somit meine Wahrnehmung im Kontext meiner Erfahrungen und Einstellungen. Das Sterben des anderen selbst widerfährt mir aber. Ein radikaler Konstruktivismus oder gar Solipsismus mag logisch unangreifbar sein, von der Lebenswirklichkeit her ist er es nicht. Ausgehend von einer Art »relationalem Realismus« (Realität besteht immer aus und in Relationen) fragen wir im Familienstellen einen Klienten in erster Linie, was geschehen ist, und nicht, was er erfahren hat.

Als meine Frau und ich zum ersten Mal zu einem Kurs in Lissabon eingeladen worden waren und darin das Wort »Schicksal« erwähnten, zeigte sich bei den Teilnehmern großer Unmut. Die Übersetzerin hatte dafür das portugiesische Wort »Fado« benutzt, das den tief melancholischen Gesang portugiesischer Volkslieder bezeichnet und für Psychologen in Portugal heute einen Rückfall in eine deprimierende Vergangenheit bedeutet. Das in viele indogermanische Sprachen eingegangene lateinische »Fatum« hat etwas Schweres und Unangenehmes, das unserem Wunsch nach Autonomie widerspricht. Im Wort »fatal« schwingt dieses Unangenehme mit. Die Übersetzerin einigte sich mit den Teilnehmern auf das portugiesische Wort für »Bestimmung«. Auch dieses Wort benötigte aber von uns Umschreibungen, damit es auf die Wirkungen der Vergangenheit und nicht eine »Vorbestimmung« Bezug nahm.

Das Wort Schicksal ist schwer in andere Sprachen zu übersetzen. Es schwingt etwas Gewolltes, Geplantes oder sogar Personales mit, dass da etwas oder jemand ist, der mir etwas Unausweichliches zuschickt, ein Mechanismus, ein Gott oder ein Mensch mit seinem Fluch, der Unschuldige mit einbezieht in ein blindes kausales Geschehen oder gar im Dienst der Rache oder eines notwendigen Ausgleichs. Schicksal in diesem Wortsinn meint etwas in Bezug auf den Einzelnen oder Gruppen Gewolltes.

Am wenigsten annehmbar ist für uns, dass uns im Schicksal etwas widerfahren soll als Folge von Schuld, die wir nicht selbst zu verantworten haben – eine häufige Erfahrung von »Schicksal« in Aufstellungen. Da ist die Stellvertreterin einer vom Vater einer Klientin verlassenen Verlobten, die mit ungeheurer Wucht der Stellvertreterin dieser Klientin entgegenschleudert: »Das verzeihe ich deinem Vater nie! Ihr alle sollt leiden.« Die Folgewirkungen eines Unrechts oder einer als Unrecht erlebten Tat wirken oft unheimlich, wenn sie erwähnt oder in Aufstellungen aufgedeckt werden.

Das soziale Leben drängt nach Gerechtigkeit und Ausgleich. Wir führen große Debatten über die Gerechtigkeit, politisch, sozial, moralisch, rechtlich und philosophisch. Dass unser wie auch immer geprägtes Gerechtigkeitsempfinden eine starke Rolle in unserem Leben spielt, daran besteht ebenso wenig Zweifel wie daran, dass das Empfinden von Recht und Unrecht und der Wunsch nach ausgleichendem Austausch räumlich und zeitlich über die Grenzen unseres Ichs hinausweist. Ich bin immer wieder erstaunt, wie viele Menschen von Verfluchungen innerhalb von Familien-, Liebes- und Nachbarschaftsbeziehungen berichten. Im Karma-Glauben zeigt sich das Bedürfnis nach ausgleichender Gerechtigkeit ebenso wie im biblischen Satz: »Die Sünden der Väter rächen sich bis zu den Enkeln und Urenkeln.« oder in der alten Vorstellung vom Fegefeuer.

Ist der Ausgleich von Gut und Böse in Vorstellungen vom Karma oder vom Fegefeuer (und von Himmel und Hölle) auf individuelle Sühne oder individuelles Glück im Tod oder über den Tod hinaus ausgerichtet, so bezieht die alttestamentarische Vorstellung die lebenden Nachkommen in den Ausgleich mit ein. Wenn ein Nomade oder Bauer einem in Not geratenen Nachbarn Kamele oder Schafe überlässt, ist dessen Familie noch bis zum Urenkel in der Pflicht der Rückgabe, so der Ursprung dieser Vorstellung. Mit dem Aufkommen eines individuellen und die eigene Gruppe überschreitenden Unrechts- und Sündenbewusstseins wurde der nicht erfolgte Ausgleich zu einer Frage von Rache und Sühne.

Der Mythos von Ödipus

Die griechische Mythologie enthält eine Geschichte, die ich für besonders geeignet erachte, die Schicksalsdimension, wie sie in Familienaufstellungen (anders als in der Psychoanalyse) sichtbar wird, zu illustrieren: den Mythos von Ödipus.[14]

In diesem Mythos, der in mehreren Variationen überliefert ist, spielt das Orakel von Delphi eine große Rolle (Giebel 2001). Etwa tausend Jahre an einem Ort wirksam, war es die »therapeutische« Institution der Antike. Nicht nur Könige, auch das einfache Volk konnte dort seine Fragen stellen. Meistens mussten diese vorher schriftlich eingereicht werden. Man ging dorthin, um sich in öffentlichen und privaten Angelegenheiten Rat zu holen. Manchmal gab das Orakel ganz direkt einen Rat, fußend auf einer langen Weisheitstradition.

Berühmt und berüchtigt war das Orakel von Delphi aber wegen seiner vieldeutigen und rätselhaften Sprüche. So beschied es den mächtigen und reichen Lydierkönig Krösus, der sich zu entscheiden hatte, ob er das östlich angrenzende Perserreich angreifen sollte, mit dem Spruch: »Du wirst ein großes Reich zerstören.« Krösus griff an, verlor und zerstörte so sein eigenes großes Reich. Die Priester von Delphi waren vermutlich bestmöglich informiert und die im Verborgenen sitzenden den Spruch verkündenden Priesterinnen (sie wurden als Pythia bezeichnet) waren intensiv vorbereitet und in der Formulierungskunst geschult.

Man ging nach Delphi in Fragen von Krieg und Frieden, im Erwägen der Möglichkeiten der Kolonisation, man suchte Weisheit in moralischen Fragen und vor allem Erlösung in Fragen von Schuld und Sühne. Häufig wurde das Orakel bei fehlender Nachkommenschaft aufgesucht. Kinderlosigkeit war ein Überlebensproblem, ob man nun einen Bauernhof oder ein Königreich zu vererben hatte.

---

14 Siehe auch Madelung 2010.

König Laios von Theben war kinderlos geblieben und holte sich Rat in Delphi. Mit dem Spruch des Orakels beginnt die Geschichte von Ödipus (Giebel 2001): »Laios, Labdakos Sohn, nach Kindersegen verlangst du? Magst du den Sohn denn bekommen! Doch ist dir beschieden, du endest einst von der Hand deines Sohnes. Denn also ist es mein Wille.« Ich möchte die Geschichte von Ödipus hier in Grundzügen wiedergeben. Denn darin geht es um Fragen, die auch beim Familienstellen häufige Themen berühren:

König Laios kommt also zurück in seinen Palast mit einem verhängnisvollen Satz (Grant u. Hazel 1980). Inwieweit seine Frau Jokaste in die Absicht seiner Reise nach Delphi eingeweiht war und ob ihr der Spruch der Pythia mitgeteilt wird, wissen wir nicht. Jedenfalls durchbohrt Laios seinem Sohn, sobald dieser der Mutterbrust entwöhnt und dem Frauenhaus entwachsen war, die Fersen (deshalb der Name Ödipus für »Schwellfuß«). Er übergibt den Jungen einem Hirten, damit dieser ihn auf dem Berg Kithairon aussetze. Der Hirte hat aber Mitleid. So widersetzt er sich dem Befehl seines Königs und bittet einen korinthischen Hirten, den Jungen zu dessen König Polybos zu bringen, damit ihn dieser zusammen mit seiner Frau Merope adoptiere. Denn dieses Paar ist kinderlos.

So wächst Ödipus am korinthischen Hof auf in dem Glauben, er lebe bei seinen Eltern. Doch die Adoption ist am Hof nicht verborgen geblieben. Als Ödipus bei einem Bankett verspottet wird, er sei ja unehelich, befragt er nicht seine Eltern, sondern reist nach Delphi, um die Wahrheit zu erfahren. Da erhält er die Weissagung, dass es ihm bestimmt sei, seinen Vater zu töten und seine Mutter zu heiraten. Entsetzt und immer noch im Glauben, Polybos und Merope seien seine Eltern, entscheidet er sich, nicht nach Korinth zurückzukehren, damit das Orakel sich nicht erfüllen kann. Auf seinem Weg nach Boöthien trifft er an einem Hohlweg auf ein Wagengespann. Der Aufforderung, Platz zu machen, widersetzt sich Ödipus. Da rollt der Wagen über seinen Fuß und der Mann auf dem Wagen, sein leiblicher Vater König Laios, schlägt mit dem Stock nach ihm. Voller Zorn tötet Ödipus den Unbekannten und seine Diener. Nur ein Knecht kann fliehen und die Botschaft vom Tod König Laios‘ nach Theben überbringen.

Ödipus kommt auf seiner Wanderschaft nach Theben, löst dort ein Rätsel und erhält aus der Hand seines Onkels Kreon, des Bruders von Laios, die verwitwete Königin Jokaste zur Frau. So erfüllt sich das Orakel: Ödipus, unwissend, hat seinen Vater getötet und heiratet nun seine Mutter. In der Version des Mythos von Sophokles bekommen die beiden vier Kinder, deren weiteres Schicksal schrecklich endet. Als Ödipus nach dem Tod von Polybos König in Korinth werden soll, enthüllen der korinthische und der thebanische Hirte das Geheimnis. Jokaste erhängt sich, Ödipus blendet sich mit ihrer Schmuckspange und Kreon verbannt ihn aufgrund einer aus Delphi erhaltenen Weisung.

Was in unserem Zusammenhang interessiert: Wieso spricht Apoll durch die Pythia diese verhängnisvollen Sätze? Welches ist der Zusammenhang, in dem diese Prophezeiung erst Sinn macht und die Geschichte von Ödipus verständlich wird? Das ist ja beim Familienstellen eine der Grundfragen und deshalb erwähne ich den Mythos hier überhaupt: Wie können seltsame, unerklärliche Ereignisse und Lebensgeschichten und die von irgendeinem Familienmitglied ausgesprochenen »Sprüche«, die sie oft begleiten, Sinn machen? Was geschieht beispielsweise, wenn eine Mutter zweier kleiner Kinder sich von ihrem Mann trennt, die Kinder bei ihm lässt, den Kontakt zu ihnen abbricht und später zu einer der Töchter, die sie gesucht und gefunden hatte, sagt: »Ich wusste immer schon, dass ich Kinder gebären werde, um sie zu verlassen«?

Der Mythos von Ödipus erwähnt die Vorgeschichte: Sein Vater König Laios musste als junger Mann aufgrund von Querelen um den Thron seine Heimatstadt Theben verlassen und fand fürstliches Asyl bei König Pelops in Süditalien. Als Laios aber wieder in seine Heimat zurückkehren konnte, um den Thron zu besteigen, entführt er den Knaben Chrysippos, den schönen, jungen Sohn König Pelops‘. Da trifft Laios der Fluch Pelops‘, sein eigener Sohn werde ihn einmal umbringen. Und Zeus, als Hüter der Gerechtigkeit, steht für diese Vergeltung ein.

Die Orakelpriester waren damals vermutlich gut informiert und die Wirksamkeit eines als gerecht empfundenen Fluches und die Unterstützung von Zeus für seine Realisierung galten als sicher. Wie konnte das Orakel sich dessen so sicher sein? Laios bekam einen Sohn. Dass er nach dem Erhalt des Spruches diesen Sohn töten will, bevor dieser ihn vernichten kann, ist irgendwie plausibel. Dass seinerseits Ödipus seine korinthischen Adoptiveltern verlässt, nachdem er in Delphi von der Weissagung erfährt, er werde seinen Vater töten und seine Mutter heiraten, liegt ebenfalls nahe. Aber dass Ödipus im Hohlweg tatsächlich seinen Vater trifft und in seiner jugendlichen Kraft nach einem Geplänkel, wer von beiden auszuweichen habe, kurzerhand den älteren Mann samt Dienerschaft erschlägt, ohne *wissen* zu können, dass er damit das Orakel zu erfüllen beginnt, dies ist derart unwahrscheinlich, dass es kaum zu erklären ist. Welche Kräfte wirken da?

Die Psychologie im »Außen«

Natürlich können wir sagen: Es geht ja um einen Mythos. Den genauen historischen Hintergrund des Mythos kennen wir nicht. Aber anders als in der psychoanalytischen Deutung der Neuzeit wurden damals der Götterglaube und die ganze mythische Interpretation der frühen Griechen durchaus mit den realen Ereignissen und Lebensfragen verbunden gesehen. Die Psychologie fand »außen« im Kontext der Lebensgemeinschaft statt. Der Spruch »Erkenne dich selbst« über dem Eingang ins Heiligtum von Delphi hatte nichts mit unserem modernen individuellen Verständnis von Selbsterkenntnis zu tun. Er bedeutete: Erkenne dich in deinem Schicksal, in deiner Verbindung mit den Ereignissen und Prozessen deiner Gruppe. Noch Platon veranschaulicht die individuelle Seele am Leben der Polis. Und immer schon fragten und auch heute noch fragen Menschen, wenn sie Lebens-, Familien- und Völkergeschichten anschauen: Was wirken hier für Kräfte?

Wir können heute natürlich den griechischen Götterhimmel mit seinen verwirrenden, oft grausamen Geschichten als zeitgebundenen Ausdruck seelischer Prozesse der Menschen deuten. Wir können sie psychologisieren, z. B. in Schlagwörtern wie »Ödipuskomplex« oder »Narzissmus«. Wir können aber solchen Geschichten wie der von Ödipus auch die menschliche Grunderfahrung entnehmen, dass seelische Prozesse und faktische Ereignisse sowie die Geschichten darüber zusammengehören, dass Schicksal wirkt. Dass es zu unserem Menschsein gehört, in Gruppen Ausgleichsprozessen unterworfen zu sein, bewusst herbeigeführten und erlebten und solchen, die uns blind betreffen, »ohne dass wir wissen und ohne dass wir wollen«. Dieser Aspekt des Familienstellens ist unheimlich, aber auch sehr erleichternd, wenn die Wahrheit als nicht mehr »heimlich« ans Licht kommt, wenn die Zusammenhänge klar werden, wenn ein Klient sagen kann: »Jetzt verstehe ich ... (meine Mutter, meinen Opa, meine Familie, mein eignes Leben).«

Lösung vom Schicksal?

Wäre das Schicksal von Ödipus zu verhindern gewesen? Auf das Familienstellen bezogen: Hilft die Erkenntnis solcher Verstrickungen im Familienschicksal und im Schicksal größerer Gruppen dabei, das Schlimmste zu verhindern und den Kopf aus der Schlinge blinden Ausgleichsgeschehens zu ziehen? Macht es Sinn, in einem von schweren Vorwürfen gezeichneten Ehekonflikt auf die jeweilige Familiengeschichte zurückzugehen, z. B. auf eine Großmutter, die versuchte, den Großvater zu vergiften, die viel Geld unterschlagen hatte und, vor Gericht gestellt, sich umgebracht hat? Macht es Sinn, die nächtlichen diffusen existenziellen Ängste einer jungen Frau, die sie tagsüber mit großer Kraftanstrengung unter Kontrolle hält, damit in Verbindung zu bringen, dass ihre Urgroßmutter im »Dritten Reich« ein fehlgebildetes Kind gebar und der Arzt es vor ihren Augen tötete, indem er den Kopf des Neugeborenen zerquetschte? Macht es Sinn, die zwanghaften Fantasien eines Samenspenders, der in der Fußgängerzone unkontrolliert danach Ausschau halten musste, welche junge Frau aus seinem Spendersamen gezeugt worden sein könnte, mit dem erinnerten Ausspruch seiner Großmutter zu entmachten: »Ich möchte nicht wissen, wie viele Kinder dein Großvater in der Welt hinterlassen hat«? (Dieser Zwang war übrigens unmittelbar nach einem herzhaften Gelächter dieses Mannes beendet.) Wir können natürlich sagen, Sinn macht die Suche nach solchen Zusammenhängen, wenn sie hilft. Aber kann sie helfen, wenn der gefundene Zusammenhang nicht auch »wahr« ist? Was geschieht dann genau, wenn die Einsicht in die Verknüpfungen hilft? Wie können wir uns hier sowohl das Bindungsgeschehen als auch den Lösungsprozess vorstellen?

Wir können, auf den Mythos von Ödipus bezogen, etwas salopp fragen: Was wäre gewesen, wenn die Priesterschaft in Delphi mit König Laios oder später mit Ödipus die Methode des Familienstellens angewandt hätte? Hätte sich der Ausgangspunkt der Verstrickung, der Fluch König Pelops', in der Aufstellung gezeigt? Wenn die Priesterschaft im modernen Sinne auf eine Lösung hingearbeitet hätte, was wäre nötig gewesen? Die stellvertretende Einbeziehung von König Pelops und dessen Sohn Chrysippos? Eine reale, irgendwie versöhnende Begegnung mit König Pelops oder seinen Nachkommen? Eine Wiedergutmachung an Chrysippos, dessen Schicksal grauenhaft war? Hätte die Aufstellung Hinweise auf Versöhnendes und Zeus milde Stimmendes gebracht? Wäre überhaupt eine Versöhnung möglich gewesen, die Laios entlastet, Ödipus verschont, Pelops Genugtuung widerfahren lässt und Chrysippos in den Blick nimmt? Wann spätestens müsste »der Fluch« ans Licht kommen? Wann die Adoption? Zu welchem Zeitpunkt und bei welchen Personen könnte das Schicksal noch gewendet werden? Wann hätte das »Sehen« noch helfen können, sodass Ödipus sich am Ende wenigstens nicht blenden muss und es für seine Frau und Mutter und seine Kinder nicht so tragisch weitergeht?

Es wäre im Blick auf das Vorgehen in Familienaufstellungen nicht ohne Reiz, die verschiedensten Möglichkeiten durchzuspielen, die erlauben, das Schicksal zumindest ab einem gewissen Zeitpunkt zu wenden. In Mythenaufstellungen, wie sie der griechische Kollege Stavropoulos praktiziert, könnte man damit experimentieren. Oder zeigt gerade der Ödipus-Mythos, dass Schicksal sich nicht wenden lässt und nur Demut heilt, wie es schon der Titel »Wo Schicksal wirkt und Demut heilt« eines Buches von Hellinger (1998) ausdrückt?

Im Blick auf die Schicksalsbezogenheit des Familienstellens möchte ich noch auf einen Aspekt des Ödipus-Mythos hinweisen. Die Götter Apoll und Athene sollen sich an Zeus gewandt und ihn angefleht haben: »Verschone doch Ödipus. Er kann doch nichts für das, was sein Vater getan hat.« Aber Zeus blieb hart. Gerechtigkeit muss sein. Und die ganze Sippe muss dafür gerade stehen. Das ist die griechische Variante des alttestamentarischen Spruches: »Die Sünden der Väter rächen sich bis hin zu den Enkeln und Urenkeln.« Generationenüberspannende Schicksalsgemeinschaften galten bis weit über die Antike hinaus als Selbstverständlichkeit. Doch die an Zeus gerichtete Anfrage zeigt, dass die Menschen mit Zeus' Gerechtigkeitsinn, der auch Unschuldige nicht verschonte, unzufrieden wurden.

Die Epoche der griechischen Philosophen brach mit dem alten Götterglauben. Das Schicksal wurde aufgebrochen durch ein »Gehen mit dem Geist«, einen befreienden Ideenhimmel oder einfach durch den Appell an die praktische Vernunft und das Nachdenken über ein gutes Leben. Im Osten brach der Buddhismus aus der Zwanghaftigkeit des Schicksals aus und gab den Menschen Möglichkeiten an die Hand, aus Schmerz und Bedürfnis und Schuld, Rache und Sühne und damit aus dem karmischen Kreislauf auszusteigen. Das Christentum bringt einen unerhörten Gedankengang in die Geschichte: Ja, Ausgleich und Sühne müssen sein, aber Gott übernimmt in seinem Menschensohn die Sühne für alle. Gott bricht die Macht des Schicksals durch Barmherzigkeit und Güte. Zwar bleiben die Wirkungen von Schuld und

Schicksal im Leben erhalten, aber eingebettet in der allumfassenden Liebe Gottes und im Tod und mit dem Tod entmachtet.

Und unsere moderne, eher gottferne und auf Vernunft und Wissenschaft bauende Zeit? Sie setzt auf die Autonomie des individuellen Menschen und sucht dort, wo die Vergangenheit auf Personen oder Familien lastet, über therapeutische Maßnahmen die Funktionsfähigkeit und das Glück des Einzelnen wiederherzustellen. Das Familienstellen versucht als ein seelisches Hilfsangebot unter vielen anderen einen Weg zu finden von der Anerkennung des Schicksals zur Lösung aus Verhängnissen.

Aber selbst bei vielen Familienstellern ist das Schicksal nicht mehr wohlgelitten. Oft heißt es: »Stimme dem, was war, einfach zu. Lass es in der Vergangenheit, geh nach vorne« oder »leb im Augenblick«. Oder: »Lass das Schicksal bei deinen Eltern« (oder Ahnen), »gib zurück an Schicksal, was dir nicht gehört«. Oder: »Schau auf die heilsamen Bilder, die sich in Aufstellungen zeigen, und geh mit dem Geist und seiner versöhnenden Liebe.« Immerhin soll Ödipus nach seiner Blendung weise geworden sein.

Was aber ist, wenn Zeus sich nicht so einfach übergehen oder umstimmen lässt? Was, wenn Glaube oder Spiritualität oder Vernunft oder Liebe oder das Aufarbeiten persönlicher Traumata an den Wirkungen eines Gruppenunbewussten abprallen? Stehen die Bindungsprozesse in unserer Seele zu unserer zwar oft mühsamen, aber doch prinzipiell freien individuellen und sozialen Verfügung? Oder andersherum gefragt: Können wir auf eine moderne, nicht mythologische Weise von Schicksalsbindungen sprechen, ihre Wirkungsweisen sozialpsychologisch verstehen und daraus Wege des Helfens ableiten?

Jedenfalls erlebe ich das Familienstellen als eine große Hilfe für viele Menschen, die mit ihrer Lebensgeschichte und familiären Bindungsgeschichte in Frieden kommen möchten. Zumindest für die Nachkommen derer, für die das Schicksal, z. B. im Krieg oder bei einem Verkehrsunfall, tödlich ausging oder nicht Wiedergutzumachendes hinterließ, lassen sich Lösungen finden. Wie Marx sagte, ereignet sich jedes schlimme Schicksal zweimal, einmal als Tragödie, einmal als Farce. Wenn wir auch viele Tragödien nicht verhindern können, der Bindungs- und Wiederholungszwang lässt sich aufhalten oder in seinem Druck vermindern oder zu Gutem hin umformen, wenn wir »sehen«, annehmen und die Möglichkeiten nutzen, die das Leben dem Faktischen und Zwangsläufigen und Zufälligen an Freiheit mitgibt.

4 Blick in die Vergangenheit

Verstehen kann man das Leben nur rückwärts.
Leben muss man es vorwärts
Sören Kierkegaard

Wir können Systemaufstellungen auf eine Weise benutzen, dass ein Klient sehen kann, in welches Kräftefeld er innerhalb eines Beziehungssystems eingebunden ist. Die Aufstellung wird dann benutzt, um unter bestimmten Gesichtspunkten die Plätze, die wir in Beziehungssystemen einnehmen, oder die Prozesse in Gruppen oder innerseelische Strukturen und Muster sichtbar zu machen. Die Frage ist dann: Welche Veränderungen in den Positionen der Aufstellung führen dazu, dass alle vertretenen Personen oder Komponenten sich möglichst gut fühlen? Damit entsteht ein Lösungsbild, das dem Klienten bedeutsame Hinweise für künftige Entscheidungen und mögliche persönliche und systemische Entwicklungen vermittelt, wenn er es denn als »stimmig« und für neue Handlungen relevant erlebt. Das »Warum« des Problems tritt hinter das »Was« und »Wie« des Wünschbaren und zu Erreichenden zurück.

Blick zurück oder nach vorne?

Nun können wir uns aber auf keine Veränderung oder kein »Neues« beziehen, ohne dass wir sie oder es mit bereits Vertrautem vergleichen. Man könnte sagen, in jedem Augenblick des Lebens bauen wir auf Gewordenem auf, auf materiell, energetisch, informativ oder körperlich, seelisch und geistig Gespeichertem, in uns und um uns. Neues ergibt sich, weil dieses Gespeicherte in jedem Moment des Lebensprozesses einen Spielraum an Möglichkeiten für Entwicklungen enthält. Der Zufall nötigt uns zu Anpassungen an neues Terrain. Und unser Denken und unsere Intuition kombinieren durch Bildung von Analogien verschiedene interne und externe Muster oder Strukturen auf eine Weise, dass wir uns durch veränderte oder neue Einsichten und neues Handeln »anreichern« können.

Auch die in der Aufstellungsarbeit weitverbreitete Haltung der Absichtslosigkeit oder das spirituelle Bemühen, ganz präsent zu sein, treffen auf keine »Leere«. Sie dienen dazu, unsere bewusste und unbewusste Wahrnehmung zu reduzieren oder zu konzentrieren, um dem Meer der Eindrücke und der notwendigen Assoziationen mit dem in uns Gespeicherten so weit zu entkommen, dass existenzielle Grundfunktionen klarer zur Geltung kommen und Wirklichkeit von Vorgefasstem und dem Druck des dauernden Vergleichens »gereinigt« werden können. Aber weder die äußere noch die innere Wirklichkeit können jeden Augenblick bei »null« beginnen.

Auch dort, wo wir in die Zukunft schauen, treffen wir in unseren Imaginationen auf Intentionen des Vergangenen in uns. Science-Fiction können wir nur verstehen aufgrund der Kategorien, die wir schon haben, oder aufgrund neuer Kategorien, die wir über Analogien aus den vertrauten Kategorien bilden. Echte Zukunft, die nicht schon durch das Vergangene prädestiniert ist, ergibt sich dadurch, dass das Faktische, vor allem im Bereich des Lebens, sich nicht linear-kausal (auch nicht zirkulär-kausal) entwickelt, sondern sich multikausal und vernetzt in komplexen Strukturen und Systemen zeigt, die mehr oder weniger determinierte Möglichkeiten der Entwicklung in sich tragen und aus denen wir im Bereich des Geistigen mehr oder weniger bewusst und wie frei auch immer wählen können. Die Quantenphysik lehrt uns, dass die Möglichkeiten die Grenzen vorgeben, innerhalb dessen das Faktische frei ist.

Innerhalb der Psychotherapie haben sich, vereinfacht gesagt, zwei grundlegende Strömungen entwickelt und in entsprechenden Behandlungsmethoden ausdifferenziert. Die eine Grundrichtung sucht in den seelischen Problemen nach Spuren des Vergangenen, die das Problem hervorgebracht haben. Die zugehörige Hypothese lautet: Das Verstehen dessen, was zu einem Problem geführt hat, hilft uns, den Möglichkeitsraum des Vergangenen für Heilung und Veränderung zu nutzen.

Die andere Grundrichtung wendet sich direkt dem Möglichkeitsraum der Zukunft zu. Das Verstehen eines Problems wird als zu schwierig, zeitraubend oder unnötig angesehen. Das Problem als »Vergangenheitstrance« wird umgedeutet und umorientiert als Ausgangspunkt für zukunftsrelevante Veränderungen des Denkens, Handelns und Fühlens. Vergangenheit wird je nach Methode mehr oder weniger als Ressource für die Ausrichtung auf Lösendes benutzt. Oder sie wird ohne Blick auf vergangene Fakten und deren Wirkungen in der Geschichte unter »Anhaftungen« subsumiert, die es loszulassen gilt, um im Hier und Jetzt ganz bei sich und frei für anstehendes Handeln zu sein. Vielleicht könnte man Spiritualität mit ihrem mystischen Bemühen um Reinigung, Einheitserfahrung und Erleuchtung als dritten Weg zur Veränderung bezeichnen, der weder am Problem noch an einer intendierten Lösung interessiert ist, sondern am einfachen Dasein und der Achtsamkeit im Erleben von Einheit und Ganzheit.

»Schwierigkeit« und »Problem« – eine Demonstration

Ich betrachte das Familienstellen als lösende oder heilsame, systemisch orientierte Vergangenheitsschau. Manchmal benutze ich in Fortbildungen eine neutrale, also nicht auf ein konkretes Problem eines Klienten ausgerichtete Demonstration, um zu zeigen, was ich damit meine. Ich stelle eine Person aus dem Teilnehmerkreis als Beispiel für einen Klienten in die Mitte des Raumes und ihr gegenüber in einigem Abstand eine stellvertretende Person für ein gewünschtes Ziel, z. B. eine gelingende Partnerschaft. Dann stelle ich eine dritte Person zwischen den Klienten-Vertreter und das beispielhafte Ziel. Denn irgendetwas hindert Klienten daran, Ziele, die ihnen wichtig sind, zu erreichen, sodass sie Hilfe suchen.

Das, was jemand trotz seiner Bemühungen daran hindert, ein Ziel zu erreichen, bezieht sich in unterschiedlicher Weise auf die Realität. Wir können das Dazwischentretende »Hindernis« nennen, das den Blick auf das Ziel und den Weg dorthin verstellt, aber dabei auf das Ziel gerichtet ist. Bei meiner Demonstration stelle ich die Person, die das Hindernis vertritt, also so auf, dass sie in Richtung Ziel schaut, in Symbolschrift ausgedrückt:

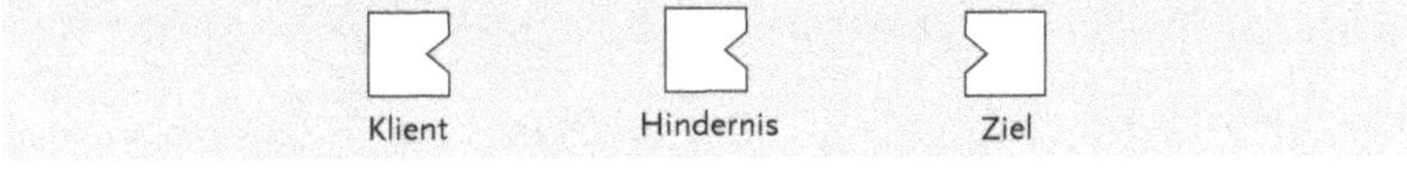

Die Suche nach einer Lösung erfordert jetzt, dass der Klient neben das Hindernis tritt gemeinsam mit dem Hindernis auf das Ziel schaut und nun vom Hindernis die Informationen oder Ressourcen erhält, die den Weg zum Ziel ermöglichen.

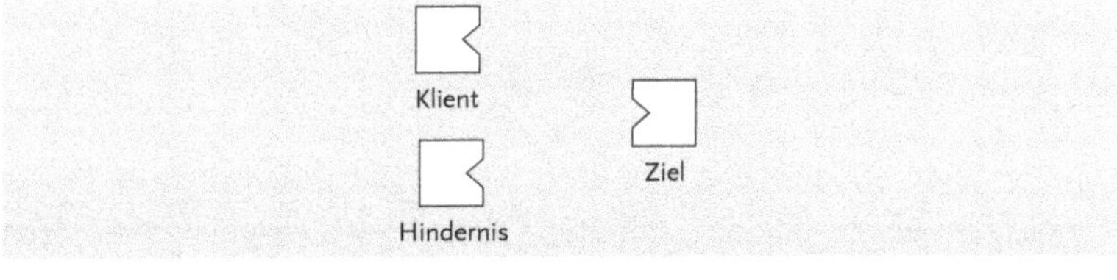

(Dabei kann es auch sein, dass das Hindernis zeigt, dass das Ziel nicht das »richtige« ist.) Ein Klient muss Neues lernen, etwas auf andere Weise sehen oder bestimmte Kräfte mobilisieren. Wir helfen also dem Klienten, die Implikationen des Hindernisses wahrzunehmen und zur Lösung zu nutzen. Aufstellungen können auf diesem Grundkonzept aufbauen und in gemäßer methodischer Gestaltung auf diese Weise rein lösungsorientiert und konstruktiv angewandt werden.

Häufig wirkt aber das, was zwischen einen Klienten und sein existenziell bedeutsames Ziel tritt, wie ein »Problem«. Wir haben ein Problem, wenn sich in unserer Lebensgestaltung ein bestimmtes Hindernis immer wieder auf ähnliche Weise bemerkbar macht und die Beschreibung unserer Situation sich im Kreise dreht und gar nicht offen für eine Lösung ist. So mag eine Klientin etwa sagen: »Was ich auch mache, immer wieder entpuppen sich die Männer, mit denen ich leben möchte, als Alkoholiker.« Im Problem sehen wir keine Öffnung für die Zukunft und bleiben wie in einer sich dauernd wiederholenden Schleife in vergangenen Erfahrungen haften.

In der Demonstration bitte ich den Vertreter für das Hindernis, sich zu setzen, und hole eine andere Person als Vertreter für ein Problem. Wie den Vertreter für das Hindernis stelle ich auch diesen zwischen Klient und Ziel, aber diesmal dem Klienten zugewandt. Das »Problem« steht also mit dem Rücken zum Ziel und hypnotisiert gewissermaßen den Klienten:

Um eine Lösung zu finden, muss auch hier der Klient neben das »Dazwischen« treten, aber jetzt zusammen mit dem Problem zurückschauen auf die Vergangenheit:

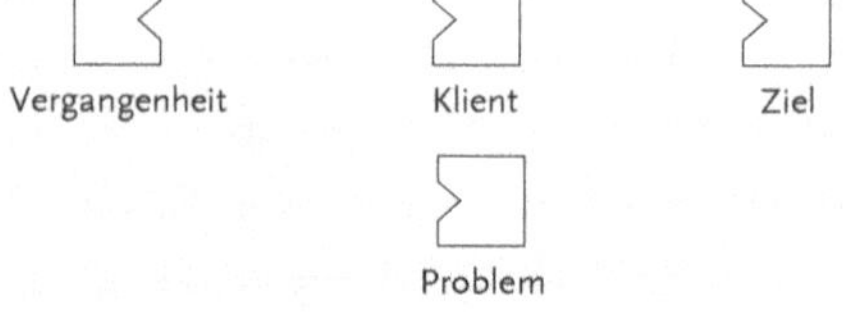

Das Problem fordert den Klienten sozusagen auf, mit ihm in die Vergangenheit zu blicken. Ich stelle dann beispielsweise die Eltern eines Klienten in den Blick des Klientenvertreters, vielleicht im Blick aufeinander als Zeichen für ihre Trennung. Manchmal stelle ich auch noch beispielhaft hinter einen Elternteil einen Großvater, von dem sich die Großmutter früh wegen seiner Trunksucht getrennt hat:

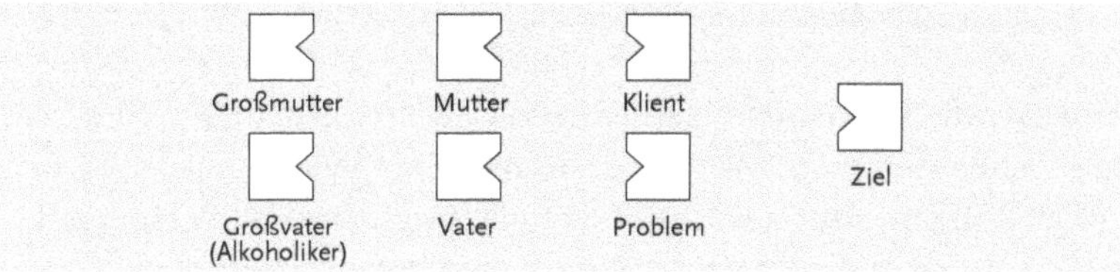

In Familienaufstellungen bedeutet das, wir gehen von der Aufstellung der Gegenwartssituation in der Lebens- und Familiengeschichte zurück, bis für einen Klienten die Bindung sichtbar wird, die sein Lebensproblem mit den Ereignissen aus der Vergangenheit verknüpft. Wir gestalten die Aufstellung also so, dass das Verstehen sowohl der vergangenen Ereignisse als auch der jetzigen Lebenssituation möglich wird. Allerdings geht es immer nur um wenige Aspekte der Vergangenheit. Und es geht in einer Aufstellung nur um die Vergangenheit, die in Bezug auf das Anliegen beziehungsweise die dahinterstehende Not von Bedeutung ist.

Zum Wert der Familienaufstellung gehört für mich aber ein weiterer Schritt. Wir können über die Stellvertreter mit den Bezugspersonen in einer Weise arbeiten, dass sich in einer Aufstellung Spannungen und Spaltungen, Schmerz und Not bei den beteiligten Personen auflösen, bei denen sie ursprünglich aufgetreten sind. Über die Stellvertreter spricht der Großvater mit der Großmutter, die Mutter mit ihrem Vater, zu dem sie nach der Trennung nie mehr Kontakt hatte. Der Vater und die Mutter des Klienten sprechen miteinander und mit ihrem Kind heilsame oder lösende Sätze, die den Klienten von dem Problemdruck zumindest so weit befreien, dass er wieder handlungsfähig wird. Was vorher im Problem als blinde Vergangenheitstrance gewirkt hat und im »Rücken« des Klienten diesen wie etwas Unheimliches, Unbefriedetes, nicht zur Ruhe Gekommenes im Bann hält, kann nun als in Frieden befindlich, vergangen und als tragende Kraft erfahren werden. Symbolisch sieht das Ziel einer Familienaufstellung am genannten Beispiel wie folgt aus:

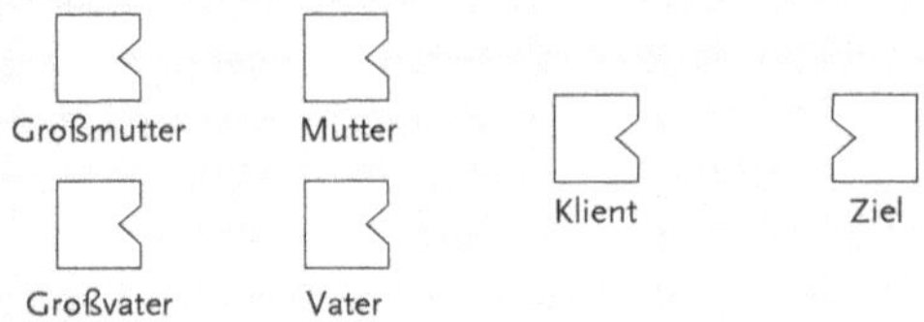

Dürfen wir das? Ist das nicht Augenwischerei gegenüber dem, was geschehen und nicht mehr zu ändern ist? Maßen wir uns in solchen Aufstellungen, zumindest bei eventuell noch lebenden Personen, Lösendes an, über die Köpfe der Betroffenen hinweg? Natürlich können wir Menschen, ob lebenden oder verstorbenen, nicht rückwirkend Lösungen oktroyieren. Stellvertreter haben ein feines Gefühl für das, was im Gesamtgeschehen der Aufstellung gemäß ist und »passt«. Wir arbeiten in Aufstellungen ja nicht in der Vergangenheit, sondern mit dem Vergangenen, wie es in der Erinnerung gespeichert ist oder wie es über die Bindungsprozesse in Familien manchmal über Generationen hinweg im Klienten auch ohne persönliche Erinnerung gegenwärtig ist.

Wir helfen, dass sich innere Bilder im Klienten verändern können, allerdings »Bilder«, die mit vergangenen Ereignissen und ihren Wirkungen »geladen« sind. Die mit diesen inneren Bildern im entäußerten Geschehen der Aufstellung verbundenen Energien zu erfahren ist meist sehr eindrucksvoll. Und Klienten können sehr deutlich die entlastende Funktion der in den inneren Bildern veränderten Vergangenheit spüren. Allerdings wissen wir kaum, wie nicht selbst erlebtes Vergangenes über die in Familien vermittelte Erinnerung hinaus wirksam ist.

Ich möchte zwei Fallbeispiele anführen, die bei unterschiedlicher Vorgehensweise verdeutlichen, wie der Blick in die Vergangenheit über Aufstellungen hilfreich wirksam werden kann. Dabei wird vielleicht auch klar, dass es bei allem bisher Gesagten in erster Linie nicht um unsere theoretische Auffassung von Vergangenheit, Gegenwart und Zukunft oder um Muster, innere Bilder, Beziehungsstrukturen und dergleichen Abstraktionen geht. Es geht vielmehr um das Generationen umspannende und erlebnisintensive reale Miteinander von Menschen in ihrer jeweiligen Umwelt, ihrem Schicksal und ihrer Lebensbewältigung.

Erstes Fallbeispiel: Die ungeliebte Großmutter

In einer Fortbildungsgruppe in Moskau meldete sich eine junge Therapeutin mit einem persönlichen Anliegen. Sie lebte mit ihrem Freund zusammen. Für beide war es die erste intensive Beziehung. Die Not dieser Frau bestand darin, dass sich beide zwar liebten und der Freund sie unbedingt heiraten und mit ihr ein Kind haben wollte, sie aber sich weder für die Ehe mit ihm noch für ein gemeinsames Kind entscheiden konnte. Aufgrund dieser aktuellen Themen bat ich sie zunächst um Informationen zur Familiengeschichte.

Der Vater, ein Naturwissenschaftler, war vor Kurzem an einem Herzleiden, an Überarbeitung, wie die Frau meinte, gestorben. Ihre Mutter lebte jetzt allein. Die Klientin selbst war das einzige Kind ihrer Eltern und hat vor allem ihren Vater sehr geliebt. Dieser hatte seinen eigenen Vater kaum gekannt und nur gewusst, wer der Vater war. Er hatte nie Interesse gezeigt, seinen Vater und dessen Familie kennenzulernen. Die Beziehung zu seiner Mutter war sehr schlecht gewesen. Dennoch hat er sie kurz vor ihrem Tod, als die Klientin noch ein Baby war, in seine Familie aufgenommen und die Mutter der Klientin hat sie gepflegt. Sie starb, als die Klientin zwei Jahre alt war.

Die Art und Weise, wie die Klientin von ihrem Vater und dessen Mutter sprach, machte ihre innere Verbundenheit mit den beiden sehr schnell deutlich: Ihren Vater verehrte sie, ihre Großmutter verachtete sie. So erfragte ich die Geschichte dieser Großmutter. Sie war demnach eine äußerst attraktive Frau gewesen und hatte in ihrer Jugend als besondere Schönheit gegolten. Sehr früh, mit sechzehn Jahren, hatte sie sich in einen ebenfalls sechzehn Jahre jungen Schüler »unsterblich« verliebt. Bevor dieser zum Militär musste, wollten die beiden heiraten, doch die Eltern von beiden untersagten und verhinderten jede weitere Beziehung. Es hieß, die Eltern des jungen Geliebten der Großmutter hätten dafür gesorgt, dass er seinen Militärdienst in einer Einheit in Wladiwostok ableisten musste, und die Eltern der Großmutter hätten alle Briefe von ihm an sie abgefangen und vernichtet. Die Großmutter wurde dann von ihren Eltern mit einem schon älteren Mann bekannt gemacht und von diesem sehr schnell schwanger. So musste sie diesen Mann, den sie nie geliebt hatte, heiraten.

Die Ehe der Großmutter war schrecklich. Der in die Ehe hineingeborene Junge starb mit fünf Jahren an einer plötzlich aufgetretenen schweren Autoimmunkrankheit, worauf die Großmutter jahrelang an massiven Depressionen litt. Diese verschwanden, als sie sich von ihrem Mann scheiden ließ. Sie lebte daraufhin allein im schönen

Haus ihrer inzwischen verstorbenen Eltern in der Umgebung von Moskau und nahm einen Jungen aus der Verwandtschaft, der seine Mutter verloren hatte, als Patin zu sich. Als der Patensohn sechzehn Jahre alt war, verführte ihn die Großmutter und aus dieser Verbindung entstand der Vater der Klientin. Der Patensohn kam sofort nach Bekanntwerden der Schwangerschaft zu anderen Verwandten. Der Vater der Klientin, ein »Wunderkind«, lebte ab dem Alter von zehn Jahren in einem Internat, besuchte seine Mutter nur sporadisch und verachtete sie für ihren Lebenswandel.

Die Gruppe folgte den Berichten der Klientin voller Aufmerksamkeit und Spannung. Ich sagte zu der jungen Frau, dass ich für sie aufstellen werde. Ich ließ sie Stellvertreter benennen für die Großmutter, deren Jugendliebe, ihren Ehemann, den verstorbenen Sohn, den Patensohn und den Vater der Therapeutin. Diese Stellvertreter stellte ich in der zeitlichen Reihenfolge in einem Viertelkreis auf, zuerst die Jugendliebe, dann mit etwas Abstand den Ehemann und den verstorbenen Sohn, dann wieder mit etwas Abstand den Patensohn, den Großvater der Klientin und schließlich wieder mit Abstand dessen jüngsten Sohn, den Vater der Klientin. Ihnen allen gegenüber stellte ich die Stellvertreterin der Großmutter. Kaum war sie aufgestellt, lief sie zu ihrer Jugendliebe und die beiden nahmen sich lachend und weinend in die Arme. Das berührte so tief, dass viele Gruppenteilnehmer und die vorher emotional sehr zurückhaltende Klientin Tränen in den Augen hatten.

Nach einer Weile bat ich die Großmutter (es geht weiterhin um die Arbeit mit Stellvertretern), sich von ihrer Jugendliebe zu lösen und zu ihrem Ehemann und ihrem ersten Sohn zu gehen. Die Großmutter schaute nur auf das Kind und nahm es warmherzig in den Arm. Als ihr Ehemann den Arm um beide legen wollte, schob sie ihn zur Seite. Ich löste vorsichtig das Kind aus den Armen der Großmutter, führte den Ehemann nochmals neben sie und bat den Sohn, sich angesichts seines frühen Todes auf den Boden zu setzen, sodass er sich an seinen Eltern anlehnen konnte. Mit dieser Intervention beabsichtigte ich, die Möglichkeit eines friedlichen Bildes in der Vorstellung der Klientin zu überprüfen, in dem dieser Lebensabschnitt ihrer Großmutter abgeschlossen und in Frieden sein kann. Aber als der kleine Junge am Boden saß, rutschte er zur Jugendliebe der Großmutter, lehnte sich dort an und sagte: »Da gehöre ich hin.« Die Großmutter schob ihren Mann wieder zur Seite und stellte sich erneut zu ihrer Jugendliebe. Beide legten einander die Arme um ihre Schultern, beugten sich zum Kind und berührten es liebevoll.

War der Junge also das Kind des geliebten jungen Mannes? Wurde der ältere Ehemann nur benutzt, damit das Kind einen legalen Vater bekommt? So wirkte es von der Aufstellung her. An der Realität war das nicht mehr zu überprüfen. Die Klientin reagierte sehr erstaunt, und auf meine Frage, ob sie jemals von ihrem Vater eine Andeutung gehört habe, dass sein so früh verstorbener (Halb-)Bruder gar nicht das Kind des Ehemannes seiner Mutter gewesen sei, verneinte sie.

Ich bat die Großmutter erneut, sich von ihrer Jugendliebe zu lösen, zu ihrem Ehemann zu gehen und in etwa folgende Sätze zu ihm zu sagen: »Ich habe dich nie geliebt. Mein Herz ist bei meinem Freund geblieben. Ich und meine Eltern haben dich benutzt, damit mein Kind einen Vater bekommt, der für es sorgt und für mich auch. Danke für das, was du da auf dich genommen hast. Nach dem Tod meines Kindes konnte ich dich nicht mehr in meiner Nähe haben. Ich konnte dich und mein Leben nicht mehr ertragen. Ich wurde dir zur Last und auch du wurdest mir böse. Es war schlimm für uns beide. Ich musste gehen. Es tut mir leid für dich. Bitte lass mich jetzt los und wenn es dir möglich ist, sei mir nicht mehr böse.« Die Großmutter fasste die Hände ihres Mannes und er erwiderte ihren Händedruck und nickte ihr mit feuchten Augen zu. Die Klientin, die ich im Augenwinkel immer beobachtete, atmete tief durch.

Ich führte die Großmutter zu ihrem Patensohn. Sofort fielen die beiden sich in die Arme und es zeigte sich ein ähnlich intimes Bild wie zwischen der Großmutter und ihrer Jugendliebe. Ich stellte den Vater der Klientin dazu. Der aber schaute sehr skeptisch auf seine Eltern und weigerte sich, ihnen nahezukommen. Ich wendete mich der Klientin zu und sagte zu ihr: »So wie das aussieht, suchte deine Oma in ihrem Patensohn, deinem Großvater, ihre Jugendliebe. Und vermutlich sah sie in deinem Vater ihren ersten Sohn und wollte ihn, so als könnte sie auf diese Weise ihre große, illusionäre Sehnsucht erfüllen: Sie, der geliebte Junge von damals und ihr gemeinsames Kind sind eine Familie.«

Ich bat die Großmutter, sich ihrem zweiten Sohn, dem Vater der Klientin, zuzuwenden und zu sagen: »Lieber Junge, ich habe dich gewollt. Aber ich habe in dir immer deinen verstorbenen Bruder gesehen, so als könnte ich ihn damit ins Leben zurückbringen. Ich freue mich, wenn du mich, deinen Vater und dein Leben nimmst und wenn es dir in deinem Leben gut geht, auch wenn ich dir die Vorwürfe der Familie gegen mich, eine schwere Kindheit und den Verlust deines Vaters zugemutet habe.« Ich stellte Großmutter und Großvater nebeneinander und sagte zum Vater der Klientin: »Lass es einmal zu, gehe in den Arm deiner Eltern, damit du fühlen kannst, von wem du dein Leben bekommen hast, auch wenn es wehtut.«

Der Vater gab nach, als ich ihn zu seinen Eltern führte, die ihn in den Arm nahmen. Zunächst ließ er es einfach mit hängenden Armen über sich ergehen. Ich nahm seine Arme, legte sie um die Körper seiner Eltern und bat ihn, ruhig und tief zu atmen. Da fing der Vater der Klientin erschütternd an zu weinen und klammerte sich an seine Eltern, die Mühe hatten, ihn auf den Beinen zu halten. Es war, als würde sein ganzer angestauter Schmerz aus ihm herausbrechen.

Die Klientin vergrub ihr Gesicht in ihren Händen und schluchzte mit. Ich löste vorsichtig ihre Hände von ihrem Gesicht und sagte zu ihr: »Schau hin, es löst sich etwas bei deinem Vater!« Den Vater bat ich nach einer Weile, tiefer und gleichmäßig zu atmen und in der Umarmung seinen Eltern in die Augen zu schauen. Die schauten ihn liebevoll an, woraufhin er zu weinen aufhörte und begann, sich richtig an sie zu kuscheln. Nach einer kleinen Weile löste ich ihn aus den Armen der Eltern und stellte ihn vor sie mit dem Rücken zu ihnen, als Bild für sein Erwachsensein und das Fühlen seiner Eltern als gute Kraft in seinem Rücken.

Da sagte ich zu ihm: »Schau, da sitzt deine Tochter!«, und deutete auf die in der Runde sitzende Klientin. Darauf gingen beide aufeinander zu und nahmen sich liebevoll in den Arm. Ich holte noch eine Frau aus der Runde für die Mutter der Klientin dazu. Schließlich stellte ich die Klientin, nach einer innigen Umarmung der drei, vor ihre Eltern und fragte sie: »Wenn du jetzt auf deinen Mann und in deine Zukunft schaust, wie fühlt sich das an? Du brauchst mir nicht antworten. Es ist nur wichtig, dass du es fühlst.« Sie atmete tief durch, nickte langsam und ich löste die Aufstellung auf.

Was geht in so einer Aufstellung vor sich? Ich hatte aufgrund der Informationen aus der Familiengeschichte den Eindruck, dass für die fraglichen Entscheidungen der Klientin in Bezug auf die Zukunft mit ihrem Partner die innere Wahrnehmung der Lebensgeschichte ihres Vaters und ihrer Oma von Bedeutung ist. Die Klientin war, so meine Vermutung, in ihrer eigenen Lebensentscheidung gebunden an das Bild und die Kräfte, die aus diesem Teil ihrer Familiengeschichte in ihr beziehungsweise im Familiensystem wirkten. Sie verachtete ihre Großmutter, wahrscheinlich aufgrund der Art und Weise, wie sie ihren Vater mit seinen Gefühlen und seiner Haltung gegenüber seiner Familiengeschichte erlebt hatte. Meine Annahme lautete: Diese

Verachtung der Großmutter und die kindliche Liebe zu ihrem Vater würden sie so lange nicht loslassen, bis sie einen anderen Blick auf die Oma einnehmen konnte.

Deshalb war nach dem Hören der Geschichte ihrer Großmutter mein Ziel, über Stellvertreter deren wesentlichen Stationen nachzustellen. Dies geschah in der Hoffnung, dass ein verändertes Bild der Großmutter entstehen kann, sodass es der Klientin möglich wird, ihre Oma in ihrem Lebenslauf und ihrem Verhalten zu verstehen und anzunehmen. Ich kann aber nicht wissen, wie die Stellvertreter reagieren und ob meine Interventionen, die dem Verstehen der belastenden Vorgänge und dem Beenden ihres negativen Einflusses dienen sollen, bei den Stellvertretern und vor allem bei der Klientin ankommen und das Gewünschte bewirken. So führe ich die Aufstellung zwar nach meinen Ideen, aber gleichzeitig entsteht über die Stellvertreter eine Dynamik, von der ich mich führen lassen muss und die manchmal auch Überraschungen bereithält, wie in diesem Fallbeispiel die wahrscheinlich andere Vaterschaft des verstorbenen ersten Sohnes der Oma.

Was hat die Aufstellung bei der Klientin bewirkt? Abgesehen davon, dass sie sich am Ende des Seminars sehr bei mir bedankte und ihre Erleichterung darüber betonte, dass sie nun ein völlig neues Bild von ihrer Großmutter entwickeln konnte, habe ich keine Rückmeldung, wie sich ihre Beziehung zum Partner weiterentwickelt hat. Man kann natürlich auch sagen, das sei alles gut und schön. Aber was habe das Ganze überhaupt mit der Beziehung zu ihrem Partner und der Entscheidung des Paares für ein gemeinsames Kind zu tun?

Mir bleiben nur die wahrnehmbaren Reaktionen der Klientin während der Aufstellung. Am meisten scheint sie berührt zu haben, dass sie die große erste Liebe ihrer Großmutter sehen konnte. Bisher war ihr die Oma eher wie ein Monstrum erschienen. Jetzt sah sie die Liebe und Sehnsucht in ihr und konnte ihren weiteren Lebenslauf nach der erzwungenen Trennung vom Geliebten besser verstehen. Vor allem konnte sie die verbotene Liebe zum Patensohn, die ihrem Vater und damit auch ihr das Leben gab, nun nicht mehr nur als Missbrauch verurteilen, sondern auch als, wenn auch illusionäre, Konsequenz einer unerfüllten Liebe und des frühen Todes des ersten Sohnes der Großmutter ansehen.

Zweitens war wohl für die Klientin bedeutsam: In der Aufstellung konnte sich der tiefe Schmerz ihres Vaters und ihr Mitleiden mit ihm lösen. Somit konnten sich, stellvertretend in der Aufstellung, verdeckte

Gefühle im Familiensystem äußern und zu Ende kommen. Welche genauen Gründe auch immer hinter ihrer Scheu vor einer verbindlichen Beziehung und vor der Elternschaft steckten – der Abschied von ihren kindlichen Gefühlen gegenüber ihrem Vater, das Sich-Lösen von ihren inneren Bildern und vielleicht auch den unbewusst wirkenden Kräften im Familiensystem ihres Vaters ermöglichen es der Klientin, freier mit ihren gegenwärtigen Beziehungsfragen umzugehen. Das ist zumindest die Hypothese, die sich in vielen Fällen zu bewahrheiten scheint.

Für die Beziehung der Klientin zu ihrem Partner würde das bedeuten, dass ihre inneren Bilder und Energien nicht mehr auf den Preis fixiert sind, den die Geschichte oder das Schicksal ihre Oma und deren Männer und Kinder gekostet hat. Sie erlebt über die Aufstellung in ihrer Seele eine Befriedung von Personen ihrer Familiengeschichte. Ihre Fragen zur eigenen Ehe und Elternschaft können sich somit unmittelbar auf ihren Partner und ihre Zukunft richten.

Wir holen Vergangenes in die Gegenwart der Aufstellung und die Wahrnehmung des Klienten – natürlich reduziert auf das, was wir aufgrund unserer Aufstellungserfahrung und Vorannahmen für wesentlich halten. So gut es geht, halten wir uns dabei an die Informationen, die Klienten mitteilen, und an die Art und Weise, wie sie mitgeteilt werden. Das Mitteilen von Geschichten und Erlebnissen halten wir möglichst in dem engen Rahmen, den die Spannkraft des ganzen Prozesses zulässt, und achten darauf, dass der Familiengeschichte noch wesentlich erscheinende Fakten hinzugefügt werden.

Meines Erachtens reicht es aber nicht, die Aufstellung nur auf das Aufdecken und die Anerkennung von Wirklichkeit auszurichten. Das ist natürlich die Grundlage. Aber es geht ja auch darum, dass die Informationen und Kräfte, die aus der Vergangenheit wirken, sich im Klienten und manchmal in einem ganzen Beziehungssystem heilsam verändern können. Rein pragmatisch gesehen ist es meist hilfreich oder auch notwendig, im Aufstellungsprozess zu erleben, wie sich Ereignisse der Familiengeschichte auf verbundene Personen und auf mich als Aufsteller auswirken. Nicht nackte Fakten sind bedeutsam, sondern das Erleben ihrer jeweiligen Wirkungen im Beziehungssystem und das Aufscheinen der Personen, die ihr Schicksal leben mussten.

Ich denke, es kommt noch etwas hinzu. Vergangenheit »muss« sich in ihrer Wirkung verändern können, obwohl an ihrer Faktizität nichts mehr zu verändern ist. Systemisch zu arbeiten heißt für mich nicht, individuell zu sehen, was geschehen ist, und damit die Vergangenheit loszulassen und aufzuhören, sich im inneren Dialog und den inneren Bildern in Vergangenes einzumischen. Auch wenn wir uns das wissenschaftlich schwer vorstellen können, halte ich Vergangenes für eine präsente Energie oder eine Kraft in einem präsenten Feld, das im Erleben bewusst und unbewusst wirkt.

Es geht nicht um das einfache Wegschieben oder Weghalten der Schicksale anderer. Denn die inneren Bilder sind mit Gefühlen und meist unbewusst wirkenden Energien verbunden, die eine Minderung oder Auflösung erfordern. Andernfalls erfordert das Wegschieben dauernden Krafteinsatz. Eine Umdeutung des vergangenen Geschehens ist zwar unerlässlich, aber meist nur wirksam im Zusammenhang mit einer Veränderung des seelischen und systemischen »Energiehaushalts«. Dass wir in Aufstellungen Kräfte am Werk sehen, die wenigstens partiell einer Veränderung oder Kanalisierung zugänglich sind, und nicht nur veräußerlichte Bilder, macht meines Erachtens den Wert (und vielleicht Eigenwert) der Systemaufstellungen, vor allem des Familienstellens aus. Das heißt, die Arbeit mit und an der Seele geht anhand von inneren und veräußerlichten Bildern und ihrer Bedeutung über die reine Ebene von Bildern und Umdeutungen hinaus in eine veränderte Teilhabe an in Systemen wirkenden Kräften.

Zweites Fallbeispiel: Die verfeindeten Brüder

In einem Fortbildungskurs in den USA meldete sich eine Klientin mit einem Problem in Bezug auf ihre beiden Söhne. Ich kannte diese Frau von mehreren früheren Kursen. Sie hatte bei verschiedenen Aufstellern, unter anderem auch bei mir, schon unter verschiedenen Aspekten aufgestellt. Sie war sehr still, aber interessiert, aufgeschlossen und kommunikativ. Aber ihr Gesicht wirkte immer etwas starr und emotionslos.

Seit einiger Zeit hatte der ältere Sohn den Kontakt zum jüngeren Bruder abgebrochen, so erzählte sie. Der jüngere Sohn war beruflich äußerst erfolgreich, der ältere hatte Mühe, in seinem Beruf Fuß zu fassen. Auf die Frage nach dem Grund des Beziehungsabbruches fand die Frau keine Antwort. Aber aufgrund einiger Äußerungen des älteren Sohnes hatte die Klientin Angst, er könne seinen Bruder umbringen.

Ich fragte, ob vor dem Beziehungsabbruch etwas Ausschlaggebendes geschehen sei. Und sie antwortete: »Ja, mein Vater starb. Kurz vor seinem Tod hatte er seine beiden Enkel bei einem Familienfest zur Seite genommen und ihnen gesagt, er möchte ihnen etwas erzählen: Als junger Soldat habe er in Berlin einen unbewaffneten deutschen Soldaten auf offener Straße erschossen. Er habe einen Hassanfall bekommen und einfach drauflos geschossen, ohne selbst bedroht gewesen zu sein. Das möchte er noch mitgeteilt haben, bevor er sterbe.«

Ich bat die Klientin, zwei Stellvertreter für ihre Söhne auszusuchen, und stellte sie einfach in der Mitte des Raumes einander gegenüber. Die beiden bewegten sich lange nicht und schauten sich nur an. Dann ging der Vertreter des älteren Sohnes auf seinen Bruder zu und die beiden nahmen sich herzlich und strahlend in den Arm. Darauf drehten sie sich gemeinsam leicht zur Seite und schauten Arm in Arm und ganz still vor sich auf den Boden, als würden sie auf etwas schauen.

Ich forderte die Klientin auf, einen Stellvertreter für ihren Vater zu wählen, und holte selbst einen Mann aus der Gruppe für den deutschen Soldaten. Im Blickfeld der Brüder stellte ich die beiden Stellvertreter einander gegenüber und wieder warteten wir, was passiert. Der Vater der Klientin und der Soldat fixierten sich, aber bewegten sich nicht. Die beiden wirkten abweisend, aber nicht aggressiv. Nach einer Weile des Abwartens bat ich den Vertreter des deutschen Soldaten, sich als Zeichen seines Todes auf den Boden zu legen. Da fiel der Vater der Klientin auf die Knie und verneigte sich still vor dem Toten.

Ich bot der Klientin an, selbst in die Aufstellung zu gehen, und stellte sie abseits von ihren Söhnen vor das stumme »Bild« ihres Vaters und des deutschen Soldaten. Da fing sie heftig an zu weinen, ohne lauten Ton und mit offenen Augen – ein herzzerreißendes Weinen mit einer Flut von Tränen. Ich kann nicht sagen, wie lange die Szene dauerte. Die Zeit scheint in solchen Situationen stillzustehen. Die Klientin beruhigte sich nach einer Weile, ging zu dem deutschen Soldaten, berührte ihn leicht, ging zum sich immer noch kniend verbeugenden Vater, berührte auch ihn leicht und ging dann zurück auf ihren Platz in der Runde. Die Söhne hatten freundlich zugesehen und gingen, als ich die Aufstellung somit beendete, Arm in Arm zurück auf ihre Plätze. Den Rest des Seminars über wirkte die Frau völlig verändert. Jede Starrheit war aus ihrem Gesicht gewichen. Kaum zu glauben, mit welch lebendigen Gesicht sie jetzt in der Runde saß.

Noch während ich in den USA ein anderes Seminar leitete, bekam ich vom Veranstalter des ersten Kurses eine E-Mail, in der er mir mitteilte, die Frau habe ihn angerufen und erzählt, ihr älterer Sohn habe eine halbe Stunde nach der Aufstellung seinen jüngeren Bruder angerufen, sei sehr herzlich zu ihm gewesen, habe ihn zum Geburtstag eingeladen, seitdem sprächen die beiden wieder miteinander wie Brüder.

Wieder die Frage: Was geht hier in Aufstellungen vor sich und vor allem, was geht da in Familien vor sich? Offensichtlich hatte das Kriegserlebnis des Vaters der Klientin und die Tatsache, dass er es seinen beiden Enkeln erzählte, mit dem Verhalten der Brüder zu tun. Aber wie ist der Zusammenhang? Den Vater der Klientin plagte es vermutlich im Verborgenen ein Leben lang, dass er ohne Not einen anderen Menschen erschossen hat. Er musste sein Geheimnis vor seinem Tod unbedingt »loswerden«. Vorher hatte er nie jemandem von dem Mord erzählt. Vielleicht hat seine Tochter sein Erstarren angesichts seiner Tat in ihrem Gesicht getragen und ausgedrückt, wie immer das Wissen über das Ereignis sich ihr auch vermittelt haben mag.

Es wirkt so, als würde die schreckliche Begegnung des Vaters der Klientin und des Deutschen in ihren Söhnen nochmals völlig verschoben als potenzielle Täter und Opfer aufbrechen, als würde die Vergangenheit noch weiterwirken, bis ein Geschehen sie wirklich beendet: in diesem Fall die Tränen der Klientin um den deutschen Soldaten und die Tat ihres Vaters.

Dieses Fallbeispiel berührt einen Kern des Familienstellens mit den naheliegenden Fragen: Was wäre gewesen, wenn der Vater der Klientin seinen Enkeln nichts von seiner Gräueltat in Berlin erzählt hätte? Hat nur das eine Wirkung, was wir kommunizieren? Und ist es dann nicht besser, Belastendes einfach zu verschweigen? Ist es nicht die Erinnerung und ihre Mitteilung, welche die Späteren in vergangenes Geschehen einbezieht, obwohl es mit ihnen selbst nichts zu tun hat? Wenn wir schon auf der Suche nach Lösendem die Vergangenheit mit einbeziehen, sollten wir uns dann nicht auf das beschränken, was Klient selbst erlebt haben?

Unbewusste Wirkung oder Einmischung der Späteren?

Unser Alltagsverständnis geht eher von Überzeugungen aus wie: »Was ich nicht weiß, macht mich nicht heiß.« Auch Aufsteller beantworten die Fragen, wie Vergangenes weiterwirkt und was davon ins »Wissen« geholt werden soll, sehr unterschiedlich. Es gibt eine starke Tendenz, die Wirkung der Vergangenheit zurückzuführen auf die Einmischung der Späteren in die Schicksale der Früheren und eine Linie zu ziehen für die Lösung zwischen dem, der Hilfe sucht und dem Schicksal der Früheren, indem man sagt: »Da musst du nichts wissen. Lass es!« Meines Erachtens vertun wir damit aber wesentliche Möglichkeiten einer lösenden Vergangenheitsbewältigung und eines Verständnisses systemischer Therapie und Beratung, die gerade das Familienstellen und seine Gewissens- und Bindungstheorie eröffnen.

Die Wirkung von Vergangenem ist eben nicht darauf beschränkt, was wir bewusst erinnern und kommunizieren. Wenn wir nur genau genug nachfragen und die körperlich sichtbaren und verbalen Äußerungen von Klienten ernst genug nehmen, können wir in Aufstellungen und schon in einer auf systemische Bindungen ausgerichteten »Ahnenforschung« wahrnehmen, dass wir bereits unterhalb der Schwelle eines bewussten Kommunikationsgeschehens an Informationen teilhaben, ob wir wollen oder nicht. Die These dazu lautet: Was für eine Gruppe und die zu ihr gehörenden Individuen existenziell bedeutsam ist, lässt sich nicht verheimlichen. Es »setzt« sich in Beziehungssystemen über mehrere Generationen hinweg »fest«, allerdings über »unsichtbare« Bindungen.

Diese unbewusste Teilhabe an einem Informationsgeschehen, das sich in unserem Beziehungsverhalten bis in körperliche und seelische Ausprägungen und Symptome hinein auswirkt, kann sich einem bewussten und lösenden Wissen öffnen. Dies halte ich für den Kern des Familienstellens. Gleichzeitig könnten die Erfahrungen, die auf die nicht kommunikationsbestimmte Teilhabe an Familieninformationen hinweisen, im Zusammenhang mit den Phänomenen der repräsentierenden Wahrnehmung geeignet sein, spannende neue Fragen zu stellen, die mit der Realität von Seele und Geist und unserem Verständnis von Bewusstsein und unbewussten Vorgängen zu tun haben: Nehmen wir in existenziell verbundenen Beziehungssystemen auch an den Bereichen der Erinnerung aneinander Anteil, die wir nicht kommunizieren und die uns womöglich selbst nicht bewusst sind? Wie können wir uns diese Teilhabe dann vorstellen? Wie funktioniert eine »Übertragung«, die nicht an gängige Formen der Kommunikation und Interaktion gebunden zu sein scheint? Wie »lebt« Vergangenheit in einem intersubjektiven Geschehen weiter?

Um es am zweiten Fallbeispiel deutlich zu machen: Der Vater der Klientin hat vermutlich mit der Mitteilung seiner von ihm selbst als schrecklich empfundenen Tat in Berlin den Beziehungsabbruch zwischen seinen Enkeln und den Mordimpuls des älteren gegenüber dem jüngeren Enkel ausgelöst. Wir wissen nicht, wie er seine Tat beschrieben hat und ob eine andere Art der Mitteilung eine andere Wirkung gehabt hätte. Wir wissen auch nicht, ob gar kein Problem aufgetaucht wäre, wenn er geschwiegen hätte.

Die nur der Mutter gegenüber geäußerte Morddrohung des älteren Sohnes gegenüber seinem Bruder lässt vermuten, dass, zumindest in den Augen der Mutter, die Brüder Gefahr liefen, das Geschehen zwischen ihrem Großvater und dem deutschen Soldaten wiederzubeleben. In der Aufstellung agierten die Stellvertreter der Brüder nicht als Gegner, sondern als Brüder mit einer engen, herzlichen Beziehung. Ihre Gestik wies aber auf ein Geschehen hin, das ich aufgrund der Informationen als das Geschehen ihres Großvaters gedeutet und entsprechend in der Aufstellung aufgegriffen habe.

Entscheidend in Bezug auf die Teilhabe des Familiensystems am »Gewissen« des Großvaters scheint mir das erstarrte Gesicht der Klientin zu sein. Das ist ja nicht erst mit der Erzählung ihres Vaters entstanden. (Ich kannte die Klientin mit diesem Gesichtsausdruck schon früher.) Es war so, als hätte sich über das Gewissen des Vaters oder die im Vater gespeicherten sinnlichen Eindrücke seiner Tat bei der Klientin schon von Kind an eine Erstarrung ausgeprägt. An ihrem Gesicht waren in der Aufstellung die unbewusste Teilhabe an der Information und insbesondere die Befreiung durch den das Gefühl öffnenden Prozess der Aufstellung abzulesen.

Wenn wir in Aufstellungen mit Vergangenem arbeiten, ist noch eine weitere Frage bedeutsam: Muss sich das Vergangene wie in einem Dokumentarfilm zeigen können? Das tut und kann es natürlich nicht. Es zeigt sich eher verdichtet wie in einem Theater oder noch reduzierter wie in einem Symbol, einer spezifischen Geste oder einem Wort, die in Bezug auf das reale Geschehen Sinn machen. Für Lösungen ist es nicht nötig, dass die Aufstellungen Vergangenes in Kopie genau wiedergeben. Es genügt eine Klarheit des Prozesses und ein lösendes Element, selbst wenn wir die Zusammenhänge in den Familiengeschichten nicht genau nachvollziehen können, auch nicht die Korrelation, die sie mit Aufstellungen eingehen können.

Beim Nachdenken über Bindungs- und Lösungsprozesse in Beziehungssystemen und ihre Repräsentation in Aufstellungen halte ich es allerdings für interessant und fruchtbar, die in Aufstellungen (und oft weniger ausdrücklich in anderen Therapieformen) erfahrbaren Zusammenhänge zu erfassen und erkenntnisleitende Theorien für neue Aspekte zu entwerfen, die uns seelisches Leid und Beziehungskonflikte auf neue Weise verstehen und lösen lassen.

5 Transformation von Beziehungen durch Verstehen und heilsame Bilder

Verstehen heißt mit dem Herzen hellsehen.
Victor Marie Hugo

In einer Fortbildung meldete sich eine Frau mit einem persönlichen Anliegen. Ihr 35-jähriger Sohn trinke. Sie sei schon lange geschieden, weil ihr früherer Mann, der Vater ihres Sohnes, getrunken habe. Jetzt belaste sie das Verhalten ihres Sohnes sehr. Dessen Vater sei für Aufstellungen nicht zugänglich. Jetzt möchte sie fragen, was sie für ihren Sohn tun könne.

Solche Anliegen werden in Variationen häufig gestellt, verbunden mit der Hoffnung, eine Aufstellung könne helfen. Ich möchte die Aufstellung der Klientin kurz beschreiben, eine eher gewöhnliche Aufstellung mit einem relativ alltäglichen familiären Beziehungsanliegen. Aus den vielen Aspekten, unter denen wir Aufstellungen betrachten können, möchte ich dabei zwei auswählen: Die Transformation von Beziehungen

- durch das Verstehen und
- durch heilsame Bilder.

Aufstellung: Der Vater und der Alkohol

Wie einige wenige Informationsfragen ergaben, war auch der Vater der Klientin starker Trinker und daran relativ früh noch während ihrer Kindheit verstorben. Ich bat nun die Frau, nur sich und ihren Vater aufzustellen. Sie stellte zuerst einen Stellvertreter für ihren Vater in die Mitte des Raumes, von wo er weit nach draußen zu schauen schien, und dann ihre Stellvertreterin an den Rand, leicht seitlich vom Vater, mit Blick zu ihm. Der Vater stand unberührt, ohne Blick für seine Tochter. Die Tochter aber ließ sich nach vorne auf den Boden fallen, ohne dass man von außen betrachtet ein Gefühl dafür bekam. Der Vater reagierte nicht und das Ganze schien erstarrt und eingefroren.

Ich bat die Stellvertreterin der Klientin, sich wieder hinzustellen, und die Klientin, einen Stellvertreter für den Alkoholkonsum des Vaters dazuzustellen. Sie stellte einen Mann an die Seite ihres Vaters. Dieser Stellvertreter zupfte den Vater am Oberarm und deutete auf den Boden vor dem Vater. Dieser senkte daraufhin den Blick und bekam feuchte Augen.

Ich fragte die Klientin, was im Leben ihres Vaters geschehen sei, und sie erzählte von seinem Zwillingsbruder, der einige Tage nach der Geburt verstorben ist. So setzte ich eine Stellvertreterin der Mutter des Vaters vor diesen auf den Boden und legte einen Stellvertreter des verstorbenen Zwillingsbruders in ihren Arm. Es folgte ein stummer Kampf: Der Vater wollte zu seinem toten Bruder, die Mutter des Vaters wehrte ab und ließ mit Tränen in den Augen den überlebenden Sohn nicht zu dem toten. Der Vater der Klientin wirkte verzweifelt, bis er nach einer Weile resignierte und sich abwandte. Ich stellte jemand für den Großvater der Klientin dazu. Dieser Stellvertreter drehte sich wie verrückt im Kreis, ohne jede Kontaktaufnahme.

Ich begann zu intervenieren, indem ich die Großmutter bat, doch einmal nachzugeben und beide Kinder in den Arm zu nehmen. Sie sagte: »Aber ich möchte nicht, dass der andere Sohn auch stirbt.« Ich sagte: »Es ist nur der eine gestorben, der andere lebt.« Da nahm sie beide Söhne in den Arm und es ergab sich eine große Innigkeit: Der gestorbene Zwillingsbruder strahlte, der überlebende weinte herzerweichend. Der Vater der Kinder beendete sein verrücktes Verhalten und stellte sich hinter seine Frau. Der Stellvertreter des Alkoholkonsums ging zurück zu seinem Stuhl in der Runde und setzte sich. Die Klientin hatte Tränen in den Augen, ihre Stellvertreterin aber schien unberührt. Ich ließ die Großmutter der Klientin mit ihren beiden Söhnen aufstehen. Sie umarmten sich nochmals, alle erleichtert, und der Vater der Klientin ging zwei Schritte nach vorne und schaute sich um, als würde er jetzt erst seine Umwelt wahrnehmen.

Ich dachte daran, die Aufstellung mit einer Begegnung von Vater und Tochter zu beenden. Da ließ sich die Stellvertreterin der Klientin wieder nach vorne fallen, schlug mit der Faust auf den Boden und beteuerte: »Da liegt noch ein Toter.«

Ich fragte die Klientin, ob sie darüber etwas wisse. Nach kurzer Überlegung sagte sie: »Ja, mein Vater war als sehr junger Mann im Krieg und sein bester Freund, mit dem er ein Herz und eine Seele war, ist neben ihm beim Rückzug von einem feindlichen Angriff angeschossen worden. Der Vater habe ihn noch mittragen wollen, aber er schaffte es nicht und musste ihn liegen lassen.« Wieder bat ich die Stellvertreterin der Klientin aufzustehen und legte einen Mann für den gefallenen Freund des Vaters auf den Boden. Da schrie der

Vater auf und rief: »Nicht schon wieder ein Toter.« Er stürzte auf den Vertreter des Alkoholkonsums zu, zog ihn wieder zu sich in den Kreis und sagte verzweifelt: »Jetzt brauche ich dich wieder.« Da wurde auch die Stellvertreterin der Klientin weich und sie begann zu weinen.

Ich bat den Vater, den Vertreter des Alkoholkonsums loszulassen und von seinem Freund Abschied zu nehmen. Nach längerem Zögern legte er sich neben den Freund und umarmte ihn unter beider Tränen lange. Nach einer Weile stand er auf, atmete tief durch, schaute das erste Mal zur Stellvertreterin seiner Tochter und fragte: »Wer ist denn das?« Ich sagte: »Das ist deine Tochter.« Da ging er auf sie zu, umarmte sie und sagte »Ich habe dich nie gesehen. Jetzt sehe ich dich.« Und die Stellvertreterin der Klientin schmiegte sich in den Arm des Vaters. Die Klientin selbst schaute hin, gleichzeitig lachend und weinend, nickte mit ihrem Kopf und atmete schließlich mit leuchtendem Gesicht tief durch.

Transformation

Diese Aufstellung hat, soweit zu sehen war, etwas in der Beziehung der Klientin zum verstorbenen Vater positiv verändert. Es entstand eine neue »Form« ihrer Beziehung, die über die alte Beziehungsgestalt heilend hinauswuchs. Das meine ich mit »Transformation«. Aufgrund häufiger Erfahrungen nehme ich an, dass sich damit auch in der Art, wie die Frau nun den Vater ihres Sohnes und den Sohn selbst wahrnimmt, etwas verändert. Die Führung von Aufstellungen, sei es durch die Stellvertreter, sei es durch den Aufstellungsleiter, greift das Anliegen eines Klienten auf und geht darüber hinaus. Sie führt zu einem Ursprung, einem Kern oder größeren Zusammenhang, dessen veränderte Erfahrung stark genug ist, nicht nur eine persönliche Beziehung, sondern ein ganzes Beziehungssystem in der Wahrnehmung und damit im wechselseitigen Verhalten zu transformieren.

Verstehen

Um Beziehungen verändern zu können, brauchen wir Einsicht in ihre Dynamik und ein Verstehen der im konkreten Fall relevanten Personen und der mit ihnen verbundenen Ereignisse.

Eine Aufstellung kann sehr unterschiedliche Wege gehen. Der Aufstellungsleiter steht immer wieder vor Entscheidungen. Welche Informationen erhebt er, wen lässt er aufstellen, interveniert er in der Aufstellung, wann und auf welche Weise? Warum habe ich die Mutter der Klientin der Aufstellung oben nicht dazugestellt? Hätte ich diese nicht mit den Stellvertretern von Vater und Tochter in einer ihnen überlassenen freien Bewegung ohne eigene Interventionen zu Ende kommen lassen sollen? Warum das Dazustellen des Alkoholkonsums? Es ließen sich viele Fragen zur Prozessgestaltung der Aufstellung stellen.

Für mich ist entscheidend: Ich möchte verstehen können und ich möchte, dass der Klient verstehen kann. Es ist das gemeinsame Verstehen von Aufstellungsleiter und Klient sowie von Stellvertretern und Gruppe, die Aufstellungen zu einer oft so tief greifenden Erfahrung machen. Warum trinkt der Vater der Klientin? Was sind dessen grundlegende Lebenserfahrungen, die ihn veranlassen, ein Leben zu führen, mit dem er sich selbst schadet und Beziehungen zerstört oder doch gefährdet? Wie kann die Klientin ein neues Bild von ihrem Vater bekommen, das ihre Kindheitserfahrungen mit ihm relativieren, ihre Gefühle zu ihm und somit auch zu ihrem früheren Mann und zu ihrem Sohn verändern kann?

Was heißt »verstehen« in solchen Zusammenhängen? Es meint nicht einfach rational nachvollziehbare Gründe, Kausalzuschreibungen oder historisches Wissen, auch nicht nur Einsicht in ein komplexes Beziehungsgeschehen, die in ein »Aha-Erlebnis« mündet und Evidenz vermittelt.

Verstehen ist nicht nur Sinnstiftung dort, wo vorher kein Sinn begreiflich war. Es bezieht sich nicht nur auf die Öffnung und Befreiung von Erlebnissen oder Erzählungen, die ein größerer Rahmen, ein umfassenderes »Ganzes«, bereitstellt. Auch das »Erkenne dich selbst«, mit dem das Orakel von Delphi in antiker Zeit die Menschen aufforderte, ihr Leben eingebunden in das Wirken des Schicksals zu erkennen und anzuerkennen, ein für das Familienstellen grundlegender Aspekt, gibt nicht genau wieder, wie Aufstellungen das Verstehen ermöglichen.

Verstehen heißt im Wesentlichen sich einfühlen und mitfühlen können. In gewisser Weise treten wir aus uns heraus und versetzen uns in andere hinein, nicht in unser Bild von den anderen, das durch unsere Erlebnisse geprägt ist, sondern in ein Bild, wie es sich von ihnen her in der Aufstellung über die Stellvertreter auf überraschende und neue Weise zeigt. Das macht die Stellvertreter in ihrer weitgehenden Autonomie gegenüber den Erwartungen eines Klienten so wertvoll. Sie »stehen« für einen anderen und der Klient wird im

Mitgehen mit ihnen an dieses »Stehen für jemanden« und die damit verbundenen Gefühle herangeführt.

Verstehen überwindet trennende Erfahrungen durch Berührung. An der Berührung des Klienten können wir meist wahrnehmen, dass er, bewusst oder unbewusst, etwas verstanden hat. Verstehen ergibt sich in einem Sehen, Wissen und Begreifen, das mit dem Herzen verbunden ist, das der Liebe Raum gibt. Ganz einfach ist Verstehen in dem aufatmenden und anerkennenden Satz enthalten: »Jetzt verstehe ich dich (oder euch oder mich oder es)«.

Heilsame Bilder als Korrektiv

Sich einzufühlen und mitzufühlen ist aber oft bedrohlich. Trennendes ergibt sich ja meist aus der Notwendigkeit des Überlebens und Sich-Schützens. Deswegen erlebe ich Aufstellungen gerade dort als sehr hilfreich, wo sie eine veränderte seelische Wahrnehmung von Fakten ermöglichen (wobei diese natürlich nie einfach nur Fakten, sondern immer schon in einen Beziehungs- und Bedeutungskontext eingebunden sind).

Schreckliche und bedrohliche Wahrnehmungen und Vorstellungen brauchen ein Korrektiv durch heilsame Bilder. Das verbindet Psychotherapie mit dem, was Religionen und Rituale leisten: Sie alle setzen dem wahrgenommenen Schrecken, Schmerz und Unrecht heilsame Bilder und Erfahrungen entgegen, die so etwas wie einen »Kollapsanker« in der Seele ermöglichen, das Ineinanderfließen von gegensätzlichen Wahrnehmungen. Mehr noch: Wie in vielen Methoden unterschiedlicher Traumatherapien braucht es eine Art Switch, eine Abkehr von gespeicherten belastenden sinnlichen Eindrücken und Vorstellungen hin zu erleichternden Bildern, die erstere relativieren oder gar ersetzen. Das Schreckliche darf in den inneren Bildern nicht einfach das Schreckliche bleiben, wenn etwas in der Seele heilen soll.

Deshalb tendiere ich dazu, in Aufstellungen mithilfe der Stellvertreter in Richtung heilsamer Aufstellungsbilder zu intervenieren, wenn es mir nötig erscheint. Ich nenne diese Bilder manchmal »Himmelsbilder«, wenn es um verstorbene Personen geht, die nun in Frieden sind. Ich bitte also im oben geschilderten Fallbeispiel die Großmutter der Klientin: »Nimm doch mal beide Kinder in den Arm!«, oder ich bitte die am Boden liegenden Toten aufzustehen, sobald ihre Beziehungsdynamik verständlich ist. Diese Prozessveränderungen ermöglichen es, alte, in die Sinne eingeschriebene unheilvolle Erfahrungen oder Vorstellungen mit Bildern zu überschreiben, die sagen: »Es ist vorbei. Jetzt ist es gut.« Fakten können wir nicht ändern. Aber ihre Wahrnehmung und Wirkung in der Seele können wir bis zu einem gewissen, häufig ausreichenden Grad transformieren.

6 Schicksalsbindung bei Paaren

Die Geschichte wiederholt sich nicht,
aber sie reimt sich.
Mark Twain

Systemische Psychotherapie geht von der Annahme aus, dass psychische, psychosomatische und symptomatische Probleme von Einzelpersonen als Ausdruck der Wechselwirkungen in Beziehungssystemen zu verstehen und zu lösen sind. Systemaufstellungen erlauben, diese wechselseitige Dynamik über Stellvertreter bildlich darzustellen und sprachlich in äußerst konzentrierter Form auszudrücken. Allerdings arbeiten sie nicht mit den zirkulären Prozessen von Kommunikation und Interaktion, sondern vor allem mit der Veräußerlichung und Dynamisierung von seelisch verankerten Beziehungsstrukturen. Der Aufstellungsleiter eröffnet eine Aufstellung häufig mit dem Satz: »Schauen wir es uns einmal an.«

Paar- und Familientherapie eignen sich besonders gut dazu, bei Anwesenheit beider Partner oder mehrerer Familienangehöriger die problembehaftete oder konflikterzeugende Kommunikation und Interaktion in einen konfliktlösenden Umgang miteinander zu verändern. Familienaufstellungen setzen einen anderen Schwerpunkt. Sie schauen auf die Struktur eines Beziehungssystems, die eine Aufstellung sichtbar und ausdrücklich werden lässt. Diese Struktur kann über Umstellungen auf eine Lösung hin umgestaltet werden, ohne dass sie sich auf die Kommunikations- und Interaktionsmuster ausdrücklich bezieht.

Darüber hinaus gehen Familienaufstellungen meist davon aus, dass sich Verdrängtes und Ungelöstes aus der Paargeschichte und den jeweiligen Herkunftsgeschichten in den Partner- und Familienkonflikten auswirkt und in inneren »Bildern« strukturiert, ohne dass dies den Beteiligten bewusst ist. Familienaufstellungen können damit den Zusammenhang der gegenwärtigen Beziehungskonflikte mit den existenziell bedeutsamen Ereignissen in der Paar- und Familiengeschichte aufzeigen und oft sehr spontane Lösungen dadurch bewirken, dass die Partner und Familienangehörigen wahrnehmen, wie sie in ihren gegenwärtigen Konflikten etwas austragen, was »eigentlich« nichts mit ihrer Liebe und ihrer persönlichen Beziehung zu tun hat.

Im Folgenden beschränke ich mich auf Konflikte in der Paarbeziehung, die schicksalhaft wirken. Schicksal wird hier verstanden als der Wirkungsbereich in Beziehungssystemen, der sich in den Individuen und Gruppen als eine Art Vorgegebenheit unbewusst festgesetzt hat.[15] Dabei kann deutlich werden, wie sich auch in äußerst komplexen realen Lebenszusammenhängen »passgenaue« Verknüpfungen für Paare ergeben.

Wie sehr Paare sich sofort unbewusst in einem ähnlichen Familienschicksal erkennen und finden, hat Hellinger meines Wissens schon unter dem Aspekt des Lebensskripts betont, noch bevor er mit dem Familienstellen gearbeitet hat. Wir sind in unserer Partnerwahl nicht so frei, wie wir glauben. Zwar sorgen in unserem Erleben Liebe und Zufall dafür, welchen Partner wir fürs Leben oder einen Lebensabschnitt wählen. Aber unser »innerer Blick« scheint darauf zu bestehen, dass der andere den Lebens- und Beziehungsmustern entspricht, die sich wie ein roter Faden durch unsere Lebensgeschichte ziehen, all unsere Prägungen und Entscheidungen als Persönlichkeit »einfärben« und die somit auch unsere Ausrichtung, unsere Gefühle und unsere Verhaltensweisen in Partnerschaft und Liebe bestimmen.

Es ist, als würden wir uns sofort erkennen, nicht nur in dem, was uns in den Erlebnissen unserer Kindheit und über die Ereignisse in der Beziehung der Eltern zueinander geformt hat, sondern auch in dem, was in der Familiengeschichte unausgeglichen, an Enttäuschung verhärtet und an Sehnsucht unerfüllt geblieben ist. Gerade weil das Gelingen der Liebe zu unseren tiefsten Bedürfnissen gehört und die Weitergabe des Lebens normalerweise an die sexuelle Intimität von Mann und Frau gebunden ist, haben die entsprechenden Entscheidungen und Schicksale so eine tief greifende Wirkung, die auch vor der Generationengrenze nicht haltmacht.

Für die eigene Beziehungsgestaltung ist natürlich vor allem der Umgang der Eltern miteinander prägend, den wir als Kind erfahren. Wir erleben die Beziehung unserer Eltern aber nicht nur im Bezug auf unsere Bedürfnisse als Kind, sondern vielleicht noch prägender in den Folgen für die Eltern selbst. Die Prägungen, die dadurch entstehen, dass Kinder ihre Eltern lieben und mit ihnen mitfühlen und loyal zu beiden Elternteilen sein wollen, wirkt wahrscheinlich dauerhafter auf

---

15 Auf andere Aspekte einer Paartherapie über Systemaufstellungen gehe ich hier nicht ein. Siehe dazu Schneider 2002.

ihr späteres eigenes Beziehungsverhalten ein als die Folgen im Rahmen der kindlichen Bedürftigkeit. Gegen das, was einem Kind von den Eltern widerfährt, kann es sich wehren oder es kann sich damit arrangieren. Gegenüber der eigenen Liebe und ihrem Mitgefühl sind Kinder dagegen ziemlich wehrlos, weil sie die kindliche Ohnmacht auf ein späteres Vermögen, helfen zu können, verschieben und entsprechende Zukunftsmuster und Illusionen entwerfen.

In einer Paarberatung nur auf die Beziehungsmuster eines Paares zu achten oder allenfalls auf die Prägungen im Elternhaus, greift häufig ebenso zu kurz wie eine Hilfe, die sich nur auf die bewussten Prozesse in einer Partnerschaft bezieht. Ich bin immer wieder erstaunt, wie sehr gegenwärtige Beziehungskonflikte nicht nur Ungelöstes aus der Paar- oder unmittelbaren Elterngeschichte aufgreifen, sondern in ihren Verknüpfungen weit in die Familiengeschichten zurückgehen, vor allem zu den Großeltern. Ich halte das Familienstellen und den mehrgenerationalen Blickwinkel besonders bei Paarkonflikten für sehr hilfreich, die aus der Perspektive der gegenwärtigen Beziehungsrealitäten völlig unverständlich wirken.

Doppelte Verschiebung

Ich möchte mit einem Beispiel aus einer der frühen Gruppen von Hellinger beginnen (Weber 1993, S. 148):

> Da war ein Ehepaar in einer Gruppe, die eine Woche dauerte. Am zweiten Tag kam die Frau eine Stunde später, ging direkt auf ihren Ehemann zu und sagte vor allen Leuten zu ihm: »Damit du es weißt, heute Nacht war ich bei meinem Freund.« Alle Teilnehmer und auch der Leiter waren ziemlich baff und dachten sich: Was macht diese Frau da? Sie ist doch eine sympathische Person und hat einen netten Mann. Wieso brüskiert sie ihn so in der Öffentlichkeit der Runde?
>
> Als sie mit ihrem Anliegen an der Reihe war, erzählte sie folgende Geschichte: Ihr Vater hatte ihre ganze Kindheit und Jugend über ganz offen eine Liebschaft. An vielen Wochenenden und auch in den Ferien schickte er seine Frau und die Kinder aufs Land zu seinen Schwiegereltern. Diese hatten eine Gastwirtschaft und seine Frau bediente dann die Gäste. Der Vater aber kam mit seiner Freundin im schicken Sportwagen angefahren und die beiden ließen sich von der Ehefrau bedienen. Die Mutter der Klientin war sehr fromm und erduldete das klaglos. Jeder, der diese Geschichte hört, denkt sich sofort: Das geht

nicht. Einige sind vielleicht wütend auf den Vater, wie der mit seiner Frau umspringt, andere mögen wütend sein auf die Mutter, die sich das gefallen lässt.

Das Verhalten des Vaters drängt auf Ausgleich seitens der Mutter, indem sie ihm zumindest ihre Wut zeigt und Grenzen setzt. Das übernimmt jetzt viel später die Tochter. Stellvertretend für die Mutter, das wäre die Verschiebung im Subjekt, zahlt sie es ihrem Vater heim. Aber sie liebt ihren Vater. So schützt sie ihn und lässt die »Rache« an ihrem Mann aus. Das wäre die Verschiebung im Objekt. Gleichzeitig wird sie ihrem Vater ähnlich. So wie er ihre Mutter in der Öffentlichkeit der Gastwirtschaft bloßstellt, brüskiert sie jetzt ihren Mann in der Gruppe. Als der Leiter ihr dieses Muster bewusst macht, versteht sie es sofort und entschuldigt sich vor der Gruppe bei ihrem Mann. Von ihrem Freund hat sie sich dann umgehend getrennt.

Ich hatte einmal einem Klientenpaar die Teilnahme an einer Selbsterfahrungsgruppe empfohlen. Beide hatten sich zuvor in einigen ergebnislosen Paarsitzungen, die ihre Alltagsschwierigkeiten thematisierten, im Kreise gedreht.[16] In der Gruppe fiel mir auf, dass die Frau sich unterschwellig sehr aggressiv gegenüber ihrem Mann verhielt. Ich sprach das an, worauf der Mann ganz erleichtert sagte: »Ja, das ist es genau, meine Frau ist oft so wütend zu mir und ich weiß nicht wieso.« Überraschenderweise bestätigte die Frau dies: »Ja, das stimmt. Ich bin wirklich oft sehr wütend auf ihn und ich weiß auch nicht wieso.«

In den Gruppen damals arbeitete ich häufig im Sinne der Lebensskriptanalyse mit Märchen und anderen Geschichten. Auf meine Frage nach ihrem Lieblingsmärchen antwortete die Klientin spontan: »Rumpelstilzchen!« Das ist ein Märchen, in dem Wut eine große Rolle spielt. In Familiengeschichten bezieht sich die Wut häufig auf eine vom Vater weggegebene Tochter. Über ihrer Familie erzählte die Klientin: »Wir haben zwei Töchter, die ältere ist neun Jahre alt und heißt Helga. Ich wusste schon mit sechs Jahren, dass ich einmal meine erste Tochter auf den Namen Helga taufen lassen werde.«

Auf Nachfrage bei ihrem Vater erfuhr sie dann, dass Ihr Großvater eine erste Beziehung mit einer Frau hatte, aus der eine Tochter namens

16 Dieser Fall ist in seinem ersten Teil auch beschrieben in Schneider u. Gross 2010, S. 37 ff.

> Helga hervorging. Als der Großvater sich später in die Großmutter verliebte und sie heiratete, zahlte er die erste Frau aus und nahm ihr das Versprechen ab, die Tochter immer von seiner Familie fernzuhalten. Der Vater der Klientin wusste von dieser Schwester, hatte sie aber nie gesehen.

Jetzt wurde also die Dynamik deutlich. Grund zur Wut hätte eigentlich diese unbekannte Tante Helga, weil ihr Vater sie aus der Familie hinausverkauft hatte. Diese Wut übernimmt jetzt die Nichte. Das ist wieder die Verschiebung im Subjekt. Aber nicht der Großvater bekommt diese Wut zu spüren, sondern der Mann der Klientin, der mit dieser Geschichte überhaupt nichts zu tun hat. Das ist die Verschiebung im Objekt. Gleichzeitig erhält die älteste Tochter der Klientin die Rolle, diese unbekannte Tante ihrer Mutter und Schwester ihres Großvaters auf verschobene Weise wieder einen Platz zu geben. Allein das Wissen um diese Familiendynamik löste die Wut der Klientin auf ihren Mann unmittelbar auf. Und ihre Tochter, der sie diese Geschichte erzählte, sagte sofort: »Mama, diese Tante suchen wir.«

Sehr interessant war auch die Aufstellung des Mannes dieser Klientin:

> Dieser Klient stellte zunächst die Gegenwartsfamilie, also seine Frau, sich und die beiden Töchter, auf. Die Aufstellung erschien ganz »ordentlich«. Er stand neben seiner Frau, die beiden Kinder gegenüber den Eltern. Aber der Stellvertreter des Mannes sagte überraschenderweise: »Ich kann hier nicht bleiben«, drehte sich um und entfernte sich einige Schritte. Ich fragte den Klienten, ob er sich trennen wolle. Er sagte ganz erstaunt; »Nein, auf keinen Fall.« Auch seine Eltern hatten sich nicht getrennt, aber der Großvater, der Vater seiner Mutter, hatte die Großmutter mit den zwei Kindern verlassen und den Kontakt nie wieder aufgenommen.
>
> Ich ließ den Klienten seine Großeltern hinzustellen. Kaum standen die, schimpfte die Stellvertreterin der Oma mit ungeheurer Wut auf den Großvater ein. Jetzt wurde auch vonseiten des Klienten klar, warum er eine Frau gewählt hatte, die die (verschobene) Wut der Großmutter an ihm auslässt. Er schlüpft in die Rolle seines Großvaters, von dem weder seine Mutter noch seine Großmutter je ein Wort erwähnt hatten, und empfängt ebenfalls in einer doppelten Verschiebung die Wut der Großmutter. Zusätzlich wirkt es so, als hätte er schon als Kind innerlich versprochen: »Wenn ich mal heirate, werde ich meine Frau niemals verlassen.« Auf der späteren Suche nach einem Bild von

seinem Großvater fand er nur Fotos, aus denen dieser ausgeschnitten worden war.

So suchen und finden wir uns als Paar oft in korrespondierenden Geschichten aus den Herkunftsfamilien. Bei Beziehungsproblemen von Paaren, die von außen gesehen absurd und nicht einfühlbar erscheinen, finde ich es sehr hilfreich, nach solchen doppelten Verschiebungsprozessen Ausschau zu halten. Meist leuchtet das »Fremdgesteuerte« und Verschobene der Verhaltensweisen in der Beziehung unmittelbar und sofort lösend ein.

Eine junge, hübsche Klientin mit einem manchmal plötzlich ins Finstere wechselnden Gesichtsausdruck wurde immer wieder von den Männern, für die sie sich interessierte, verlassen. Sie wirkte ganz sanft, aber doch so, als hätte sie die Faust nur in ihrer Tasche versteckt. Als bedeutsame Information aus ihrer Herkunftsfamilie berichtete sie, dass ihre Mutter im Alter von zwölf Jahren vergewaltigt und beinahe getötet worden war. Nachbarn konnten sie gerade noch retten. Doch der Vergewaltiger entkam unerkannt.

In der Aufstellung konnte sie zuerst die panische Angst und dann die völlige Erstarrung ihrer Mutter erleben. Ihre Stellvertreterin aber ging auf den Vergewaltiger los und schrie ihn an: »Ich bring dich um!« Ich sah die neben mir sitzende Klientin an und sagte zu ihr: »Jetzt weißt du, warum dich die Männer verlassen.« Sie schaute zunächst ganz ungläubig drein und ich erklärte ihr: »Sie haben Angst, dass du sie umbringst.« Da erschrak sie und meinte: »Es stimmt, die Männer sagen immer, ich habe so eine versteckte Wut und sie haben Angst vor mir.«

Es ist für mich immer wieder erstaunlich zu erleben, wie unerbittlich und blind Beziehungssysteme über die Nachkommen einen Ausgleich suchen. Wir neigen dazu, Paarkonflikte vor allem über die Veränderung des Kommunikationsverhaltens und das in der Beratung geschützte Sich-Aussprechen zu lösen. Wir schauen vielleicht auch auf die Kindheitserlebnisse und ihre Auswirkungen auf die Paarbeziehung und machen sie in ihrer Wirkung bewusst. Oder wir helfen dabei, unseren Klientenpaaren ohne Bezugnahme auf Vergangenes durch Umdeutung der Probleme und klare Zielbilder eine »gelöste« Zukunft zu eröffnen. Es gibt viele erfolgreiche Ansätze und Methoden, Paaren zu helfen.

Spätestens dann, wenn diese Bemühungen nicht helfen, »lohnt« es sich, den Blick darauf zu lenken, inwieweit der gegenwärtige Konflikt auf Verstrickungen beruhen könnte und auf inneren »Filmen«, die überhaupt nicht zum Paar selbst gehören. Im Erleben unserer Realität spiegelt sich eine oft bis zu den Urgroßeltern zurückreichende, längst vergangene Realität wider und aktualisiert sich. Darauf das Augenmerk zu legen und Aufstellungen als Möglichkeit zu gestalten, diese Verstrickungen auf das für eine Lösung Wesentliche bezogen und möglichst punktgenau aufzudecken, das halte ich für eines der bleibenden Verdienste von Bert Hellinger.

Seelische Wirkung von Tod und Sexualität

Sigmund Freud nahm an, dass zwei Triebe unser Leben steuern: der Sexualtrieb und der Todestrieb. Freuds Trieblehre war stark in den Naturwissenschaften seiner Zeit verankert. Die moderne Psychotherapie orientiert sich nicht mehr an den Metaphern aus dem Maschinenzeitalter, sondern eher an Konzepten der Gehirnforschung und Kognitionswissenschaft. In den Annahmen des Familienstellens bleiben wir aber insofern einer tiefenpsychologischen »Trieblehre« nahe, als wir vor allem auf die Folgen schauen, die aus sexuellen Verbindungen, frühem Tod und dem Bedürfnis nach Ausgleich und Gerechtigkeit in Beziehungssystemen resultieren. Wir sprechen vom *Bedürfnis* nach Zugehörigkeit, der *Kraft* der Bindung zu Lebenden und Toten, dem *Drang* nach Ausgleich über die Generationen hinweg, die wie energetische Prozesse in Beziehungen wirken.

Ein Ehepaar wollte innerhalb einer Paargruppe seinen Beziehungskonflikt lösen. Die Frau war mit ihrem jetzigen Mann in zweiter Ehe verheiratet und hatte aus ihrer ersten Ehe eine Tochter mitgebracht. Ein gemeinsames Kind hatten die beiden nicht. Ihr Ehemann habe nie ein eigenes Kind gewollt. Das Paar stritt sich sehr oft. Sie machte ihm viele Vorwürfe und er zog sich immer mehr in sich zurück. Wir stellten ihr gegenwärtiges Beziehungssystem auf und es schien, als löse die Tochter die Streitigkeiten aus. Das Kind hatte kaum Kontakt zu seinem leiblichen Vater und die Mutter wünschte von ihrem zweiten Mann, er möge mehr als Vater für ihre Tochter da sein.

Die Klientin stellte das Beziehungssystem so, dass der leibliche Vater der Tochter völlig aus dem Blick war, die Tochter nahe neben ihrer

Mutter stand und auf deren Ehemann schaute. Dieser war als zentrale Figur auf seine Frau und deren Tochter ausgerichtet, zuckte aber hilflos mit den Achseln, drehte sich weg und schaute in die Ferne. Wir ordneten das Beziehungssystem in der Weise um, dass der leibliche Vater in der Nähe seiner Tochter stehen konnte. Er kam in die Position als erster Mann und Vater und somit in den Blick. Die Tochter fand zwischen ihren leiblichen Eltern stehend besseren Zugang zu ihren leiblichen Eltern und dem Stiefvater. Dieser bekam auf der anderen Seite der Frau seinen Platz. Die Umstellung der Positionen verbunden mit Sätzen, die halfen, dass sich die neuen Positionen für alle stimmig anfühlten, erleichterten das Paar sichtlich.

Am Abend aber kam der Mann zu mir, voller Panik. Sie hätten das eigentliche Problem nicht erwähnt, ihre sexuellen Probleme. Seine Frau erwarte von ihm mehr Sexualität und er könne ihr das nicht geben. Außerdem erweckte er bei mir den Eindruck, als wäre er nicht wirklich da im Leben und als würde es ihm schwerfallen, darin seinen Platz einzunehmen. Ich versprach dem Mann deshalb, vor dem Ende der Gruppe, wenn noch Zeit sei, nochmals auf ihr Problem einzugehen. So ließ ich den Klienten sein Herkunftssystem aufstellen.

Er stellte sich als einziges Kind seiner Eltern an den Rand des Aufstellungsfeldes neben seine Mutter mit Blick auf den Vater, den er entfernt mit Blick nach außen positioniert hatte. Kaum aufgestellt, legte der Stellvertreter des Klienten seinen Arm um die Schulter der Mutter und drehte sich mit ihr um, weg vom Vater. Das war ein erster Hinweis auf die enge Bindung des Mannes an seine Mutter und darauf, dass vermutlich irgendein Schicksal mit dem Vater verbunden war, das Mutter und Sohn womöglich nicht anschauen wollten.

Ich fragte nach entsprechenden Informationen. Der Vater des Klienten war trotz seiner Jugend im Krieg gewesen und am Ende in Gefangenschaft geraten. Er konnte aber aus dem Lager fliehen und sich nach Hause durchschlagen. Dort angekommen musste er erfahren, dass beide Eltern bei einem Bombenangriff ums Leben gekommen waren. So legten wir Stellvertreter für die Eltern des Klienten neben dessen Stellvertreter auf den Boden. Doch dieser reagierte nicht auf seine umgekommenen Eltern und blickte weiter starr vor sich hin.

Ich bat den Klienten, eine Person auszuwählen für das, worauf sein Vater schaut. Er holte dafür einen Teilnehmer aus der Gruppe und stellte ihn frontal direkt vor den Vater. Die Atmosphäre der Aufstellung war in diesem Moment sehr kalt und ließ irgendwie erschauern. Plötzlich sagte der Stellvertreter des Vaters: »Ich muss ihn erschießen, sonst komme ich nicht nach Hause.«

Da sprangen der Klient und seine Frau von ihren Plätzen in der Runde auf, liefen zum Repräsentanten des Vaters und nahmen ihn weinend und liebevoll in den Arm. Ich bat die beiden, einen Schritt zurückzutreten, und ließ den Stellvertreter des Vaters zum Erschossenen sagen: »Ich wollte unbedingt nach Hause. Du hast dich mir in den Weg gestellt. Ich war verzweifelt und so habe ich dich erschossen. Vielleicht hattest du Kinder und eine Frau, die dich deshalb verloren haben. So musstest du sterben und ich war frei für eine spätere Familie. Bitte, sei freundlich, wenn ich lebe und mein Sohn sein Leben nimmt mit voller Kraft.« Daraufhin nahm der Stellvertreter des Erschossenen den Vater des Klienten in den Arm und beiden traten Tränen in die Augen.

Jetzt wurde deutlich, weshalb sich der Klient so zurückgezogen hatte, warum er an Kraft und Saft des Lebens nicht Anteil nehmen konnte. Vermutlich über das unbewusste Aufnehmen der Gewissensqual seines Vaters schaut er innerlich auf den Erschossenen. So fällt es ihm schwer, den »Gewinn« seines Lebens zu nehmen, wenn es auf dem »Preis« beruht, den der Erschossene und dessen Familie bezahlt haben. Vermutlich war auch der Vater des Klienten durch dieses Erlebnis und den Verlust seiner Eltern innerlich dem Tod näher geblieben als dem Leben, was seinen einzigen Sohn dann dazu getrieben hat, seinen Platz nah bei seiner Mutter zu suchen. Der Sohn fühlte sich dann für diese verantwortlich und schon als Kind »groß«.

Bis zum Ende der Paargruppe saßen der Klient und seine Frau sehr innig beieinander. Etwa ein halbes Jahr später bekam ich eine Postkarte vom Urlaub des Paares in Italien. Die Frau schrieb, es gehe ihr gut mit ihrem Mann, sie könne ihn jetzt auch in der gemeinsamen Sexualität als richtigen Mann fühlen.

Wieder ein halbes Jahr später rief mich die Frau an, weil ihr Mann jetzt zwar viel mehr Interesse und Freude an ihrem Sexualleben habe, sie sich aber immer wieder sehr unbefriedigt fühle. Ich befragte sie nach ihrer Herkunftsgeschichte und führte sie daraufhin in inneren Bildern zu ihrer inniglich geliebten väterlichen Großmutter. Diese hatte nach dem Verlust ihrer ersten großen Liebe, von der sie der Enkeltochter auch immer sexuelle Details erzählt hatte, und nach mehreren kurzen Männerbeziehungen aus Vernunftgründen den Großvater geheiratet. Nach der Geburt dreier Kinder sei dann die Sexualität mit dem Großvater eingeschlafen. Sexuell habe der Großvater ohnehin nie an ihre erste große Liebe herangereicht.

Das also war der Hintergrund für die sexuellen Bedürfnisse und Enttäuschungen der Frau: die Verbindung mit dieser Großmutter und was in ihr von deren Erzählungen haften geblieben war und vermutlich ihre sexuellen Erwartungen geprägt hat. Jedenfalls erhielt ich später wieder eine Urlaubskarte, in der sich die Frau bedankte und sich und ihren Mann nun auch als sexuell zufrieden und glücklich beschrieb.

Unsichtbare Bindungen[17]

Wer in der Paarberatung tätig ist, weiß um die Fallstricke, in die der Berater zu fallen droht. Das beginnt mit den Erwartungen, die das Hilfe suchende und gleichzeitig oft skeptische Paar an ihn richtet: »Wir sind am Ende unserer Bemühungen und Weisheit. Helfen Sie uns weiter.« Gesucht wird eine gute Mutter oder ein guter Vater oder ein einfühlsamer Helfer, der das Paar an die Hand nehmen und führen kann. Vielleicht sucht das Paar eher einen »Mechaniker« auf, der die Beziehung des Paares wieder funktionsfähig machen kann. Oder jeder Partner wünscht sich einen Bundesgenossen, der die Kraft und Geschicklichkeit hat, den anderen Partner zu überzeugen, dass alles doch so einfach wäre, wenn er nur dieses oder jenes anders machen würde. Reicht die Hoffnung auf die Überzeugungskraft nicht mehr aus, meint manches Paar, einen Richter zu brauchen, der ein klares Urteil spricht, wer von den Partnern recht hat und wer nicht.

»Aufgeklärtere« und in ihren Gefühlen abgeklärtere Partner wissen, dass sie selbst die Lösung ihrer Konflikte finden müssen. Sie erwarten einen neutralen und in Kommunikation geschulten Vermittler oder Mediator, der die Interessen der Partner und ihre Kommunikation so zu vermitteln vermag, dass eine bereitliegende vernünftige Lösung auftauchen kann. Den meisten Beratern mag die zuletzt genannte Erwartung als die liebste und am ehesten gemäße erscheinen und ich denke, in den meisten Beratungen wird, bei allen methodischen Variationen, eher wie in einer Mediation gearbeitet.

Gemeinsam ist den meisten Paarberatungen oder Paartherapien, dass sie auf den mitgeteilten Wahrnehmungen der Partner und auf das bewusste Kommunikations- und Interaktionsgeschehen ausgerichtet sind. Tiefenpsychologisch orientierte Paartherapien werden die im jeweiligen Partner und in der Beziehung ablaufenden unbewussten Prozesse mit einbeziehen und dabei vor allem durch Kindheitserfahrungen geprägte Muster analysieren.

17 Diesen Begriff führten Boszormenyi-Nagy u. Spark (1973) in die Psychotherapie ein.

Paartherapeuten, die in Gruppen oder in Paar- und Einzelgesprächen mit dem Familienstellen und dessen Grundannahmen arbeiten, tun dies methodisch gewöhnlich systemisch, umdeutend und kurzzeittherapeutisch. Erscheinen ihnen die Genese und Hintergründe der Paarkonflikte bedeutsam, gehen sie eher den tiefenpsychologisch geprägten seelischen Mustern nach, und zwar in transgenerationaler Form. Wie diese Paartherapeuten annehmen, wirken sich in Paarkonflikten neben schwer zu bewältigenden, oft ausgeblendeten und unverarbeiteten Ereignissen der Paargeschichte, z. B. dem frühen Tod eines Kindes, das in den Herkunftsfamilien Verdrängte und Ungelöste in den gegenwärtigen Konflikten aus.

Die Erfolge des Familienstellens gerade auch bei Paarkonflikten liegen vor allem dort, wo solche sich durch mehrere Generationen hinziehenden seelischen Prozesse eine Rolle spielen. Zwar beziehen auch andere Paartherapieformen häufig genealogische Informationen mit ein, aber meist nicht in der Konsequenz und der »Tiefe« der mehrgenerationalen Zusammenhänge, auf die Hellinger aufmerksam gemacht hat.

Viele Paare sind sehr überrascht, wenn sie die Wurzeln ihres Paarkonflikts auf lösende Weise im bewusst oder unbewusst Tradierten erfahren. Im Ausruf »Jetzt verstehe ich!« wird ein Konflikt von Schuldvorwürfen und einfachen Zuschreibungen (etwa »Wir haben uns auseinandergelebt«) befreit. In Sätzen wie: »Ich hätte das nie gedacht, aber es stimmt, wir sind uns ja in unserer Familiengeschichte wirklich erstaunlich ähnlich«, zeigt sich das Aha-Erlebnis einer Verknüpfung, die einen neuen Blick auf den Partner und die Beziehungsgeschichte eröffnet.

Ein häufiges Thema in der Paarberatung ist das »Fremdgehen« eines Partners. Dieser Begriff ist sehr problematisch. Er suggeriert, von einem Partner gegenüber dem anderen gebraucht, eine einseitige Schuldzuschreibung und definiert Treue auf der Basis eines Besitzanspruchs. Zudem vermeidet er sprachlich, dem Schmerz ins Auge zu sehen, dass der andere den oder die Fremde möglicherweise liebt und dass in dieser Beziehung auch ein anderer liebender Mensch vorkommen kann. Manchmal, und das gilt auch für die kurze Vorarbeit in Aufstellungsgruppen, ist der erste Schritt im Umgang mit einem Paarkonflikt, eine Sprachregelung zu finden, die dem Schmerz gerecht wird, aber auch offen ist für die Achtung aller Beteiligten. Welche Wortwahl öffnet für alle Beteiligten eine respektvolle und wenn möglich mit Liebe verbundene Lösung?

Auf unbeabsichtigte Weise richtet der Begriff »Fremdgehen« die Aufmerksamkeit allerdings auf einen Aspekt in Beziehungen, der in der Aufstellungsarbeit immer wieder erfahren werden kann: dass ein Partner beim Fremdgehen wirklich einen Fremden sucht oder einen Fremden vertritt. Der Hintergrund für das Eingehen einer »Außenbeziehung« liegt häufig weniger in der Unzufriedenheit mit einer Partnerbeziehung oder in einer wirklichen Liebe zu einem zufällig neu ins Leben getretenen Menschen, sondern in einer Bindung an Personen im eigenen Herkunftssystem und an einem »Mangel« im Erleben der eigenen Person und Familie in der Zeit der Kindheit. Ich halte diesen Aspekt für sehr bedeutsam, weil er zeigen kann, dass viele Außenbeziehungen nichts mit dem Partner zu tun haben, mit dem man zusammenlebt. Das folgende Beispiel stammt aus einer Paarberatung meiner Frau:

»Wir können uns nicht trennen, aber miteinander geht es auch nicht mehr.« So formulieren Sigrun und Helmut den Hintergrund ihres Konflikts. Sie versuchen, über die Beratung herauszufinden, warum Helmut immer wieder Außenbeziehungen in der Ehe hat, obwohl er seine Frau liebt. Er beteuert, Außenbeziehungen nicht zu wollen und wie fremdgesteuert zu handeln. Sigrun hat das viele Jahre mitgetragen. Nun ist es ihr zu viel geworden und die Verletzung sitzt tief, da Helmut auch eine Affäre mit einer gemeinsamen Bekannten hatte.

Helmut vermutet den Hintergrund für sein Fremdgehen mit der eigenen Suche nach Anerkennung und dem Gefühl, bei der anderen Frau heimzukommen. Er beendet seine Affären meist nach kurzer Zeit, betont aber, keine der anderen Frauen benutzt zu haben. Ihm liege viel daran, endlich zu verstehen, was ihn da umtreibe und wie er treu sein könne.

Auf die Frage nach seiner Familiengeschichte antwortet Helmut zunächst, genau genommen habe er keine Familie. Er sei ein uneheliches Kind und kenne seinen Vater nicht. Seine Mutter habe ihm nie verraten, wer sein Vater ist und betont, der sei ein Hallodri gewesen. Mehr müsse er nicht wissen. Als Helmut ein halbes Jahr alt war, gab ihn seine Mutter zu ihren Eltern und ging zum Arbeiten in die Stadt. Sie hatte in ihrem weiteren Leben keine Männerbeziehung mehr. Als Sechzehnjährigen hat ihn die Mutter für eine Ausbildung wieder zu sich in die Stadt genommen. Bis zu seiner Heirat lebt Helmut mit seiner Mutter zusammen »wie ein altes Ehepaar, das sich nichts zu sagen hat«.

In einer kurzen Trancearbeit wird Helmut gebeten, sich vorzustellen, wie er als kleiner Junge im Arm der Mutter ist und in Verbindung mit Mutter und Vater sein Leben nimmt. Das bewegt ihn sehr. Für ihn wird fühlbar, wie viel Nähe und Anerkennung er, verschoben in seinen Affären, sucht. Nach dieser Vorstellungsübung merkt Helmut an, dass er vielleicht auch etwas von seinem Vater in sich trage, der ja viele Frauenbeziehungen gehabt haben soll.

Sigrun, der während der kurzen Arbeit ihres Mannes Tränen in die Augen traten, ist sehr erleichtert, weil sie sehen kann, dass das Fremdgehen ihres Mannes nichts mit ihr zu tun hat. Sie hatte sich immer wieder gefragt, was ihr wohl fehle und was andere Frauen offensichtlich hätten.

Ein halbes Jahr nach dem Gespräch mit den beiden bittet Sigrun um eine Sitzung. Beide Partner hatten sich entschlossen, nochmals einen Neubeginn zu versuchen. Zuerst teilt sie mit, dass Helmut nach ihrer gemeinsamen Sitzung eine Tante, die Schwester seiner Mutter, angesprochen und etwas über seinen Vater erfahren habe: Helmuts Eltern waren demzufolge verlobt gewesen. Der Vater war als Vertreter viel unterwegs und hatte es mit der Treue nicht so ernst genommen. Kurz vor der geplanten Hochzeit ist eine Frau aufgetaucht, die behauptet hat, Helmuts Vater habe ihr die Ehe versprochen. Schon mit Helmut schwanger, brachen die Mutter und ihre ganze Familie den Kontakt mit seinem Vater abrupt ab.

Helmut habe sich im vergangenen halben Jahr sehr geändert. In Gesellschaft würden seine Augen nicht mehr dauernd zu anderen Frauen abschweifen. Dennoch kommt Sigrun nicht über die früheren Verletzungen hinweg. Beim Sprechen über die vergangene Zeit wirkt die Fünfzigjährige in ihrer Mimik und Gestik wie eine junge Frau. Immer wieder formuliert sie den Satz: »Wie soll es denn nun weitergehen? Was soll ich tun?«

Sigrun kann dieses Gefühl ihrer Hilflosigkeit zunächst mit keinem Mitglied ihrer Herkunftsfamilie in Verbindung bringen. Dann aber sagt sie: Vielleicht bin ich nur deswegen so lange bei meinem Mann geblieben, weil ich immer alles richtig machen will. Schon meine Mutter wurde durch mich unglücklich. Sie musste meinen Vater heiraten, weil ich unterwegs war.« Auf Nachfragen hin kam dann aber eine ganz andere Geschichte ans Licht: Sigruns Vater hatte eine feste Freundin. In dem kleinen Dorf, in dem er und seine Eltern lebten, galten sie schon als Paar. Als Sigruns Mutter während eines Urlaubs in das Dorf kam, begann ihr Vater mit ihr eine Liebschaft. Sie wurde schwanger und teilte das Sigruns Vater mit. Daraufhin trennte der sich von seiner Freundin und heiratete bald darauf Sigruns Mutter. Die Freundin verließ noch vor der Hochzeit das Dorf.

Während Sigrun das erzählt, kommen ihr die Tränen und sie sagt: »Diese Freundin war bestimmt auch schon schwanger. Ich bin mir da ganz sicher.« So entsteht im Beratungsgespräch die Vermutung, Sigruns Gefühle, von Helmut gedemütigt und bloßgestellt worden zu sein und keinem Mann trauen zu können, stamme aus der frühen Verbindung ihres Vaters mit seiner Freundin. Wie sehr deren Schicksal für Sigrun von Bedeutung ist, wird aus ihrer Bemerkung klar: »Hätte mein Vater nicht den Fehltritt mit meiner Mutter getan, dann gäbe es mich nicht. Wäre er trotz der Schwangerschaft meiner Mutter bei der Freundin geblieben, wäre ich als Kind der Schande aufgewachsen.«

Es ist naheliegend, dass unsere Partnerschaftsprobleme viel mit unserem Kinderschicksal und den Elterngeschichten zu tun haben, die unsere inneren Bilder und Gefühle prägen. Schwerer ist es, sich vorzustellen, wie auch die Beziehungen von Großeltern oder gar Urgroßeltern sich auf unsere Liebesbeziehungen auswirken, vor allem dann, wenn wir diese Vorfahren selbst nicht erlebt haben. Wie erfolgt die transgenerationale Weitergabe von Schicksalsbindungen? Über die unmittelbaren Erlebnisse des Kindes? Über die Delegation unerledigter Aufgaben von Eltern und Großeltern an Kinder und Enkelkinder? Was übernehmen Kinder für ihr eigenes Leben aus Liebe zu ihren Eltern und Großeltern in dem Wunsch, unbedingt helfen zu wollen, oder in der Illusion, als könnten sie durch das eigene Leben früheres Leid ungeschehen machen? Lesen Kinder den Eltern und Großeltern schon früh alle diese belastenden Gefühle mithilfe ihrer Spiegelneuronen gewissermaßen von der Seele ab? Zwingt ein blindes Schicksal die Späteren in eine Schicksalsnachfolge oder einen Schicksalsausgleich, unabhängig vom persönlichen Erleben? Wie soll das gehen? Wie muss man sich das vorstellen? Was greift da ineinander über?

Verdunkelung der Wahrnehmung durch Loyalität

Ein junges Paar mit zwei kleinen Kindern kam in die Beratung. Der Mann, sehr intelligent und als Lehrer erfolgreich und beliebt, hatte von seiner Frau gesagt bekommen, dass sie sich trennen möchte. Er war aus allen Wolken gefallen. Seine Frau hatte keine andere Liebesbeziehung. Sie sagte, sie halte es mit ihm einfach nicht mehr aus und sie habe Angst vor ihm. Er entgegnete, sie sei da in einem Kreis von Frauen, die alle sehr schlecht über die Männer redeten und es ziehe sie mehr zu diesen Frauen als zu ihm. Außerdem sei ihre Angst vor ihm ein Wahn. Er halte sie für manisch-depressiv. Nach mehreren anderen Gesprächsversuchen hatten sie sich aufgrund einer Empfehlung noch mal auf ein gemeinsames Erstgespräch mit mir geeinigt.

Dieses Gespräch erwies sich als völlig unfruchtbar und war kaum zu führen. Die Frau war mit den Kindern schon ausgezogen. Wie sie erklärte, wolle sie nicht zu ihrem Mann zurück. Es ginge ihr nur darum, möglichst zum Wohl der Kinder im Guten auseinanderzugehen. Ihr Mann war in seinen Vorwürfen und Argumenten kaum zu bremsen. Sie entziehe ihm die Kinder. Sie unterfordere diese und könne ihnen nie das für ihre Zukunft bieten, was er ihnen bieten könne. Und überhaupt, sie hätten doch eigentlich gar keine Probleme und es sei ihm völlig schleierhaft, wieso sie weggehe. Das könne nur mit dem schlechten Einfluss der anderen Frauen zusammenhängen. Wenn sie auch nur einen Funken Vernunft walten lassen würde, kämen sie doch gut miteinander zurecht. Zumindest im Interesse der Kinder müsste man doch die Ehe aufrechterhalten.

Die Fragen nach den Herkunftsfamilien waren zunächst nicht ergiebig und wurden vor allem vom Klienten eher unwillig beantwortet. Die Klientin beschrieb ihre Familie als sehr harmonisch und in Ordnung. Seine Familie bezeichnet der Klient beinahe als heilig. Seine Mutter sei äußerst liebevoll und der sozialste Mensch, den er kenne. Auf hartnäckiges Nachfragen hin erzählte die Klientin, ihre heiß geliebte Oma sei ein »lediges Kind«. Die Uroma habe drei Männer gehabt, die Oma stamme vom ersten, über den nichts bekannt sei. Der zweite Mann, den die Oma geheiratet hatte, sei bald gestorben und der dritte sei ein furchtbarer Mensch gewesen. Die Urgroßmutter habe sich von ihm getrennt, als die Oma etwa fünfzehn Jahre alt war. Auf die Frage, ob sie nicht die Mutter einmal befragen könnte, was mit dem Vater ihrer Mutter gewesen sei und ob der Oma als Kind etwas Schlimmes widerfahren sei, womöglich durch den dritten Mann der Uroma, sagte die Klientin: »Nein, das kann ich meine Mutter niemals fragen. Das würde sie zu sehr belasten. Sie ist nicht sehr gesund.«

Erst aufgrund eines Hinweises seiner Frau erzählte der Mann, seine richtige Großmutter habe sich umgebracht, als seine Mutter drei Jahre alt war. Der Opa habe bald wieder geheiratet, eine ganz tolle Frau, die seiner Mutter als Kind eine äußerst liebevolle Mutter gewesen sei. Er habe sie selbst als liebe Oma die ganze Kindheit und Jugend über erlebt. Auf die Frage, warum seine richtige Großmutter sich umgebracht hatte, kam eine sehr diffuse Geschichte. Die Oma habe demnach in der Firma des Opas mitgearbeitet und dort Geld unterschlagen, vermutlich um es ihrer Herkunftsfamilie zukommen zu lassen. Sie sei angezeigt worden und während des Prozesses oder schon vorher, er wisse es nicht genau, sei ein Giftanschlag auf den Opa verübt worden, der ihm beinahe das Leben gekostet hätte. Zuerst sei ein Freund des Großvaters verdächtigt worden. Dann aber habe sich die Großmutter umgebracht und in einem Brief hinterlassen, dass sie den Anschlag auf ihren Mann verübt habe.

Auf meine Bemerkung hin, da müsste es doch Gerichtsakten geben, sagte der Klient: »Ja, die liegen auf dem Speicher im Haus meiner Eltern.« Aber als ich ihn fragte, ob er die nicht einmal anschauen wolle und ob seine Mutter sie ihm aushändigen würde, meinte er. »Meine Mutter würde sie mir schon geben. Aber solange sie lebt, werde ich da nicht hineinschauen.« Das könne er ihr nicht antun. Im Übrigen habe das doch alles nicht das Geringste mit ihrem Problem zu tun. Mit Mühe kam es in dem Gespräch noch zu einer Vereinbarung der beiden darüber, wie sie zu einer bestimmten Zeit nach einem bestimmten Modus bevorstehende Regelungen hinsichtlich der Kinder besprechen werden.

Die Frau war Sozialpädagogin, und so nahm ich sie auf ihren Wunsch hin etwas später in ein Supervisionsseminar auf. Sie wollte sich die Arbeit mit Aufstellungen anschauen. Sie saß öfters mit feuchten Augen in der Runde. Selbst wollte sie aber nicht arbeiten. Beim Verabschieden meinte sie, sie würde sich in einem oder zwei Jahren wieder melden, wenn sich die Trennungssituation beruhigt habe.

Ich lud den Mann nur für seine Aufstellung in eine andere Supervisionsgruppe ein. In dieser Aufstellung seiner gegenwärtigen Beziehungssituation wich die Stellvertreterin seiner Frau, die er seinem Repräsentanten zunächst nahe gegenübergestellt hatte, sofort ängstlich zurück und drehte sich weg. Es zeigte sich also sofort das Gefühl und die Trennungsabsicht der Frau. Was strahlt der Mann da, vielleicht in Verbundenheit mit seiner Familie, aus?

Ich ließ ihn Stellvertreter seiner Mutter, seines Großvaters und seiner Großmutter dazustellen und bat dann die Großmutter, nach einer Weile der Orientierung für die Stellvertreter, sich als Zeichen ihres Todes auf den Boden zu legen. Die Stellvertreterin legte sich hin, schüttelte aber den Kopf, stand wieder auf und sagte: »Ich bin nicht tot.« Das war sehr eigenartig, gab aber der ansonsten unbewegten

Aufstellung sofort Energie. Wieso nimmt die Großmutter in der Aufstellung ihren Tod nicht an? Erfahrungsgemäß zeigt sich diese Dynamik, wenn mit dem Todesereignis oder seinen Hintergründen etwas nicht stimmt, so als könnte der Tod im System erst eintreten, wenn noch etwas gesagt wird oder ans Licht kommt, was bislang nicht gesehen wurde.

Ich bat den Mann, auch den Freund des Großvaters dazuzustellen, der zunächst in Verdacht geraten war, dem Opa Gift gegeben zu haben. Er stellte ihn neben die Großmutter und dem Großvater gegenüber. Da sagte die Großmutter: »Ja, das passt. Das ist der Mann, den ich liebe«, und legte den Arm um den Freund. Der erwiderte die Zuneigung. Der Stellvertreter des Großvaters stand regungslos und wie blind da, als würde er überhaupt nichts verstehen. Meine Frage, ob es eine Beziehung der Großmutter mit dem Freund des Großvaters gegeben haben könnte, beantwortete der Mann völlig entrüstet: »Niemals! Unmöglich. Die Freundschaft der beiden Männer habe ihr Leben lang angehalten und er selbst habe die beiden noch zusammen erlebt.«

Damit wich jede Spannkraft aus der Aufstellung und ich beendete sie in etwa mit der Bemerkung: »Die Aufstellung zeigt, dass in der ganzen Geschichte etwas nicht richtig erzählt wurde und nicht stimmt. Was genau das ist, muss offenbleiben. Vielleicht werden dir einmal die Dokumente weiterhelfen, wenn du wissen willst, was sich zugetragen hat. Ich halte das für bedeutsam, wenn du mit der Entscheidung deiner Frau, sich zu trennen, in Frieden kommen willst. Auch für deine beiden Söhne kann es später einmal hilfreich sein.« Aber ich erreichte den Mann, zu dem ich manchmal in einem anderen (privaten) Kontext freundlichen Kontakt hatte, nicht.

Was war der wirkliche Grund, warum sich die Frau trennen wollte? Was war ihre Angst? Sie konnte es nicht auf eine Weise sagen, dass man etwas verstanden hätte. Auch in der Aufstellung des Mannes hatte die Stellvertreterin der Frau nur mit den Achseln gezuckt und gesagt, sie wisse nicht warum, sie müsse da nur weg. Real hat ihr der Mann nichts angetan, wie sie auch selbst beteuerte. Sie könne und wolle einfach nicht mehr mit ihm leben. Von der Wahrnehmung im Gespräch her konnte man die Frau insofern verstehen, als der Mann in seinem »Wissen« und in seiner Rechthaberei, obwohl ansonsten sehr sympathisch, kaum auszuhalten war. Die beiden nahmen sich wechselseitig überhaupt nicht wahr. Nun war der Konflikt gerade sehr heiß. Dennoch: Was geht zwischen den beiden da vor sich?

Die meisten Paartherapien werden versuchen, mit irgendeiner Methode den Gesprächsrahmen so zu verändern, dass beide Partner ihre Wahrnehmung und ihre Interaktionen auf eine konstruktivere Ebene bringen können. Das Familienstellen arbeitet abgesehen von der Methode des Aufstellens mit der Hypothese, dass das Paarverhaltens oft nur dann Sinn macht, wenn man es mit den Geschehnissen und Erfahrungen in den jeweiligen Herkunftsfamilien in Verbindung bringen kann.

Im obigen Fall wird man aufgrund der bisherigen Informationen vermuten, dass in Bezug auf das Verhalten der Frau etwas in der Lebens- und Familiengeschichte ihrer Großmutter und Urgroßmutter passiert sein muss, was ihre Angst vor dem Mann erklärt und eine unbedingte Trennung notwendig erscheinen lässt. Ließe sich dieses Familienschicksal in einer Aufstellung sichtbar machen, würde dies der Frau vielleicht ermöglichen, bewusst zwischen den Ereignissen damals und ihrer gegenwärtigen Beziehungssituation zu trennen. Vermutlich gibt es weitere Zusammenhänge, die eine Rolle spielen. Die Frage ist, welche Erfahrungen in der Familiengeschichte sind am dichtesten dran am Verhalten der Frau in ihrem jetzigen Konflikt, und zwar auf eine Weise, dass sie es selbst ohne Überzeugungsbemühungen von außen als stimmig erleben kann.

Aufstellungen sind für dieses Erleben ein hervorragendes Mittel (wenn es denn dazu kommt). Aber sie sind nicht immer eindeutig und nicht immer sind die »richtigen« Rollen gestellt. Doch es ist wie bei den quantenphysikalischen Experimenten zur Verschränkung entfernter Teilchen: Man braucht eine konventionelle Informationsleitung, über die Messergebnisse von Ort zu Ort übermittelt werden können. Aufstellungen wirken meist nur, wenn die entsprechenden Informationen aus der Familiengeschichte offenkundig werden. Zumindest braucht es ein sicheres inneres Wissen um die Zusammenhänge, das sich mithilfe der Aufstellungserfahrung einstellen kann.

Zeigt jemand Scheu vor den realen Informationen, ist anzunehmen, dass das Familiensystem im unbewussten Wissen des Klienten mit der Wahrnehmung überfordert ist und geschützt werden will, was immer es auch den Klienten selbst (und seine Kinder) kostet. Es ist immer wieder erstaunlich zu erleben, wie stark die Bindungen in den Herkunftssystemen wirken und welche Opfer man zu bringen bereit ist, um die Ursprungsfamilie vor Erinnerungen an Gefahren und Belastungen zu schützen. Bei allen Vorwürfen, die wir vielleicht an unsere Eltern richten, letztlich sind wir loyal zu ihnen und halten nach Möglichkeit alles von ihnen fern, was sie aus der Vergangenheit gefährden könnte.

Besonders deutlich wird das bei dem Klienten in obigem Fallbeispiel. »Heilige Familien« sind meist in einer Schuld verstrickt. Rigide Denkstrukturen, die keine Zweifel kennen, und Verständnislosigkeit für eigene und fremde Schwächen weisen darauf hin, dass an einer überlieferten Behauptung, wie Recht und Unrecht im Familiensystem verteilt sind, keine Zweifel erlaubt sind. Hätte der Sohn Verständnis für den Suizid der Großmutter oder käme eine Wahrheit heraus, die das bisherige Bild von den beteiligten Personen über den Haufen werfen würde, könnte das die Mutter in den Augen des Sohnes nicht aushalten. Womöglich würde das den geliebten großartigen Großvater belasten und somit die eigene Wahrnehmung, Weltsicht und Selbstbehauptung erschüttern.

Aber vermutlich würde die Wahrheit seine Mutter gar nicht so belasten, wie der Klient denkt, vielleicht kennt sie diese sogar bereits. Im Bild der Aufstellung des Mannes war allerdings deutlich geworden, dass die Mutter des Klienten ihre Kindergefühle angesichts des Todes ihrer Mutter und der vermutlichen Zusammenhänge nie ausdrücken konnte. Womöglich ist es auch dieser nicht gelebte, aber virulente Schmerz der Mutter, der bewirkt, dass der Sohn sie, sich selbst und die »Heiligkeit« der Familie schützt.

Mann und Frau bringen in ihrer wie auch immer gearteten Beziehung das neue Leben in die Welt. Deshalb wirken auf ein Paar alle Ereignisse von Leben und Tod, Liebe und Gerechtigkeit und Schmerz in der Geschichte ihrer Herkunftsfamilien. Kein Paar beginnt mit seiner mehr oder weniger intensiven Liebe eine völlig neue Geschichte, losgelöst vom Geschichtennetz der Familie und der die Familien umfassenden Gemeinschaften. Eine Attraktion des Familienstellens liegt darin, dass es uns helfen kann, uns in wichtigen Lebensfragen in der umfassenderen sozialen Geschichte zu begreifen. Diese Geschichte hält aber in uns nicht still. In der Komplexität all der neuen Elemente des eigenen, einmaligen Lebens schreibt sie sich fort. Das ist der zugehörige Aspekt des Familienstellens: zu helfen, dass das Vergangene in uns nicht das Neue aufhält oder zu sehr einengt, dass Liebe und Leben und unsere Gestaltungskräfte situationsgerecht und der Zukunft zugewandt zum Guten hin fortschreiten können.

7 Familienschicksale und Symptome

Doch wer die Schatten der Vergangenheit
Nicht klar von den realen Gefahren
Der Gegenwart trennt, liefert sich
Dem Echo erfahrenen Leidens aus
Und zerstört die eigene Zukunft
Elisabeth Kiderlen

»Wenn die Seele leidet, kommt der Körper nicht ungeschoren davon«, so kann man mit dem Journalisten Werner Bartens den Grundsatz der Psychosomatik beschreiben. Das Familienstellen ist keine psychosomatische und auch keine psychotherapeutische Methode. Es gibt Psychotherapeuten und Heilpraktiker, die mit dem Familienstellen arbeiten, meist in Verbindung mit anderen Methoden. Es gibt Psychotherapeuten, Heilpraktiker und Ärzte, die ihren Klienten eine Familienaufstellung empfehlen, wenn sie den Eindruck haben, partnerschaftliche und familiäre Probleme begründen eine Krankheit oder ein Symptom. Das Familienstellen ist keine Methode des Heilens, es schaut auf gegenwärtige und vergangene Beziehungssysteme und auf die entsprechenden seelischen Bindungsprozesse, häufig auch auf innere Anteile in der Seele und ihre Konflikte in Bezug auf eine bestimmte Lebenssituation oder eine wichtige Frage zu persönlichen Entfaltungsmöglichkeiten.

Möchte jemand mit Blick auf sein Symptom oder auf ein Symptom seines Kindes oder einer Person aus der Herkunftsfamilie eine Aufstellung machen, dann ist der Fokus nicht auf die Heilung oder das Verschwinden des Symptoms gerichtet, sondern auf die Frage: Was kann mir das Symptom oder die Krankheit darüber mitteilen, was in meiner Seele oder im partnerschaftlichen und familiären Beziehungsgeschehen nach Heilung, Lösung oder hin zu einem anstehenden Schritt in die Zukunft drängt?

Wenn wir in Aufstellungen Symptome aufstellen, nutzen wir die in ihnen steckende Information zu individuellen oder systemischen Lebensfragen. Das ist die Vorannahme: Krankheiten und Symptome entstehen außer durch genetische, somatische oder umweltbedingte Einflüsse in einem seelischen und systemischen Kontext. So wie wir es sprachlich ausdrücken, wenn wir z. B. das Gefühl haben, ein Streit schlägt auf den Magen, oder Sprüche benutzen wie: »Das hältst du doch im Kopf nicht aus«, oder: »Das ist ja zum Verrücktwerden.«

Ohne systematisch auf unterschiedliche Krankheits- und Symptombereiche einzugehen, möchte ich anhand einiger Aufstellungserfahrungen beschreiben, wie wir uns Zusammenhänge zwischen Familienschicksalen und Symptomen vorstellen können und welche Fragen dabei auftauchen. Aufstellungen können eine enorme Hilfe dabei sein, Lebens- und Beziehungsprozesse zu verstehen, die mit Symptomen informativ in Verbindung stehen. Manchmal wirkt sich dieses Verstehen heilsam auf ein Symptom aus, meist verhilft es zumindest persönlich und familiär zu einem positiven Umgang mit dem Symptom.

Wirkt sich ein Aufstellungsprozess heilsam auf ein Symptom oder eine Krankheit aus, dann nicht deshalb, weil die Aufstellung geplant und gezielt auf die Heilung ausgerichtet ist. Die Heilung ergibt sich einfach. Und wie genau der Heilungsprozess bewirkt wird, ist sehr schwer analytisch auszumachen. Dafür sind die Prozesse im Klienten und in seinen Beziehungssystemen zu komplex. Das dürfte auch für viele Psychotherapien gelten.

Vor allem nehmen der Aufstellungsprozess und die Einsicht in die schicksalhaften Zusammenhänge oder die kindliche Liebe und ihre Wirkungen die Not des Schuldgefühls. Wir neigen nämlich dazu, Symptome mit Schuld zu verbinden, als sei man selbst wegen seiner Lebensführung für sein Symptom verantwortlich oder als müsse man die Eltern oder den Partner oder andere, z. B. einen Chef, dafür verantwortlich machen. Zwar gibt es eigenes schuldhaftes Verhalten und machen sich Eltern, Angehörige oder andere schuldig. Aber dieses Sich-schuldig-Machen wirkt innerhalb einer Lebens- und Familiengeschichte, innerhalb eines größeren Beziehungskontextes, in dem meistens keiner böse ist, sondern jeder einfach handelt, wie er eben handeln kann. Selten sind linear-kausale Zuschreibungen für ein Symptom möglich. Zumindest helfen Schuldvorwürfe nicht, weder Selbstvorwürfe noch das Beschuldigen anderer.

Symptome und Krankheiten können zeigen, wie wir in ihnen Schicksalsereignisse aufgreifen und austragen, ohne es zu wollen oder auch nur zu wissen. Das Familienstellen und seine Erfahrungen und Annahmen können da einen Horizont eröffnen (oder offen halten), der über manche Einengungen heute gängiger kausaler Zuschreibungen hinausführt. Natürlich spielen Gene eine Rolle, natürlich spielen neuronale und chemische Prozesse im Gehirn und im ganzen Körper eine Rolle. Natürlich sind die Kommunikationen und Interaktionen zwischen den unmittelbaren Bezugspersonen und während des Aufwachsens eines Kindes bedeutsam. Aber ein wesentliches Element scheint noch hinzuzukommen und manchmal den Ausschlag für den Ausbruch einer Krankheit oder die Entstehung eines Symptoms zu geben. Dieses können wir als »Verstrickung« oder, neutraler und weiter formuliert, als »Systemtrauma« beschreiben. Manchmal schlagen sich menschliche Tragödien in körperlichen und seelischen Symptomen nieder.

Ein Psychiater sagte einmal in einer Gruppe in Bezug auf psychiatrische Erkrankungen, sie seien die »Torschlusspanik eines Systems«, dessen verbliebene Möglichkeit dafür, dass Verborgenes im Familienschicksal angeschaut und gewürdigt werden kann. Jedenfalls lassen Aufstellungserfahrungen vermuten, dass manchmal Körpersymptome wie Krebs oder Herzinfarkt, psychosomatische Symptome wie ein Burn-out, Verhaltenssymptome wie ein Waschzwang, psychiatrische Symptome wie eine schwere Depressionen, verbunden mit Suizidgefährdung, verschiedensten körperlichen Leiden oder Wahnvorstellungen erst in einem Schicksalszusammenhang verständlich werden.

Tödliche Krankheit als stellvertretende Liebe oder zu bezahlender Preis

Ich bringe hier ein Beispiel, das ich schon in meinem Buch »Das Familienstellen« (Schneider 2009a, S. 153 ff.) erwähnt habe. Ich erzähle dieses Beispiel oft in meinen Kursen, weil es den Zusammenhang zwischen einer Krankheit und Familienereignissen so deutlich zeigt und uns hier interessierende weiterführende Fragen ermöglicht. Zudem gibt es in der Zwischenzeit einen interessanten Nachtrag zu berichten.

Ein Mann kam in eine Gruppe, weil er an einer fortgeschrittenen Krebserkrankung litt. Seine Frau war sehr unzufrieden damit, wie er mit seiner Krankheit umging. In ihren Augen kämpfte er nicht genug um seine Gesundheit und so hatte sie ihn überredet, eine Familienaufstellung zu machen. Da die Unzufriedenheit seiner Frau für ihn im Vordergrund stand, nicht seine schwere Erkrankung, bat ich den Klienten, seine gegenwärtige Familie aufzustellen.

Er stellte Stellvertreter für sich und seine Frau mit einem kleinen Zwischenraum nebeneinander sowie nahe bei den Eltern und diesen gegenüber die Vertreter der drei Kinder im Alter zwischen zehn und vierzehn. Allen fünfen ging es gut. Die Frau sagte: »Wenn mein Mann noch ein bisschen näher bei mir stünde, wäre es mir lieber.« Da es zwischen dem Klienten und seiner Frau Unstimmigkeiten bezüglich seines Umgangs mit der Krankheit gab, bat ich ihn, eine Person für seine Krankheit zu holen. Er wählte eine bildhübsche, junge Frau aus der Gruppe und zwängte sie in die Lücke zwischen sich und seiner Frau. Kaum stand sie da, fiel sie dem Vertreter des Klienten um den Hals. Auch er umarmte sie sogleich inniglich und die beiden standen eng umschlungen da wie ein Liebespaar. Sofort wich die Repräsentantin der Ehefrau so weit zurück, wie sie konnte, und die Vertreter der Kinder liefen zu ihr hin und klammerten sich an die Mutter. Sie war empört, die Kinder reagierten ängstlich und entsetzt, aber der Vertreter des Klienten schaute nur strahlend auf diese junge Frau, die seinen Krebs vertrat und ihn verliebt umarmte.

Das war natürlich für alle Betrachter sehr überraschend. Es war sofort klar, dass die Repräsentantin der Krankheit gar nicht die Krankheit vertrat, sondern eine Person, die der Klient unterschwellig mit seiner Krankheit verband. Ich fragte ihn also, ob er vor der Ehe mit seiner Frau schon einmal sehr verliebt gewesen sei, aber er verneinte. Seine Frau sei seine erste und einzige Liebe.

Wohin gehörte dann diese junge, als Krankheit aufgestellte Frau? Bei welchen Personen im Familiensystem machte das, was man in der Aufstellung sah, einen Sinn? Was war der erweiterte Kontext? Ich bat den Klienten also, Stellvertreter für seinen Vater und seine Mutter auszusuchen. Er holte zwei Personen und stellte sie eng beieinander fast an den Rand des Aufstellungsfeldes, mit Blick auf ihren Sohn und seine Krankheit.

Da geschah Folgendes: Die »Krankheit« hob den Kopf, löste sich vom Vertreter des Klienten und ging langsam, die Arme wie zu einer Umarmung ausbreitend, auf dessen Vater zu. Als sie kurz vor ihm stand, nahm dieser seine Frau, die Mutter des Klienten, drehte sich mit ihr brüsk um und ging noch den verbleibenden Schritt nach außen. Da schlug die junge, hübsche Vertreterin des Krebses die Hände vors Gesicht und weinte herzzerreißend. Dann ging sie etwas seitwärts und legte sich tief aufatmend auf den Boden. Als der Stellvertreter des Klienten das sah, ging er zu ihr, legte sich neben sie und umarmte sie wieder.

Der Klient saß neben mir und lächelte verträumt. Was ging hier vor? Ich fragte den Mann, ob sein Vater schon einmal in der Zeit vor seiner Mutter verliebt war. »Ja«, meinte er, »das hat mir letzte Woche eine Tante erzählt, als ich sie in Vorbereitung auf den Kurs nach Familiengeschichten fragte. Mein Vater war vor meiner Mutter schon einmal verlobt. Der Hochzeitstermin war schon mit der Verlobten und den Familien abgesprochen. Da lernte mein Vater meine Mutter kennen, verliebte sich in sie und heiratete sie noch vor dem Termin, den mein Vater ursprünglich mit der Verlobten ausgemacht hatte. Kurz nach der Hochzeit meiner Eltern hat sich diese Verlobte dann umgebracht.«

Das war also die Dynamik, die sich in der Aufstellung gezeigt hatte. Der Mann hatte als Stellvertreterin seiner Krebserkrankung die erste Verlobte des Vaters gestellt. So gesehen machte die Dynamik der Aufstellung plötzlich Sinn. In dem Bemühen, noch etwas Hilfreiches für den Klienten zu tun, bat ich die Stellvertreter der Krankheit beziehungsweise der ersten Verlobten und des Klienten aufzustehen. Ich führte Letzteren zu seiner Frau und seinen Kindern und bat die Eltern des Klienten, sich noch mal umzudrehen.

Als ich aber den Vater seiner ersten Verlobten gegenüberstellen wollte, um einen möglicherweise entlastenden Dialog mit der jungen Frau zu führen, schaute er mich an und sagte: »Halt du dich da heraus, das geht dich nichts an«, drehte sich mit seiner Frau wieder um und ging zurück an den Rand des Aufstellungsfeldes. Der Stellvertreter des Vaters hatte recht: Er war kein Therapeut und auch nicht durch Aufstellungen »geschult«, sondern drückte sein unmittelbares Gefühl in der Aufstellung aus, das ich sofort respektierte. Die Eltern des Klienten lebten zum Zeitpunkt der Aufstellung noch und ich hatte wirklich kein Recht, mich da helfend einzumischen.

Die Stellvertreterin der ersten Verlobten reagierte jedoch sofort und legte sich wieder weinend auf den Boden. Da stand der Klient auf, ging zu ihr, legte sich ganz nah neben sie und nahm ihre Hand. Die junge Frau hörte auf zu weinen und beide schlossen ihre Augen und lagen nun unbeweglich da wie tot. So beendete ich die Aufstellung. Als ich den Mann anschließend fragte, wie es ihm gehe, sagte er: »Gut, sehr stimmig.«

Nach dem Seminar unterzog sich der Mann der von den Ärzten vorgeschlagenen Chemotherapie, »zur Beruhigung seiner Frau«, wie er sagte. Die Therapie schlug aber nicht an. Einige Zeit danach starb er. Kurz vor seinem Tod war er noch zu einem Gespräch zu mir gekommen, in dem er sich erkundigen wollte, wie er seinen Kindern seinen baldigen Tod mitteilen und das Erbe regeln solle. Er wirkte völlig einverstanden mit seinem baldigen Sterben.

Können wir aus solchen Aufstellungen Schlüsse ziehen, die über das unmittelbare Erleben und das darin sichtbar werdende Einzelschicksal hinausreichen? Ich weiß nicht, was genau in dem Mann vorgegangen ist. Er hatte die Information über den Suizid der Verlobten seines Vaters kurz vor dem Seminar erhalten. Hat er die hübsche, junge Frau bewusst als Stellvertreterin seiner Krankheit gewählt, weil er selbst einen Zusammenhang zwischen seiner Krankheit und dieser Verlobten vermutete? Die Stellvertreter hatten diese Information nicht, reagierten aber im Sinne des einschneidenden Ereignisses in der Familie des Klienten. Ich denke nicht, dass der Klient eine entsprechende suggestive Wirkung auf die Stellvertreter ausgeübt hat. Und sollte doch ein suggestiver Prozess unbewusst vom Klienten ausgegangen sein, wie sollten wir den erklären? Wieso erschrak der Klient nicht über die Dynamik in der Aufstellung, in der er selbst fühlte, dass es ihn in den Tod zur verstorbenen Verlobten des Vaters zieht? Im Gegenteil, er wirkte erleichtert oder doch so, als wäre das Sterben für ihn gemäß.

Wir können sicherlich keinen direkten kausalen Zusammenhang zwischen dem Suizid der Verlobten und der tödlichen Erkrankung des Mannes herstellen, schon gar nicht in der Weise, als gäbe es eine Verbindung zwischen der Art des Krebses (ursprünglich Prostatakrebs, der sich dann ausgebreitet hat) und der spezifischen Familiensituation. Wir würden zwar gern solche Zusammenhänge entdecken und es sind für bestimmte Symptome auch gewisse Häufungen von spezifischen Familiendynamiken erkennbar. Die Ausgangsbedingungen für bestimmte Symptome sind jedoch zu unterschiedlich und zu komplex, um genaue Korrelationen angeben zu können. »Entweder ich bringe mich um oder ich werde verrückt oder ich mache mich todkrank«, sagte die Stellvertreterin einer Mutter in einer sie sehr bedrängenden Aufstellung. Sie drückte damit eine häufige Erfahrung aus: Bestimmte Systemdynamiken können mit unterschiedlichen Reaktionen verknüpft sein. Dass sie eine Lebensgeschichte in eine dieser Richtungen prägen, können wir relativ häufig feststellen.

Aufstellungen vermögen Beziehungsdynamiken aufzuzeigen, die wir vorsichtig verallgemeinern können. In Bezug auf die Krebserkrankung des Klienten können wir auf mehrere mögliche seelische Prozesse verweisen. Eine Regelhaftigkeit in Beziehungen lautet: »Es ist schwer, einen Gewinn anzunehmen, wenn er an den Verlust einer anderen Person gebunden ist oder gar auf ihm beruht. Je existenzieller diese Koppelung ist, desto gravierender wirkt sie sich aus, auch über Generationen. Die Verlobte des Vaters hat dessen Trennung mit dem Tod bezahlt. Zumindest empfindet es das »Gruppengewissen« so. Der Klient hat den Gewinn: Denn er lebt, weil sein Vater die erste Verlobte verlassen und die Mutter geheiratet hat. Sein Leben scheint also in der Tiefe mit dem Suizid der Verlobten verknüpft zu sein. Die häufige, meist unbewusste Reaktion darauf ist eine Verlust-, Versagens- oder gar Todesbereitschaft – so als könnte man den Gewinn nur nehmen, wenn man auch selbst den gleichen Preis bezahlt, und als müsste man ein schlechtes Gewissen haben, wenn man auf Kosten eines anderen lebt.

Diese Preis-Gewinn-Dynamik können wir in vielen Variationen wahrnehmen. Wenn Aufstellungen sie zeigen, können wir einen Weg suchen, wie der Klient sein Leben, seine Gesundheit, seinen Erfolg, seine seelische Integrität bewusst nehmen kann. Er könnte also im obigen Fallbeispiel bewusst auf die erste Verlobte seines Vaters schauen und angesichts ihres Schicksals und der »Schuld« seiner Eltern zu seinem Leben ja sagen. Statt blind zu empfinden, er könne nur leben, wenn er auch stirbt, könnte er innerhalb des externalisierten Aufstellungsbildes zu ihr sagen: »Ich verdanke mein Leben der Entscheidung meines Vaters, dich zu verlassen. Für dich war der Schmerz zu groß. Jedenfalls soll dein Tod nicht umsonst sein. Ich würdige dein Schicksal, indem ich auf mein Leben achte.« Oder er könnte die Worte an seine Eltern richten: »Danke für mein Leben. Seid freundlich, wenn ich die verlassene Verlobte nicht vergesse. So wie ihr die Entscheidung getroffen habt, so stimme ich ihr zu.« Im genannten Fall hätte ich diese Sätze aber gegenüber der innerlich bereits getroffenen Entscheidung des Klienten beziehungsweise gegenüber dem unbewusst in ihm bereits abgelaufenen seelischen Prozess als aufgesetzt und unwirklich empfunden. Der Klient hat sich am Ende der Aufstellung bereitwillig und »gelöst« neben die frühere Verlobte des Vaters gelegt.

Wir können die in der Aufstellung sichtbar gewordene Dynamik des Klienten als blinden Ausgleich für Schuld betrachten. Der Tod der Verlobten wirkt in der Gruppenseele so, als sei er durch die Trennung des Vaters verursacht, obwohl wir die genauen Hintergründe für ihren Suizid und einen möglichen anderen Zusammenhang gar nicht kennen. Diese »Schuld« des Vaters drängt nach Ausgleich und der Sohn sühnt sie, indem er wie die Verlobte stirbt. Sein Blick wäre dann eher auf seinen Vater gerichtet, den er mit seinem frühen Tod sühnend von dem schlimmen Geschehen entlasten will. Vielleicht schaut der Sohn auch unbewusst auf die erste Verlobte des Vaters und sagt zu ihr: »Ich gebe dir die Liebe, die dir mein Vater nicht mehr geben konnte oder wollte, was immer mich das kostet, und auch wenn ich dir dafür in den Tod folgen muss.«

Es ist nicht unbedeutend, welche Verknüpfung wir im jeweiligen Fall als treffend ansehen und ausdrücken lassen, denn sie muss vom Klienten stimmig erlebt und für ihn einsichtig werden können. Ein großer Vorteil der Aufstellungsarbeit liegt darin, dass man die »lösende Verknüpfung« über den wahrnehmbaren Aufstellungsprozess erschließen oder einfach durch die Wirkung von Sätzen auf die Stellvertreter oder den Klienten selbst ausprobieren kann. Aufstellungen sind immer auch eine »Versuchsanordnung«.

Mir kommt es beim Erzählen dieser Geschichte darauf an, beispielhaft zu verdeutlichen, dass es Sinn macht, von einem blinden, nicht gefühlten Gruppengewissen auszugehen, das solche unbewussten schicksalhaften Ausgleichsbewegungen hervorrufen kann. Diese unbewusste seelische Dynamik ist natürlich eingebunden in einer Fülle von Lebensprägungen und Zufällen. Folglich können wir zwar sagen, dass sie sich häufig im Geflecht des individuellen Lebensweges durchsetzt (wobei wir in Aufstellungen solche Regelhaftigkeiten suchen und andere Zusammenhänge oder Zufälle eher ausblenden). Wir können aber nicht sagen, ob sie in einer Krankheit, einem Suizid, einer Wiederholung der Entscheidung des Vaters, einer Depression oder einem Scheitern in der Liebe oder im Beruf mündet.

Diese Fallgeschichte hatte noch einen interessanten Nachhall.

> Jahre später kam der älteste Sohn des Klienten, damals neunzehnjährig, in eine Gruppe. Als Problem schilderte er, dass er eine Freundin habe, die er sehr gern habe und die sehr an ihm hänge. Aber er habe vor einigen Wochen ein anderes Mädchen kennengelernt und sich in sie sehr verliebt. Er tue sich aber schwer, seine Freundin zu verlassen, weil er Angst habe, sie bringe sich dann um.
>
> Ich wusste, zu welchem Vater er gehörte, denn nach dem Tod seines Vaters war er schulisch in ein Loch gefallen und mit seiner Mutter zu mir in eine Beratungsstunde gekommen. In der Gruppe erinnerte ich ihn nun an das Geschehen mit der Verlobten seines Großvaters. Beide väterlichen Großeltern waren inzwischen gestorben, sodass das

Familiensystem und auch ich nicht mehr in Rücksichtnahme auf die Loyalität gegenüber Lebenden gebunden waren.

So stellte ich für den jungen Mann ein »Himmelsbild« auf: seinen Großvater, rechts von ihm seine erste Verlobte, links von ihm die Großmutter und neben ihr den Sohn, den Vater des jungen Mannes. Ich bat den Großvater, seine Arme um die Verlobte und seine Frau zu legen. Die Stellvertreter kamen meinem Wunsch sehr friedlich und freundlich nach. Allein dieses Bild und die Bemerkung: »Schau, wie freundlich dich alle anschauen«, erleichterte den jungen Mann sehr.

Einen Monat später rief er mich an und sagte, er habe sich von seiner Freundin getrennt und gehe jetzt mit der Neuen. Überraschenderweise habe seine Freundin auf den Trennungswunsch sehr gefasst und weder wütend noch depressiv reagiert.

Autismus und das Verstummen vor dem Schrecklichen

Was zeigt sich, wenn wir Autismus systemisch betrachten? Natürlich werden Gehirnforscher und Mediziner Veränderungen in den Gehirnprozessen autistischer Personen feststellen, die darauf hinweisen, dass diese Krankheit genetisch bedingt oder durch spontane Veränderungen in den Prozessen des Gehirns zu diagnostizieren ist. Und sicherlich sind die zugrunde liegenden Prozesse komplex und nicht durch einfache kausale Zuschreibungen zu erklären. Dennoch scheinen Aufstellungen Hinweise zu geben, die auch einen schicksalhaften Zusammenhang nahelegen. Ich möchte von einer Aufstellung berichten, die ich vor einigen Jahren in Taiwan im Rahmen eines Seminars mit einer Gruppe von Therapeuten angeleitet habe:

Es ging um die Mutter einer autistischen Tochter. Die Klientin nannte als Anliegen, dass sie gegen ihre bessere Einsicht schnell wütend und intolerant werde, wenn sie Ungerechtigkeit erlebe, vor allem, wenn in der Öffentlichkeit autistische Kinder als lästig und in ihrem Erscheinungsbild und Verhalten als nicht zumutbar empfunden werden. Diese Mutter ist selbst Therapeutin und hat eine Selbsthilfegruppe für Eltern autistischer Kinder ins Leben gerufen. Darin helfen die Eltern den Kindern, etwas zu tun, z. B. mit biologisch wertvollen Zutaten Kekse zu backen, die dann verkauft oder verschenkt werden.

Die etwa sechszehnjährige autistische Tochter der Klientin war während der Aufstellung anwesend und ihr Verhalten während des Prozesses war äußerst berührend. Ich bat die Klientin, zunächst jemanden für sich und dann einen Stellvertreter ihres übersteigerten Gerechtigkeitsempfindens aufzustellen. Die Stellvertreterin der Klientin legte sich sehr schnell auf den Boden, und zwar wie jemand, der erschossen worden ist. Die Stellvertreterin des Aufbrausens der Klientin im Namen der Gerechtigkeit, das diese selbst verurteilte, ballte die Fäuste und lief im Aufstellungsfeld umher, als suche sie ein Gegenüber für ihre Wut. Die Klientin saß an ihrem Platz und weinte. Das ganze Seminar über war sie mir schon aufgefallen, weil sie bei fast allen Aufstellungen in der Runde saß und weinte (aber nicht, wenn sie als Stellvertreterin agierte).

Ich bat die Stellvertreterin der Klientin, nochmals aufzustehen, und die Klientin forderte ich auf, ihre Eltern dazuzustellen. Kaum aufgestellt, ging der Vater zu Boden und zog sich die Mutter zurück. Die Stellvertreterin der Klientin erstarrte und die Wut ging in eine Art Habachtstellung.

Ich fragte die Klientin nach dem Schicksal der Eltern. Sie erzählte, beide Eltern seien adoptiert worden – ein in China sehr häufiges Schicksal. Ihre Mutter sei in einer Familie ihrer Verwandtschaft aufgenommen worden. Von den leiblichen Eltern ihrer Mutter wisse sie nichts. Der Vater sei bereits verstorben und war mit acht Jahren von einem fremden kinderlosen Paar aufgenommen worden. Seine leibliche Mutter habe ihn damals nach dem Tod ihres Mannes, des leiblichen Großvaters der Klientin, weggeben müssen, vermutlich weil sie ihn nicht mehr ernähren konnte. Darüber wisse sie aber nichts Genaues. Die Großmutter sei gestorben, kurz nachdem sie den Vater der Klientin zur Adoption freigegeben habe.

Auf die Frage, ob sie wisse, woran der Großvater gestorben sei, überlegte sie eine Weile und sagte dann: »Ja, jetzt fällt es mir wieder ein. Mein Großvater gehörte zusammen mit zwei seiner Söhne, Brüdern meines Vaters, die schon viel älter waren, zu einer Gruppe von Chinesen, die, mit ihren Familien schon lange in Taiwan ansässig, gegen das harte Vorgehen von Chiang Kai-shek aufbegehrt haben. Bei diesem Aufstand sind mein Großvater und meine beiden Onkel vor den Augen der Großmutter erschossen worden.« Der Diktator hatte etwa 1,5 Millionen Festlandchinesen vollständig enteignet, um seine Truppen, deren Familien und seinen Verwaltungsapparat zu versorgen und zu erhalten, mit denen er nach dem verlorenen Krieg gegen die Truppen Maos nach Taiwan geflohen war.

Ich holte Stellvertreter für den Großvater und seine beiden Söhne dazu und stellte sie drei Stellvertretern von Chiang Kai-sheks Truppen gegenüber. Nach einer gewissen Zeit stiller Auseinandersetzung dieser Stellvertreter gingen zuerst der Großvater, dann seine beiden Söhne zu Boden. Ich holte jemanden für die Großmutter des Klienten. Die setzte sich vor ihren Mann und die beiden Söhne und erstarrte in stummem, verzweifeltem Leid. Da tat die Wut etwas Überraschendes. Sie stellte sich vor den am Boden liegenden Großvater und trommelte mit beiden Fäusten gegen ihn (nicht gegen die Täter).

Da wurde etwas klar. Die Wut benahm sich wie eine unterdrückte Wut der Großmutter auf ihren Mann, der sich auf einen Kampf eingelassen hat, der die ganze Familie ins Unglück riss. Vielleicht war das verletzte Gerechtigkeitsgefühl, mit dem diese Wut verbunden zu sein schien, auch das Gefühl des Großvaters, aus dem heraus er rebelliert hat. So verbinden sich in dem wütenden Gerechtigkeitsempfinden der Klientin wahrscheinlich sowohl der Kampf des Großvaters um Gerechtigkeit als auch das ohnmächtige Entsetzen und die Wut der Großmutter.

Ich bat den Vater der Klientin, der die ganze Zeit über isoliert auf dem Boden gelegen und seinen Kopf in seine Hände gepresst hatte, aufzustehen und seinen toten Vater und seine Brüder mit seiner davor sitzenden Mutter anzuschauen. Er konnte nicht und begann mit den Händen vor dem Gesicht hemmungslos zu weinen, sodass er kaum mehr Luft bekam. Die Stellvertreterin der Klientin ging zu ihrem Vater und nahm ihn zunächst tröstend, dann verzweifelt in den Arm.

Nach einer Weile dieser von Entsetzen und Verzweiflung gekennzeichneten Szene bat ich die Toten und die Großmutter aufzustehen und sich anzuschauen. Als ihnen das nach einer Weile gelungen war, fielen sie sich in die Arme. Ich stellte die Vertreter der Soldaten dazu und hinter die Gruppe einen Stellvertreter für den Tod, der die Gruppe umfasste. Da löste sich der Stellvertreter des schon verstorbenen Vaters der Klientin aus der Umarmung seiner Tochter und aus seiner Verzweiflung und ging in den Kreis der sich umarmenden Gruppe aus seiner Mutter, seinem Vater, seinen Brüdern und den Soldaten und weinte mit ihnen still, mit offenen Augen. In diesem Moment öffnete die Stellvertreterin der Wut ihre geballten Fäuste, atmete tief durch und zog sich einige Schritte zurück. Die Stellvertreterin der Klientin ging neben ihre Mutter, die sie in den Arm nahm.

Sehr berührend anzusehen war das Verhalten der autistischen Tochter während dieser Aufstellung. Sie saß zunächst weit hinten im Raum außerhalb der Therapeutengruppe und spielte ziemlich abwesend mit ihren Fingern. Als das Geschehen der Aufstellung in Gang kam, stand sie auf und setzte sich auf einen der freien Stühle in der Runde. Sie konnte aber kaum sitzen, stand immer wieder auf, sehr unruhig, setzte sich auf andere Plätze, aber nicht neben ihre Mutter, die meist weinend in der Runde saß. Meine Frau winkte sie zu sich und gab ihr eine der Playmobilfigur in die Hand, die von einer vorherigen Aufstellung mit Figuren noch neben ihr lagen.

Da nahm das autistische Mädchen diese Figur, setzte sich kurz neben seine Mutter, stand wieder auf, legte die Figur auf den Stuhl neben der Mutter und setzte sich wieder neben meine Frau. Als die Aufstellung im Schlussbild der im Tod wiedervereinten und gelöst wirkenden Verstorbenen zur Ruhe kam, wurde das Mädchen äußerst heiter, lachte, setzte sich nochmals kurz neben seine Mutter, nahm die Playmobilfigur und ging wieder zurück auf den Platz außerhalb der Gruppe. In der anschließenden Pause mischte sie sich plappernd unter die Gruppe der Teilnehmer, hielt in der einen Hand die Playmobilfigur und verteilte mit der anderen Kekse.

Was war geschehen? Ich weiß nicht, was in der autistischen Tochter wirklich vorgegangen ist. Die Aufstellung galt ja nicht ihr, sondern ihrer Mutter, die nach der Aufstellung sehr erleichtert war und Dankbarkeit äußerte. Es ging nicht darum, irgendetwas am Autismus der Tochter zu verändern. Und doch war sichtbar, dass diese Aufstellung etwas mit ihr machte. Die Aufstellung zeigte eine Dynamik, die in vielen Aufstellungen zum Themenkreis Autismus wahrzunehmen und mir vor allem in Aufstellungen in Taiwan, China und Mexiko begegnet ist: Ein schreckliches Ereignis, das meist zwei, drei oder vier Generationen zurückliegt, ist für Familienangehörige so grauenvoll, dass sie völlig traumatisiert verstummen und erstarren und manchmal auch den Tod suchen. Es ist, als würde das Kind dieses Verstummen und das Unaussprechliche und nicht mehr Fühlbare in seinem Autismus tragen und im System gegenwärtig halten.

Es geht in Aufstellungen nun nicht darum, autistische Personen zu heilen. Da hat sich körperlich und seelisch etwas manifestiert, was andere und unmittelbarere Maßnahmen der Hilfe verlangt. Dennoch können Aufstellungen dabei helfen, dass eine im System und bei den Eltern immer noch wirkende »autistische Kraft« ihre Wirkung verliert, dass Eltern Frieden finden mit dem autistischen Schicksal ihrer Kinder und andere »Nebenwirkungen« schrecklicher Ereignisse auf Familien über Generationen hinweg nachlassen.

Ich möchte hier kurz auf eine andere Aufstellung im selben Kurs hinweisen.

> Eine Klientin, ebenfalls Mutter eines autistischen Mädchens, schämte sich seiner immer in der Öffentlichkeit. In der Aufstellung konnte sie eine Verbindung zu einer Großmutter wahrnehmen, der leiblichen Mutter ihrer Mutter, über die sie nichts wusste. Deren Stellvertreterin wälzte sich am Boden, verkrampfte völlig, verdrehte die Augen, sodass ich sie schon aus der Rolle holen wollte. Da löste sich die Verkrampfung in einem erschütternden Schrei und in einem Fluss von Tränen. Er ließ nach, als auf Verdacht noch andere Personen neben sie wie in den Tod gelegt wurden. Relevante Informationen konnte die Klientin aber nicht geben.
>
> In dieser Aufstellung wurde eine Stellvertreterin für die selbst nicht anwesende autistische Tochter, derer sich die Klientin schämte, aufgestellt. Diese Vertreterin des autistischen Kindes zu beobachten war ein Erlebnis. Sie war lange Zeit die einzige zugewandte, liebevolle Person, wirkte äußerst wach und neugierig und führte letztlich die Aufstellung. Die Klientin, um deren Scham es ging, ist daraufhin äußerst erleichtert gewesen. Diese Liebe und Neugier und Aufmerksamkeit in der Stellvertreterin ihrer Tochter zu sehen machte sie stolz auf ihr Kind. Sie legte sofort ihre Scheu in der Gruppe ab, ging plötzlich aufrecht und konnte den anderen ins Gesicht schauen, was für sie vorher immer schwer gewesen war. Auch wenn ihre Tochter sich in der Realität nicht verändert hat, die Klientin dürfte sich nach dem Seminar mit ihrem Kind anders in der Öffentlichkeit gezeigt haben.

Nun kann man angesichts solcher Aufstellungen viele wichtige Fragen stellen. Wie können wir uns solche möglichen Zusammenhänge von Familiengeschichten und Symptomen vorstellen? Warum gibt es in andern Familien mit ebenso dramatischen Ereignissen keine autistischen Kinder? Oder wie gestaltet sich die Verbindung von Klient, seiner Geschichte und dem Stellvertretersystem? Was »macht« da der Aufstellungsleiter mit seinen vielleicht vorgefassten Ideen? Dürfen wir es überhaupt wagen, Klienten und Stellvertreter in Aufstellungen solchen oft überraschenden traumatischen Geschehnissen auszusetzen? Zur letzten Frage eine kurze Bemerkung:

Ich halte die Gefahr einer sogenannten Retraumatisierung für eher gering. Aufstellungen sind ja gerade deshalb eine große Hilfe, weil sie die meist abgespaltenen traumatisierenden Gefühle eines ganzen Familiensystems nach außen bringen. Allerdings halte ich zwei Aspekte für sehr bedeutsam, damit solche Aufstellungen lösend wirken können und bei Klienten und Stellvertretern nicht in dekompensierende Verhaltensweisen oder wiederholte Abspaltungen führen. Wir müssen wissen, wie wir mit den oft sehr beängstigenden und dramatischen Abwehrgefühlen bei den Klienten und den Stellvertretern umgehen, sodass sie sich noch in der Aufstellung zu lösenden primären Gefühlen der Trauer und des Schmerzes wandeln.

Und wir brauchen am Ende der Aufstellung heilsame Bilder oder Prozesse, die stark genug sind, die schrecklichen Bilder in heilsame zu verwandeln. Für den Klienten muss fühlbar werden: Es ist vorbei. Und er muss sehen können, dass er selbst schweren Schicksalen der Eltern gegenüber nichts tun kann und dass es einer »größeren Macht« bedarf, die heilt. Ich bevorzuge häufig, am Schluss die am Boden liegenden Toten aufstehen zu lassen und als größere Kraft den »Tod« hinter sie zu stellen. Denn wir können uns denken, dass er alle Menschen wieder verbindet, einander gleich macht und alles beendet, was das Leben ausgemacht hat. Auch wenn es hier nur um seelische Bilder geht, nicht um den Tod selbst, über den wir ja trotz beeindruckender Nahtoderlebnisse nichts wissen, erlebe ich sie als wirksam und heilsam.

Gerade wenn wir die Stellvertreter sich frei bewegen und dem Geschehen in der Aufstellung freien Lauf lassen, weil das Stellvertreterverhalten oft ohne Worte am stärksten die zugrunde liegende Dynamik ans Licht bringen kann, braucht es die Führung des Aufstellungsleiters, um den traumatisierenden Zusammenhang, soweit möglich, verständlich werden zu lassen und die schlimmen Ereignisse in ihrer Wirkung abzuschließen. Aufzuklären und begreiflich zu machen einerseits, Anteil zu nehmen und zu gedenken andererseits halte ich für wichtige Grundpfeiler unserer Arbeit. Die vergangene Wirklichkeit selbst können wir nicht verwandeln, aber unser Blick darauf und unser jetziges Erleben des Vergangenen lassen sich gestalten.

Bluthochdruck und das Leben des Großvaters

Während eines Fortbildungsseminars in Brasilien meldete sich ein Teilnehmer, Roberto, den ich von früheren Seminaren kannte. Er hatte kurzfristig angefragt, ob er wegen eines gesundheitlichen Problems in die Gruppe kommen könne. Roberto litt an extremem Bluthochdruck und die Medikamente schlugen nicht mehr an. Er war ziemlich verzweifelt, denn sein Zustand wurde zunehmend lebensbedrohlich.

Der Klient hatte schon öfters zu verschiedenen Fragen aufgestellt, in denen es um sein sehr schlechtes Verhältnis zu seinen Eltern, seine chaotischen Beziehungen zu Frauen und seinem mühsamen Erfolg als Psychotherapeut gegangen war. Der berufliche Erfolg hatte sich inzwischen eingestellt, die Beziehungen zu seiner noch lebenden Mutter und seinem schon verstorbenen Vater hatten sich nach seinen Angaben wesentlich verbessert. Nach wie vor lebte er aber allein ohne Frau.

Nun ging es also um seinen Bluthochdruck. Ich fragte ihn nach einigen Informationen zu seiner Lebens- und Familiengeschichte, die ich nicht mehr erinnerte, und bat ihn, zunächst nur je einen Stellvertreter für sich und seinen Bluthochdruck zu holen und in den Raum zu stellen. Sein Stellvertreter kniete sich hin, als hätte er nicht die Kraft zu stehen. Der Stellvertreter für seine Krankheit – er hatte den ältesten Teilnehmer der Gruppe gewählt – begann sofort umherzuspringen und zu tanzen, ohne dabei Kontakt aufzunehmen. Nach einer Weile bat ich Roberto, seinen Vater dazuzustellen. Er postierte dessen Stellvertreter am Rande, wo dieser unbeweglich und wie unbeteiligt stehen blieb.

Aufgrund der Informationen und der wenigen Charakterisierungen hatte ich die Vermutung, dieses tanzende und springende Symptom repräsentiere den väterlichen Großvater des Klienten. Dieser war viermal verheiratet gewesen. Jede seiner Frauen hatte ihm ein Kind geboren und war bald darauf gestorben. Robertos Vater stammte aus der letzten Ehe mit einer Indianerin.

So holte ich vier Frauen aus der Gruppe und legte sie mit etwas Abstand nebeneinander auf den Boden. Der Stellvertreter des Bluthochdrucks hüpfte weiter umher und rief: »Das hat nichts mit mir zu tun. Ich freue mich am Leben und genieße es.« Roberto, der neben mir saß, raunte mir zu: »Genauso war mein Großvater.« Er hatte ihn als kleiner Junge noch erlebt. Sein Vater, der wie seine älteren Geschwister im Heim oder bei anderen Familien aufgewachsen war, hatte Roberto immer wieder erzählt, sein Vater habe sich nie um ihn gekümmert, sei nur in Kneipen herumgezogen und habe das Vermögen seiner reichen Eltern durchgebracht.

Ich bat den (gemeinsamen) Stellvertreter des Bluthochdrucks und des Großvaters, stehen zu bleiben und sich den Frauen des Großvaters

> zuzuwenden. Er sträubte sich und es dauerte eine Weile, bis er nachgab. Ich führte ihn zu seiner ersten Frau, damit er sie ansah und sich vielleicht von ihr verabschiedete. Es war sehr eindrücklich zu sehen, wie es in ihm kämpfte, ein Hin und ein Weg, ein abweisendes Gesicht und plötzlich Tränen in den Augen. Schließlich legte er sich ohne ein Wort neben sie, nahm ihre Hand und schloss seine Augen.
>
> Ich wartete etwas ab und sagte dann zu ihm: »Willst du nicht auch noch zu deinen anderen drei Frauen gehen?« Er schüttelte den Kopf. Ich blieb hartnäckig, bis er widerwillig aufstand und sich zu seiner zweiten Frau führen ließ. Da schlug er die Hände vors Gesicht, heulte los, ballte die Fäuste und schrie: »Nein, nein, nein!« Plötzlich begann er wieder umherzuspringen, aber diesmal voller Wut, bis er sich unvermittelt wieder neben seine erste Frau legte und sagte: »Da bringt mich jetzt niemand mehr weg.«
>
> Der Stellvertreter von Robertos Vater hatte sich stumm weggedreht, der Stellvertreter von Roberto wippte kniend und mit geschlossenen Augen vor und zurück. Der Klient selbst saß neben mir und schluchzte tief. Ich führte ihn neben seinen Stellvertreter und bat ihn, sich vor dem Opa und seinen vier Frauen zu verneigen, nicht vor den Personen selbst, sondern vor dem Schicksal, das sie umfasst hielt. Roberto kniete sich hin und konnte nicht aufhören zu weinen. Ich weiß nicht mehr, wie lange er so kniete, geschüttelt von seinem Weinkrampf. Schließlich bat ich ihn, aufzustehen und sich noch einmal stehend zu verbeugen, ohne Tränen, mit tiefem Atem, den Großvater mit seinen Frauen wahrnehmend, angesichts des Schicksals seiner indianischen Großmutter und seines Vaters. Schließlich richtete Roberto sich langsam auf, bedankte sich bei mir und ging auf seinen Platz zurück. Ich löste die Aufstellung auf und die ganze Gruppe, die dem Geschehen wie atemlos gefolgt war und sehr mitgenommen wirkte, ging still in die Pause.

Roberto schrieb mir einige Monate später einen Brief. Nach der Aufstellung habe sich sein Bluthochdruck für kurze Zeit nochmals dramatisch verschlechtert. Er habe eine furchtbare Nacht verbracht, in der er dachte, er müsse sterben. In die Klinik wollte er auf keinen Fall. (Sein Vater war an einem vermuteten ärztlichen Kunstfehler im Krankenhaus gestorben.) Doch dann habe sich sein Blutdruck plötzlich sehr gebessert und sei jetzt zur großen Verwunderung der Ärzte wieder fast normal. Er habe seine Praxis für drei Monate geschlossen und sei in eine Hütte im atlantischen Regenwald in der Nähe von Rio gezogen, die seiner indianischen Großmutter gehört und die er von seinem Vater geerbt hatte. Dort habe er mit dem Rauchen aufgehört, seine Ernährung umgestellt, viel meditiert und jetzt fühle er sich wieder fit genug zu leben und zu arbeiten.

Es ist, als hätte sich in Roberto ein Lebenswandel und eine Wut aufgestaut, die man bei seinem Großvater vermuten könnte. Als wäre die Aufstellung eine Möglichkeit für Roberto gewesen, diesen Druck, unter dem der Großvater angesichts des Todes der vier Frauen stand und den er in seinem Leben in Tanz, Wut, im Verschwenden des Vermögens und in einen versteckten Todeswunsch umsetzte, in seiner Tränenflut aufzulösen. Natürlich ist es schwer, genauer zu wissen und zu beschreiben, was sowohl in der Aufstellung als auch im Leben von Robertos Familie und bei Roberto selbst vor sich gegangen ist. Aufstellungen verdichten ungemein. Entscheidend bleibt letztlich ihre Wirkung. Und selbst da kann man viele berechtigte Fragen dazu stellen, was denn wirklich passiert ist, was gewirkt hat und was Aufstellungsleiter, Klient, Stellvertreter und Gruppe vielleicht hineininterpretieren.

Die Analyse bleibt hinter dem bildhaften Aufstellungsgeschehen und dem Erlebnis des Klienten zurück. Die Aufstellung wird selbst zu einem Ereignis, das irgendwie genügend mit der Familien- und Lebensrealität korrelieren muss, um wirksam zu sein. Ich glaube nicht, dass jeder beliebige Sinn, den wir einem Aufstellungsgeschehen unterlegen, lösende oder heilsam wirken kann, nach dem Motto: Hauptsache, er ist anders als vom Klienten im Beziehungsgeschehen oder Symptom vermutet. Auch wenn die Beschreibungen der Familienereignisse und das Vorgehen in der Aufstellung einen hohen konstruierten Anteil haben, letztlich muss uns auf beiden Ebenen ein wirkender Sinn, eine stimmige Struktur, eine verlässliche Dynamik entgegenkommen. Anders kann ich mir die Wirkung von Familien- und Lebensereignissen und von Aufstellungen nicht vorstellen. Auch wenn es dem eher konstruktivistischen Zeitgeist nicht entspricht – ich denke, Sinn kommt uns aus der Wirklichkeit entgegen und unsere Aufgabe ist es, in uns die passende Bedeutung dazu aufzubauen. Unsere Seele und vor allem unser Körper sind sinngebunden und bedeutungsklug.

Die Grundfrage, die vor allem die Arbeit mit Symptomen leitet, ist also: Im Blick auf welche Ereignisse im Leben und in der Familie macht ein Symptom Sinn? In Bezug worauf machen die Bewegungen und Äußerungen der Stellvertreter in der Aufstellung Sinn? In Bezug worauf machen die oft doppelbödigen Aussagen und Erscheinungsweisen von Klienten Sinn, wenn sie sich Hilfe holen möchten und z. B. lachend die schlimmsten Dinge erzählen? Dass es oft nicht einfach ist, diesen Sinn wahrzunehmen und dem Sinn die entsprechende Bedeutung zu geben, ist bei der Komplexität des menschlichen Lebens und Miteinanders nicht verwunderlich. Dass dies immer wieder gelingt, ist für mich eine große Ermutigung.

Schizophrenie, Wahn und Schuld in der Familie

In einer Fortbildungsgruppe meldete sich eine Beraterin für eine Aufstellung. Ihre Tochter hatte eine psychotische Phase, die als Schizophrenie diagnostiziert worden war. Sie war nach einem kurzen Aufenthalt in der Psychiatrie zu einem niedergelassenen Psychiater überwiesen worden, der sie mit Gesprächen und leichten Medikamenten stabilisierte.

In die Psychiatrie war diese Tochter der Klientin eingeliefert worden, nachdem sie als junge Mutter ihr wenige Monate altes Kind zu einer kleinen Operation in die Klinik bringen musste. Als der Arzt ihr das Kind abnahm, um es in den Operationssaal zu bringen, begann die junge Frau den Chirurgen und die Schwestern zu beschimpfen, sie wollten ihr Kind umbringen, und randalierte so, dass die Polizei gerufen werden musste.

Die Klientin stellte sich, ihren Mann und die Tochter auf. Doch die Stellvertreter spürten kaum etwas. Ich fragte nach Informationen in der Lebens- und Familiengeschichte. Doch es kamen keine, die relevant erschienen. Der Vater der Klientin war im Krieg geblieben. Genaueres über seine Kriegserlebnisse wusste sie nicht. Als die Klientin diese Information erzählte, sagte ihre Stellvertreterin in der Aufstellung: »Es hat mit meiner Mutter zu tun.« Aber diese Aussage wirkte ein bisschen hergeholt und hatte auch keinerlei Resonanz bei der Klientin. Auch das Hinzustellen ihrer Mutter brachte keinerlei Energie und Bewegung. Ich löste daraufhin die Aufstellung auf und empfahl der Klientin, sie könne ja einmal ihre Mutter fragen und im nächsten Seminar berichten.

Im folgenden Kurs knüpfte sie gleich in der Anfangsrunde an meine Empfehlung an und sagte: »Ich habe meine Mutter gefragt und sie hat mir unter Tränen erzählt, dass sie im Krieg als Hilfskrankenschwester auf einer Entbindungsstation eingesetzt war. Da sei durch ihren Fehler ein Neugeborenes gestorben. Sie habe daraufhin die Klinik verlassen müssen. Den Eltern des Kindes aber sei ihre Schuld verheimlicht worden.« Auf meine Frage, ob sie dies ihrer Tochter schon berichtet habe, sagte die Klientin: »Ja, das habe ich. Meine Tochter hat dann geweint und mehrmals gerufen: ›Arme Oma, arme Oma.‹« Eine weitere Aufstellung dazu strebte die Klientin nicht an. Für sie war die Antwort ihrer Mutter genug, um zu verstehen, was da in ihrer Tochter hochgekommen ist.

Etwa ein Jahr später, die Fortbildung war inzwischen zu Ende, rief mich die Klientin an und sagte, ihre Tochter sei wieder in der Psychiatrie gewesen, weil sie wieder randaliert hatte. Diesmal war es im Supermarkt passiert. Das Kind ihrer Tochter, das inzwischen laufen konnte, war hinter Regalen verschwunden und als sie es nicht gleich finden konnte, habe ihre Tochter geschrien: »Wer hat mir mein Kind weggenommen? Man hat mir mein Kind weggenommen.« Sie habe die anwesenden Leute so beschimpft und mit Waren um sich geschmissen, dass wieder die Polizei gerufen wurde. Inzwischen sei sie aus der Psychiatrie entlassen worden und zu Hause bei ihrem Mann und dem Kind.

Kurz nach diesem Anruf der Klientin kam ihre Tochter selbst in meine Beratungsstunde und sagte, ihr Psychiater schicke sie wegen eines Vorkommnisses, das sie als Jugendliche erlebt hatte. Sie sei mit der Schulklasse zu Besuch in einem KZ gewesen und habe da auf einer Schautafel ihren Familiennamen gelesen. Sie habe einige Tage später ihre Lieblingstante besucht, die jüngste Schwester ihres Vaters, und sie gefragt, ob sich der Name auf der Schautafel im KZ auf den Opa beziehe. Da habe die Tante berichtet, ihr Vater sei im Krieg Gauleiter und bei der SS gewesen und es habe einmal das Gerücht gegeben, er habe einen Transport jüdischer Kinder ins KZ durchgeführt.

Ich fragte die junge Frau, wie sie auf diese Antwort der Tante damals reagiert habe. Da sagte sie: »Ich erinnere mich nicht mehr daran. Ich hatte das auch ganz vergessen, bis mich der Psychiater jetzt wieder darauf gebracht hat.« Ich fragte nach, wie es ihr heute damit gehe, mal angenommen, dieses Gerücht entspräche den Tatsachen. Daraufhin blieb sie eine Weile ganz still und bekam feuchte Augen. Dann versteinerte sich ihr Gesicht plötzlich und sie sagte, sie möchte nicht darüber nachdenken. Auf meine Frage, ob sie darüber schon einmal mit ihrem Vater gesprochen habe, meinte sie, den könne man mit so etwas nicht belasten.

Die Mutter der jungen Frau, die Beraterin der vorherigen Aufstellung, erzählte mir dann etwas später, sie habe in der Familie ihres Mannes

> nachgefragt. Die Reaktion auf das, was man diesem gutmütigen und liebevollen Familienvater da andichte, war aber so empört, dass die Mutter sofort einen Rückzieher machte und zu ihrem Mann sagte: »Wenn jemand nachhaken muss, dann du. Ich verbrenne mir die Finger nicht mehr an deiner Familiengeschichte.« Die Beraterin hat auch von anderer therapeutischer Seite den Rat bekommen, diese Angelegenheit nun ruhen zu lassen. Ihre Tochter hat sich später von ihrem Mann getrennt und ist nochmals in der Psychiatrie behandelt worden, diesmal länger. Den neuerlichen Anlass und auch den weiteren Verlauf der Geschichte kenne ich nicht.

Ich erwähne diese Fallgeschichte hier, obwohl sie im Grunde mit keiner weiterführenden Aufstellungserfahrung verbunden ist. Aber sie ermöglicht die Vermutung eines direkten »bildhaften« Zusammenhangs zwischen einer Psychose und Familienschicksalen und eines wahrscheinlichen Hintergrunds in schuldbehafteten Ereignissen. Hellinger hat häufig Zusammenhänge zwischen einer Schizophrenie und einem verdeckten Mord in der Familie oder einer schweren Schuld eines Familienangehörigen im gesellschaftlichen Umfeld postuliert. Nun ist das meist schwer konkret zu überprüfen. Vor allem gibt es nicht genügend Erfahrungen, dass das Aufdecken solch einer Verknüpfung sich heilsam auf das Familienmitglied auswirkt.

Mir erscheint die Behauptung von Hellinger schlüssig. Nun nehmen Personen, die sich akut in einer psychotischen Phase befinden, kaum an einer Aufstellungsgruppe teil. Das ist wohl außerhalb psychiatrischer Institutionen auch nicht das richtige Setting. Manchmal nehmen Personen an Aufstellungsseminaren teil, die in früheren Jahren psychiatrisch erkrankt waren und die Erkrankung überwunden haben. Das Anliegen in der Gruppe bezieht sich dann aber meist auf Konflikte in der Herkunftsfamilie oder gegenwärtige Beziehungsprobleme, selten darauf, verstehen zu wollen, was man als überwunden empfindet. Relativ oft kommen aber Personen in eine Gruppe und berichten von engen Familienangehörigen, die wegen schwerer Depression, einer bipolaren Störung oder Schizophrenie in psychiatrischer Behandlung waren oder sind, und wollen das zum Thema ihrer persönlichen Arbeit machen.

Häufig zeigen sich dann über das Verhalten und die Äußerungen von Stellvertretern dieser Familienmitglieder oder des aufgestellten Symptoms Hinweise auf Zusammenhänge mit schwerer Schuld.

Aber selten kennen Klienten tatsächlich relevante Fakten ihrer Familiengeschichte. So stehen dann Vermutungen im Raum und es ist die Frage, wie sich das Ungeklärte auf den Klienten und seine Familie auswirkt. Ich halte es für notwendig und wichtig, die auftauchenden, vermuteten Zusammenhänge nicht als Fakten zu behandeln, solange es dafür keine eindeutigen Belege gibt.

Manchmal sind aber schon Vermutungen, die sich in Aufstellungen ergeben und bei Klienten, Stellvertretern, in der Gruppe und beim Aufstellungsleiter stimmige Reaktionen auslösen, hilfreich, weil sie einen neuen, bisher nicht gesehenen Zusammenhang nahelegen. Wie oben schon gesagt, glaube ich zwar nicht, dass das Neue und Andersartige einer Vermutung schon für sich lösend wirkt. Aber nicht immer muss die Bedeutung des in der Aufstellung Erlebten klar werden, solange die innere Resonanz groß genug ist. Auch ohne ein solches Verständnis können Vermutungen mit Interventionen verbunden werden, die das Familiensystem des Klienten entlasten. Hätte also beispielsweise die Oma ein Neugeborenes getötet oder wäre der Großvater an Verschleppung und Mord von Frauen und Kindern im Krieg beteiligt gewesen, was könnte dann Frieden stiften und das Familiensystem erleichtern?

Diese Frage impliziert als Ziel einer entsprechenden Aufstellung (und vielleicht jeder Therapie) die Möglichkeit, Schuld in ihren zeitübergreifenden Wirkungen in Familien zu sehen und, so weit wie möglich, zu befrieden. Was entlastet ein Familiensystem von den unterschwellig weiter wirkenden Folgen, sodass niemand daran »verrückt« werden oder etwas erleiden muss, der selbst nichts mit den Ursachen zu tun hat? Ein Journalist formulierte es in seiner Besprechung des Filmes »Caché« von Michael Hanecke so (Asseuer 2006): »Weil Schuld weder getilgt noch vergessen werden kann, herrscht Krieg im Frieden und die ganze Welt scheint von diesem Gesetz beherrscht.«

Verstehen wir die Aufstellungsarbeit auf der Basis einer mehrgenerationalen Bindungstheorie, liegt ihr unter anderem die folgende Annahme zugrunde: Schicksal und Schuld wirken umso mehr über Generationen weiter, je mehr sie verborgen bleiben und je weniger sie »an Ort und Stelle« zu einem Ausgleich, zur Ruhe und in Frieden kommen. Je existenziell bedeutsamer das Ereignis, je schwerer die Schuld, je größer das mit dem Geschehen verbundene Grauen und Entsetzen, desto »symptomatischer« sind die Folgen in Familien, desto notwendiger erscheint aber auch das Verdrängen und Verschweigen in Familien aus Loyalität, aber auch zum Schutz vor Schmerz, Schuldgefühl, Scham und Überschwemmung der Sinne.

Wie anhand des vorherigen Fallberichtes angedeutet, halte ich es für hilfreich, Symptome gewissermaßen nach ihrem auf Ereignisse und Beziehungen ausgerichteten Sinn »zu befragen«. In welchem Kontext und bei welchen Personen etwa wäre ein Symptom realitätsgerecht? Nehmen wir beispielsweise einen Verfolgungswahn, der ja so verrückt erscheint, weil sich die betroffene Person völlig außerhalb der Realität bewegt: Wer hatte in welcher Situation Grund, sich vor Verfolgung zu fürchten und zu schützen? Vielleicht der Großvater, der von der Gestapo verfolgt wurde?

Die bei Wahnvorstellungen bisher am ehesten Erfolg versprechenden kognitiven Psychotherapien helfen dem Patienten, das wahnhafte Denken bewusst von den realen Beziehungssituationen zu trennen. Aufstellungen und die damit verbundenen Annahmen könnten helfen, den Wahn und das schizophrene oder bipolare Verhalten als sinnvoll zu verstehen, aber insofern als »verrückt«, da es von anderen Personen aus anderen Situationen unbewusst übernommen wurde. Auch hier könnte der Betroffene, verbunden mit zusätzlichen unterstützenden und »trainierenden« Maßnahmen, die Trennung von Wahn und Realität in der Wahrnehmung vollziehen, aber als eine Unterscheidung, die Ereignisse im Familiensystem betreffen. Auch wenn das nicht gelingt und nur Medikamente als Ausweg bleiben – das Familiensystem, vor allem die Kinder von psychiatrischen Patienten oder die Eltern oder die Partner, können entlastet werden, wenn sie stimmige Zusammenhänge in der »Verrücktheit« eines Angehörigen wahrnehmen.

Symptome von Eltern wie in folgendem Fall verleiten Kinder manchmal dazu, selbst wahnhafte Vorstellungen zu entwickeln, als müssten und könnten sie mit ihrem eigenen Leben die Eltern von deren Leiden befreien. Häufig verschieben sie diese Rettungsbemühungen dann auf Partner, ins Berufsleben oder hin zu irrealen politischen und gesellschaftlichen Vorstellungen.

Eine junge Klientin wollte mithilfe einer Aufstellung ihre Beziehung zu ihrem Freund klären. Sie hatte schon einmal eine Aufstellung gemacht, in der es um ihre früh verstorbene Mutter ging. Als Sechsjährige war sie von der sterbenden Mutter ferngehalten worden. Ihre Eltern hatten verwickelte Beziehungsgeschichten: Ihr Vater lebt allein auf dem Land in einem schön umgebauten, großen, alten Haus und leidet an furchtbaren Kopfschmerzattacken, für die die Ärzte keine körperliche Ursache finden. Er kann nicht mehr arbeiten und alle therapeutischen Versuche schlugen bisher fehl. Der Vater macht einen Sufi-Meister für sein Elend verantwortlich, der ihn wegen des Verlassens der Sufi-Gruppe und des Bruches eines Versprechens verflucht hat. Sein mütterlicher Großvater ist als junger Mann aufgrund seiner Traumata im Ersten Weltkrieg in die Psychiatrie eingeliefert worden. Von seinem Vater gibt es das Gerücht, dass er im Krieg Deserteure erschießen musste.

Die Tochter, eine äußerst intelligente und kreative junge Frau, wollte nun ihre innige und schwierige Beziehung zu ihrem Freund klären. Sie hatte schon sehr viele Männerbeziehungen. »Und immer sind es Männer, die ein sehr schweres persönliches oder familiäres Schicksal haben, zu denen es mich zieht«, erklärte sie. Auf meine Bemerkung, ob sie nie das Gefühl hatte, sich in ihren Rettungsbemühungen zu übernehmen, sagte sie mit strahlendem Gesicht und großem Nachdruck: »Nein, ich kann das. Ich kann sie alle wirklich retten.«

Wie weit ist es von da bis zu einer verrückten Vorstellung, wie zum Beispiel: »Ich bin Jesus«? Die Aufstellung bewegte sich sehr schnell zum Vater der Klientin, seiner Lebens-, Familien- und Krankheitsgeschichte und ihrem tiefen Schmerz, ihm nicht helfen zu können. Die Offensichtlichkeit der Ohnmacht ihrer Liebe und ihre Einsicht in die Würde ihres Vaters, sein Schicksal selbst zu tragen, erleichterte sie sehr. Ihr Drang zu retten ist nun zumindest nicht mehr ungebrochen. Vielleicht kann sie ihren Freund jetzt mit anderen, von den inneren Bildern aus der eignen Familiengeschichte entlasteten Augen anschauen oder aber einen Mann liebenswert finden, der nicht gerettet werden muss.

Oft entwickeln sich paranoide Züge und Symptome, als müssten Betroffene in ihnen frühere, durch eigene oder fremde Schuld schwer belastete Lebenssituationen bei Eltern oder Großeltern offenlegen oder als dürften sie auf keinen Fall schuldig oder Opfer werden wie frühere Familienmitglieder.

Mitte der 1980er Jahre, ich hatte gerade die Methode des Familienstellens bei Hellinger gelernt, war ein junger Student in einer meiner Gruppen, der regelmäßig immer wieder eingeschlafen ist. Ich erinnere mich nicht mehr an sein damaliges Anliegen. Aber als er seine

Familie aufstellen wollte, übertrug sich seine Schläfrigkeit so auf die Stellvertreter und die ganze Gruppe, dass man nicht arbeiten konnte. Damals verwendete ich gerne die Methode der Skriptgeschichten (Schneider u. Gross 2010). In allen vier literarischen Geschichten, die sich ihm in seinen bisherigen Lebensphasen besonders eingeprägt hatten, ging es darum, dass ein Mann mehreren anderen Personen schweren Schaden zugefügt hat.

Wir fanden damals keinen familiären Zusammenhang. Der Klient war (scheinbar) der einzige Sohn und hatte wenig Kontakt zu seinen schon relativ alten Eltern. Etwa zwei Jahre später kam er in eine Einzelsitzung. Er hatte einen Waschzwang entwickelt und war auch bei einem Gesprächspsychotherapeuten in Behandlung. Ich fragte ihn: »Wer in der Familie möchte sich denn gerne die Hände in Unschuld waschen? Ist im Krieg bei deinen Eltern etwas Gravierendes passiert?« Diese Fragen ließen ihm keine Ruhe und er fragte seine Mutter. Diese erzählte ihm sehr Erstaunliches, was er nicht gewusst hatte und seinen Waschzwang unmittelbar beendete:

Die Mutter des Klienten hatte ein weiteres Kind von einem Mann, mit dem sie verlobt gewesen war. Der Krieg hatte das Paar auseinandergerissen. Gegen Kriegsende war die Mutter von ihrem Elternhaus am Stadtrand aufs Land gefahren, um Lebensmittel zu organisieren. Ihren zwei Jahre alten Sohn ließ sie bei ihren Eltern. Während ihrer Abwesenheit wurde das Elternhaus bei einem Bombenangriff zerstört und ihr Sohn und die Eltern kamen ums Leben.

Die Mutter des Klienten habe bei dieser Erzählung sehr geweint und gesagt, sie habe sich immer schuldig gefühlt dafür, bei dem Bombenangriff nicht zur Stelle gewesen zu sein. Sie hätte sicher etwas Rettendes unternehmen können. Auf die Frage, warum sie den Vater ihres umgekommenen Sohnes denn nicht geheiratet habe, erzählte sie, er sei am Kriegsende Feuerwehrmann in einer entfernten Stadt gewesen. Bei einem Einsatz sei sein Gesicht durch Brandverletzungen völlig entstellt worden. Da habe sie ihn nicht mehr nehmen können, noch dazu, da der gemeinsame Sohn ja tot war.

Viele Jahre später kam der inzwischen berufstätige Klient wieder in eine Einzelsitzung. Er hatte inzwischen Wahnvorstellungen entwickelt, er könne Menschen auf der Straße totfahren. So war er außerstande, Auto und selbst Fahrrad zu fahren; auch als Fußgänger müsse er dauernd stehen bleiben und sich umschauen, sodass er niemanden umrempelt. Seine Eltern waren inzwischen gestorben. Auf meine Anregung befragte er den jüngeren Bruder seines Vaters, seinen einzigen noch lebenden Angehörigen. Wie ihm der Onkel erzählte, war sein Vater im Krieg nach dem Einmarsch in eine russische Stadt bei einem Ausweichmanöver mit dem Kübelwagen in eine Gruppe am Straßenrand stehender Zivilisten gefahren. Dabei seien mehrere Menschen getötet worden. Der Vater habe das nie verwunden. Der Klient weinte bitterlich, als er mir das in einer weiteren Sitzung erzählte. In einem späteren Anruf teilte er mir mit, dass es ihm gut ginge, er eine Frau gefunden habe und mit ihr in ein Nachbarland ziehen werde.

Solche Erfahrungen legen nahe, nach den Informationen zu suchen, die die Symptome »abbilden«. Werden diese Informationen genau genug zugänglich, können sie das Symptomverhalten unmittelbar aufbrechen. Seit einigen Jahren gebrauche ich häufig ein Überformen der sich einstellenden inneren Bilder, Dialoge und Gefühle, sodass nicht Schrecken, Angst und Schuldgefühle bleiben, sondern Bilder, in denen der Tod den Betroffenen Frieden schenkt: Damit Schreckliches zu Ende kommen kann. Weitere therapeutische Methoden sind dann häufig nicht notwendig.

Aufstellungen in Bezug auf körperliche oder seelische Symptome mit oder ohne Stellvertreter der Symptome erlauben sehr anschaulich, Symptome in ihrem systemischen und geschichtlichen Zusammenhang zu erleben, gerade wenn entsprechende Informationen fehlen oder noch nicht in ihrer Bedeutung sichtbar sind. Helfen sie uns auch, Symptome besser zu verstehen? Manchmal erlebe ich es so. Allerdings bleibt dieses Verstehen häufig auf Vermutungen und ihre Wirkungen im Prozess von Aufstellungen beschränkt, wenn die vermutlich relevanten Fakten aus der Familiengeschichte fehlen und/oder nicht mehr zugänglich sind. Vielleicht gilt es ganz besonders für psychiatrische Symptome, dass sie aus Ereignissen erwachsen, die in der Öffentlichkeit der Familie schon über einige Generationen nicht zur Sprache kommen, vor allem Kindern gegenüber.

Nun lässt sich berechtigterweise einwenden: Nicht die Fakten fehlen, sondern das Symptom ist gar nicht aus dem Familiengeschehen heraus zu erklären. Das mag auch zutreffen. Wir können aber in Aufstellungen eine interessante Beobachtung machen: Es wirkt häufig so, als würden Familiensysteme die Fakten für die Aufstellung und den Klienten nicht freigeben. Die Aufstellung ist voller Bewegung und »knistert« förmlich – und plötzlich reißt die Spannung ab. Als dürfe im entscheidenden Moment etwas nicht offenkundig werden. Auch wenn wir methodische Fehler des Aufstellungsleiters in Rechnung stellen oder als Leiter manchmal dazu neigen, unsere Wahrnehmung unseren Lieblingshypothesen zu opfern, ist doch der Eindruck nicht abzuweisen, wie sehr wir loyal zu unseren Familiensystemen sind und sie vor der Wahrheit und den befürchteten Folgen schützen möchten. So hält die Loyalitätsanforderung des Systems das Bewusstsein vor allem der Kinder und Kindeskinder von Schrecklichem, Scham- und Schuldhaftem fern und liefert diese Nachkommen gleichzeitig umso mehr den »unsichtbaren Bindungen« aus.

8 Täter-Opfer-Bindung

Der Mensch kann ja alles sein,
Er kann Figaros Hochzeit komponieren,
Ein Bild wie der Mönch am Meer malen
Und das Penicillin erfinden.
Oder er kann Kriege führen, vergewaltigen und morden.
Es ist immer: der Mensch.
Ferdinand von Schirach

Die Aufstellungsarbeit wird häufig als Versöhnungsarbeit verstanden. International ist der Wunsch groß, Frieden zu finden, in den Familien und in den Gesellschaften, Letzteres vor allem in den Ländern, in denen die Gesellschaft durch soziale und politische Konflikte zerrissen und gespalten ist oder die nach wie vor an den Folgen vergangener kriegerischer und gesellschaftlicher Konflikte leiden. Unmittelbar beschäftigen sich Aufstellungen aber eher selten mit der gesellschaftlichen Friedensthematik. Dafür braucht es eher den Kontext einer großen Gruppe oder eines Publikums, der Aufstellungen den nötigen größeren Rahmen zuteilwerden lassen kann, vielleicht ähnlich wie im antiken griechischen Theater, das ja explizit der Heilung überindividueller Konflikte diente. Abgesehen davon ist die Frage berechtigt, ob und, wenn ja, wie Aufstellungen überhaupt zu gesellschaftlichen Konfliktlösungen und zum Frieden einen Beitrag leisten können.

Im Bereich des Familienstellens wird Versöhnung und Frieden auf gesellschaftlicher Ebene selten als Anliegen benannt. Es geht zwar häufig um Familienstreitigkeiten und in Ländern wie Mexiko oder Brasilien gelegentlich auch um Mord in Familien oder tödliche Konflikte zwischen Familienmitgliedern und Außenstehenden. Doch stehen gewöhnlich Probleme in Paarbeziehungen, zwischen Kindern und Eltern, im Beruf im Vordergrund. Es geht um psychosomatische Probleme oder verschiedenste Schwierigkeiten mit sich selbst, mit anderen und dem Leben.

Schauen wir auf die familiären Hintergründe der Fragen und Sorgen der Personen, die eine Aufstellung wünschen, dann zeigen sich immer wieder schmerzhafte Erlebnisse, bei denen Klienten als Kinder oder in der Partnerschaft oder am Arbeitsplatz sich als Opfer fühlen und Eltern, Partner, Kollegen oder andere Personen als Täter erleben. Scheint es für Lösungen notwendig, hinter diese schmerzhaften und konfliktbeladenen persönlichen Erlebnisse zurückzugehen, dann tauchen die Ereignisse der Familiengeschichte auf, die zunächst bei früheren Angehörigen Schmerz, Schrecken, Schuld und Scham erzeugten und dann verdrängt, abgespalten oder verleugnet, oft auch heroisiert und idealisiert wurden und somit nicht zur Ruhe kamen. Familienmitglieder wurden in verschiedensten Zusammenhängen Täter oder Opfer oder beides. Dies geschah im privaten und familiären Rahmen, wenn es z. B. um enttäuschte Liebe, Trennungen, häusliche Gewalt oder Ausgrenzungen ging, und im gesellschaftlichen Bereich, wenn Krieg und andere gewaltsame gesellschaftliche Konflikte mit ihren schmerz- und schuldbeladenen Ereignissen das Leben der Menschen und Familien mehr oder weniger massiv beeinflusste.

Mich erstaunt immer wieder, wie sich hinter Problemen und Fragen, die sich auf die eigene Lebenssituation oder -geschichte beziehen, Familiengeschichten auftun, die bis zum Zweiten Weltkrieg zurückreichen, ja nicht selten sogar bis zum Ersten Weltkrieg. Nicht nur Gesellschaften haben ein langes Gedächtnis, Familien besitzen es auch, mit dem Unterschied, dass in Familien wegen der engen Bindung und tiefen Loyalität das Bedürfnis nach Verschweigen und Verdrängen noch größer zu sein scheint als im öffentlichen Raum.

Dass die Täter-Opfer-Geschichten dadurch aber nicht erledigt sind, zeigt die Flut an Literatur, im Bestreben verfasst, die früheren Verwicklungen im gesellschaftlichen und familiären Bereich zu verstehen und aufzuarbeiten. Die Weltkriege und ihre Nachfolgekriege, die Diktaturen mit ihren Grausamkeiten an den eigenen Bürgern, der Nationalsozialismus und die Judenverfolgung, Bürgerkriege, Revolutionen, Terrorismus und organisiertes Verbrechen wirken mit langem Atem in die Familien und ihre scheinbar ganz gegenwärtigen Probleme und Symptome hinein.

Aufstellungen tragen nun in der Weise zur Versöhnung bei, dass sie solche zugrunde liegenden offenen und verborgenen, die Familie berührenden Täter-Opfer-Beziehungen aufgreifen und versuchen, sie in ihren seelischen und familiären Wirkungen zu Ende zu bringen. Die Lösung gegenwärtiger Probleme verbindet sich in Aufstellungen mit innerem Frieden und Versöhnlichkeit im Blick auf frühere Not und Schuld und die betroffenen Personen. Versöhnungsprozesse kommen in Aufstellungen also vor allem vor, weil sie für die Lösungen all der Probleme nötig erscheinen, die im »Magen« der Familiengeschichte

»unverdaut« liegen geblieben sind und somit in späteren Generationen in ihren Ursprüngen unerkannt und meist völlig verschoben wieder auftauchen.

Darüber hinaus eignen sich Aufstellungen über dieses Wahrnehmen mehrgenerationaler Wirkungen dazu, Einstellungen von Teilnehmern so zu verändern, dass diese generell offener für familiäre und gesellschaftliche Bedingungen von Frieden und Versöhnlichkeit werden. Wie können Aufstellungen das leisten? Welche Annahmen bringen wir für Frieden und Versöhnung in die Aufstellungsarbeit ein? Welche Fragen ergeben sich daraus für die Gestaltung von Aufstellungsprozessen und die Generalisierung der Aufstellungserfahrungen?

Problemlösungen und Versöhnungsprozesse

Ich möchte mit einer provokativen Frage beginnen: Wofür soll Versöhnung gut sein? Schwere Schuld wie durch das Begehen eines Mordes kann nur ansatzweise gesühnt, aber nie wieder gutgemacht werden. Nur die Zeit kann vielleicht über sie hinweggehen. Ist es da nicht besser, einfach zu vergessen und die Energien dafür zu nutzen, sich vor künftigem Unrecht und Unrechttun zu wappnen und Unrecht, Schmerz, Zerstörung, Erniedrigung und Krieg so gut wie möglich zu verhindern? Soll ich womöglich selbst einen Menschen lieben, der mir oder einem Nahestehenden schweres Unrecht angetan hat?

Wieso soll die Tochter, die von ihrem Vater missbraucht wurde, sich mit ihm versöhnen oder der misshandelte Jude mit dem peinigenden Aufseher im KZ oder die Tochter mit ihrem Bruder, der sie um ihr Erbe und ihr Andenken brachte? Da ist etwas sehr Schlimmes und Schmerzhaftes, ja Böses passiert. Ist es nicht gerecht, dass man dem Täter für sein verletzendes oder vernichtendes Tun böse bleibt und dass der Täter durch zumindest zeitweiligen Ausschluss aus der Gemeinschaft äußerlich oder seelisch in seinem Gewissen leidet? Ist es nicht für Opfer und Täter gleichermaßen notwendig, die Tat mit ihrem Schrecken einfach aus dem Gedächtnis zu streichen? Verdrängung ist die Kraft, die ein Schiff über Wasser hält. Müssen sich Opfer und Täter und ihre jeweiligen Nachkommen in ihrem Bewusstsein nicht notwendigerweise und dauerhaft voneinander trennen, um nicht verrückt zu werden oder sich umzubringen?

Bricht der Versuch einer Versöhnung nicht unweigerlich die alten Wunden wieder auf? Kann man den Preis, den Verdrängung kostet, nicht dadurch mindern, dass Täter und Opfer in ihrem Tun oder Erleiden ihrem Schicksal zustimmen, sich mit der größeren Lebenswirklichkeit versöhnen und ansonsten nach vorne schauen, ohne dass sie persönlich aufeinander schauen? Braucht es eine personenbezogene Aussöhnung? Ein Großteil der zufügenden und erlittenen Gewalt kann doch ohnehin nicht personenbezogen betrachtet werden, weil sie sich eher anonym und »ferngesteuert«, politisch und institutionell vollzieht.

Wie im Alltagsleben gibt es auch in der Aufstellungsarbeit eine Tendenz, die vergangenen Erlebnisse, gerade wenn sie sehr schlimm sind, unter das Motto zu stellen: »So ist es halt, es ist vorbei, lebe in der Gegenwart, lebe dein Leben, mach dich unabhängig von all dem Leid und nimm das Schlimme nur in dem wahr, was es an Gutem mit sich bringt und künftig notwendig macht.« Versöhnung wird dann als eine innere Haltung angesichts jeder Art von Wirklichkeit angesehen. Aber reicht das aus und geht das überhaupt? Können wir uns mit dem Schicksal aussöhnen, ohne auf die Personen zu schauen, die unmittelbar an uns zum Täter oder durch uns zum Opfer geworden sind? Schauen wir in dem »Anerkennen, was ist« (Bert Hellinger) auf ein »Es« oder darin immer auch auf ein »Ich« und »Du« oder »Wir« und »Ihr«?

Viele Erfahrungen nicht nur in der Aufstellungsarbeit weisen darauf hin, dass zwar einzelne Täter und Opfer mit ihrem Tun und Erleiden, mit ihrem so geprägten Leben durch eine allgemeine Versöhnlichkeit in Frieden kommen können, dass das aber oft nicht in einer Weise zu gelingen scheint, die auch Angehörige und Nachkommen in den Frieden und das Vorbeisein des Schrecklichen und von Schuld mit einbezieht. Der Sohn des ermordeten Generalbundesanwalt Buback sagt, für ihn sei nicht die Vergebung das Problem. Erst müsse er aber wissen, wer seinen Vater erschossen hat und wem also seine Vergebung gelten soll.

Die Nachkommen von Tätern und Opfern in den folgenden Generationen greifen das Unrechtsgeschehen, wenn sie es nicht offen bewältigen konnten, in verschobener Form im Scheitern von Beziehungen und Lebensentwürfen, über Symptome, Unglücksfälle, Krankheit oder Tod, manchmal durch neue Schuld und »Opferbereitschaft« wieder auf. So als wäre all das notwendig, damit das frühere Täter- und Opferereignis gesehen, gesühnt und beendet werden kann.

Täter-Opfer-Bindung durch den Austausch von Geben und Nehmen

Jeder Prozess, in dem jemand eine andere Person an Leib und Leben, in ihren materiellen Lebensbedingungen und ihrer persönlichen Integrität verletzt und ausgrenzt, ihr schadet oder sie vernichtet, verbindet Täter und Opfer mehr oder weniger andauernd, individuell in ihren Seelen, aber auch innerhalb der jeweils zugehörigen Gruppen. Das ist eine schwerwiegende und folgenreiche These. Ich selbst betrachte sie als eine der Grundannahmen und Grunderfahrungen der Aufstellungsarbeit dort, wo diese auf der Suche nach Lösungen die seelischen Bindungsprozesse aufzudecken versucht, die in existenziellen Problemen und Nöten von Klienten weiterwirken. Jede Beziehung, in der ein existenzieller Austausch im Geben und Nehmen stattfindet, bindet. Eltern geben dem Kind das Leben. Ein Mörder nimmt es seinem Opfer. Wie Eltern und Kinder werden Täter und Opfer eine Schicksalsgemeinschaft, wenn auch in anderer Gestalt und Wirkung. Bindende Ausgleichsprozesse des Gebens und Nehmens beziehen sich nicht nur auf das Gute, sondern auch das Schlimme und Böse.

Die bindende Wirkung des Täter-Opfer-Geschehens wird in den vielfältigen Ausgleichsbewegungen erfahrbar, von der individuellen Wut bis zu den gerichtlichen Bemühungen um Gerechtigkeit oder der gesellschaftlichen Empörung, die in späteren Generationen offen, verdeckt und manchmal völlig irreal aus der Erinnerung heraustreten. Im Zeitalter einer hochgehaltenen Individualität und Autonomie verwerfen wir gerne die Vorstellung, dass die Taten der Früheren, mit denen wir nicht einmal eine persönliche Verbindung erlebt haben, für unser Schicksal mitverantwortlich sein sollen. Diese Art von Sippenhaft ist uns unheimlich und gilt längst als geschichtlich überholt. Aber ist sie deshalb nicht mehr wirksam oder nur ungesehen?

Karl Marx schrieb einmal sinngemäß: Jede Katastrophe ereignet sich zweimal, zuerst als Tragödie, dann als Farce. Die Psychoanalyse spricht vom Wiederholungszwang und Sigmund Freud nahm noch die mehrgenerationale Verstrickung an, auch wenn er nicht ausdrücklich mit ihr arbeitete. In Familien, aber auch darüber hinaus scheinen Täter-Opfer-Bindungen häufig in ein »kollektives Unbewusstes« abzusinken und dort völlig verdeckt und verschoben weiterzuwirken. Vor allem dieser unbewusste Bereich von Bindungen durch die Generationen hindurch ist das »Material«, mit dem das Familienstellen und andere Aufstellungsformate, die sich mit gesellschaftlichen Prozessen beschäftigen, arbeiten.

Täter-Opfer-Bindung durch die Prägung der Lebensgeschichte

Das Geschehen zwischen Täter und Opfer führt über die strukturelle Ausgleichsdynamik hinaus dazu, dass weder die Lebensgeschichte des Täters noch die des Opfers angemessen erzählt werden kann, ohne das Unrechtsgeschehen einzubeziehen. Die Täter-Opfer-Bindung wird ein Teil der persönlichen, familiären und gesellschaftlichen Geschichte und Identität. Zumindest die tiefenpsychologisch arbeitende Psychotherapie oder Verfahren wie die Hypnose zeigen immer wieder auf erstaunliche Weise, was in unserem Körper und Gehirn gespeichert und somit Teil unserer Identität bleibt. In keiner Phase des Lebens können wir wieder bei null anfangen. Niemand kann die in sich gespeicherten Informationen völlig löschen. Alles, auch radikal Neues baut auf dem Vergangenen auf.

Uns bindet nicht nur die Historie, also die Fakten unseres Lebensprozesses, sondern auch die Art und Weise, wie wir sie durch die Erzählungen anderer und unsere eigene Sinngebung, also durch unsere Geschichte, erlebt haben und erinnern. Ich halte Literatur und Filme aus zwei Gründen für die Aufstellungsarbeit für bedeutsam: weil sie lebendiges Anschauungsmaterial in die eher karge Informationswelt der Aufstellungen bringen können und weil sie uns Geschichte als individuelle und kollektive Verbundenheit und Identität begreifen lehren. Zudem zeigt sich in diesen schöpferischen Ausdrucksformen unser Bedürfnis, Inneres nach außen zu bringen, um Leben in Geschichten zu dissoziieren und so besser zu begreifen.

Täter-Opfer-Bindung im Gewissen

Jede Bindung »spricht« über das Gewissen. Das Gewissen spricht allerdings nicht mit einer Stimme und nicht als göttlicher Maßstab für unser Handeln. Gut und Böse werden in erster Linie nach Maßgabe unserer sozialen Bindungen erfahren. Viel Unrecht wird mit gutem Gewissen getan, weil es aus Loyalität gegenüber der eigenen Gruppe oder einzelnen Personen getan wird, auf die wir angewiesen sind. Oder wir unterlassen rechtes Handeln, weil es uns ein schlechtes Gewissen gegenüber Personen einbrächte, an die wir uns gebunden fühlen.

Wir können drei grundlegende Aspekte des Gewissens unterscheiden, die für die Wahrnehmung und Wirkung von Gut und Böse ausschlaggebend sind: das persönliche Gewissen, das unbewusste Gruppengewissen und das »universale oder »Menschheitsgewissen«

Das *persönliche Gewissen*, das wir fühlen, orientiert sich an dem, was für unser Überleben notwendig ist. Es verhält sich aus diesem Grund loyal gegenüber der Gruppe und hält sich daran, was diese für gut oder böse erachtet. Weil wir in vielen unterschiedlichen Gruppen und Teilbeziehungen leben, sind wir gezwungen, unsere Loyalität und unsere Einstellungen zu Gut und Böse aufzuspalten, oft auf Kosten von tiefen seelischen Konflikten und widersprüchlichen Verhaltensweisen. Im persönlichen Gewissen übernehmen wir die Moral der Gruppe oder Teilgruppe, um dazugehören zu dürfen, den nötigen Platz und Schutz zu bekommen und uns in dieser Umwelt orientieren zu können.

Das *unbewusste Gruppengewissen* schaut auf das Überleben der Gruppe und ist dafür im Notfall bereit, ein einzelnes Gruppenmitglied zu opfern oder bereitwillig das Opfer des Einzelnen anzunehmen. Es hat kein Mitgefühl für die einzelnen Personen in der Gruppe und für Mitglieder anderer, fremder und feindlicher Gruppen. Es kennt nur das »Wir« und das, was dafür an Vollständigkeit, Ausgleichsprozessen, Zusammenhalt und Ordnung notwendig und förderlich zu sein scheint. Auch dieses »Wir« ist kein Monolith, sondern ein mehr oder weniger enges und spannungsreiches Ganzes, dessen Grenzen je nach Art der Gruppe mehr oder weniger fließend sind und mehrere Gruppenzugehörigkeiten betreffen können. Vor allem spricht das Gruppengewissen nicht. Es hat nicht das Gehirn eines Individuums und kein lokalisierbares Bewusstsein. Es wirkt über die Teilhabe an einem Ganzen oder wie ein »Feld«, um eine beliebte Metapher zu verwenden. Die Mitglieder der Gruppe sind hier Teilhaber an Gut und Böse über die Wirkungen im Beziehungssystem, ohne die Folgen jeweils für sich und andere wahrzunehmen und zu fühlen.

Ein dritter Aspekt bestimmt das Gewissen als *»universales Gewissen«* oder *»Menschheitsgewissen«*. Es bindet uns an die ganze Menschheit insofern, als wir alle Menschen sind. Es reagiert auf die Werte, die wir alle in uns erleben können, weil sie zu unserem Menschsein gehören und uns zu einer über unsere persönlichen und die Gruppeninteressen hinausgehenden Menschlichkeit verpflichten. Es ist vielleicht das Gewissen, von dem der Apostel Paulus sagt, es sei jedem Menschen eingeschrieben, und das manche als die Stimme des Göttlichen im Menschen bezeichnen. In diesem Gewissen, mag es noch so durch die anderen beiden Formen des Gewissens verdeckt und verdrängt oder überlagert sein, können wir unsere Bindung an die Mitmenschlichkeit in allen schlimmen und schrecklichen Taten, die wir einander antun und erleiden, und unsere Verantwortung für die Menschlichkeit fühlen.

Auch dieses Gewissen mit seinen Maßgaben für Gut und Böse unterliegt einem evolutiven und kulturgeschichtlichen Prozess, der einsetzte, sobald unterschiedliche Gruppen sich begegneten, Austausch pflegten und sich vermischten. Jeder kennt die »goldene Regel«: »Was du nicht willst, dass man dir tut, das füg auch keinem anderen zu«, oder in der positiven Formulierung: »Behandle andere so, wie du behandelt werden möchtest.« Sie wurde vermutlich schon sehr früh in der Menschheitsgeschichte verankert, ebenso Verhaltensweisen, wie sie beispielsweise im Gastrecht und bei dessen Verletzung zum Vorschein kommen. Die jüngere Entwicklung der Menschenrechte ist der Versuch, dieses Menschheitsgewissen in universal gültiges Recht zu fassen, in einer »Weltethik« zu normieren und im Verhalten von Gruppen und im Bewusstsein der einzelnen Menschen zu verankern. Dahinter steckt die Annahme, dass sich bei aller Geschichtlichkeit und sozialer Konstruktion universale Werte erfahren lassen, die sich aus unserer biologischen Konstitution, z. B. der Schmerz- und Todeserfahrung, und unserer geistigen und kulturellen Fundierung ergeben, sobald sich das Bewusstsein eines gemeinsamen »Menschseins« und in der neueren Zeit von der einen Menschheit ausgebreitet hat.

Täter-Opfer-Bindung durch sinnliche Wahrnehmung

Über das Gefühl von Gerechtigkeit und nötigem Ausgleich, der Notwendigkeit einer geschichtlichen Identität und das Wirken eines mehrdimensionalen Gewissens hinaus wirkt vermutlich ein weiterer bedeutsamer Bindungsprozess. Er entsteht über die sinnliche Wahrnehmung, den körperlichen und seelischen Schmerz, die schrecklichen Bilder, sonstige sinnliche Eindrücke und über alle Prozesse, die die eigene Würde und körperliche und seelische Integrität verletzen. Das unmittelbare Geschehen zwischen Täter und Opfer ist immer ein körperlicher oder doch körperlich spürbarer Akt, mit der Folge körperlicher Prägungen. Beim Opfer nehmen wir das meist als unausweichlich an. Aber auch der Täter unterliegt den biologischen

Vorgängen der Wahrnehmung. Er mag noch so wenig in seinem Gewissen spüren, was er einer anderen Person antut oder noch so erfolgreich dem Gegenüber die Menschlichkeit absprechen oder die Tat hinter einer Notwendigkeit verstecken, seine Sinne nehmen auf, was geschieht. Die »Eindrücke« werden gespeichert.

Das Schreckliche verbleibt im Opfer und im Täter mit all den Folgen, die auftreten, wenn die Verdrängung nicht mehr greift.

In Therapien, die darauf ihre Aufmerksamkeit richten, werden diese körperlich gespeicherten Vorgänge offensichtlich. Die Sprache ist voll von körperbezogenen Wahrnehmungen. Wir wissen um die körperlichen Folgen unseres Gewissens:

Eine Frau erzählte mir einmal in einer Einzelsitzung, ihre Mutter habe als Hebamme im Krieg bei vielen vergewaltigten Frauen Abtreibungen vorgenommen, meist schon in einem fortgeschrittenen Stadium der Schwangerschaft. Später sei die Mutter zuckerkrank geworden und man habe ihr nach und nach alle Gliedmaßen amputieren müssen, was sie schließlich nicht überlebt habe. Sie habe ihre Erkrankung und die Amputationen immer als Sühne für das angesehen, was sie den in den Mütterleibern heranwachsenden Kindern angetan hat.

Auch intensive Gefühle, innere Bilder und »geladene« Sätze scheinen sich durch einige Generationen zu ziehen. Immer wieder erfahren wir in Aufstellungen Hinweise darauf, dass tiefe Emotionen, schreckliche Bilder und Geräusche, z. B. das Pfeifen von Geschossen, ohne erzählt zu werden, sich zu »vererben« scheinen und die Nachkommen emotional oder über körperliche Symptome und Verhaltensauffälligkeiten mit der Geschichte der Früheren verknüpfen. Zumindest erleben wir in Aufstellungen an Stellvertretern, dass sie manchmal sehr genau wiedergeben können, welche inneren Bildern, Sätze und Emotionen sich in ein Familiensystem eingeprägt zu haben scheinen. Schlimme Ereignisse und schweres Unrecht können sich als »Schlüsselszenen« innerhalb eines »Bindungsraumes« weit über die unmittelbar betroffenen Opfer und Täter hinaus auswirken.

Die Tat als verbindende Kraft

Die weitaus meisten Morde und anderen schweren Verbrechen in Deutschland sind Beziehungstaten. Täter und Opfer kennen sich, teilen eine Geschichte und ein mitmenschliches Beziehungsfeld. Schaut man nur auf das Geschehen eines Mordes, ist meist klar, wer Täter ist und wer Opfer. Bezieht man die ganze Geschichte und das Umfeld mit ein, ist die Unterscheidung nicht mehr so einfach. Manchmal erregt ein Täter im Blick auf seine Geschichte und die Umstände seines Verbrechens Mitgefühl und manchmal schlägt die Empörung sogar dem Opfer und nicht dem Täter entgegen. Am Tathergang selbst und seinen unmittelbaren Folgen ändert das aber nichts.

Betrachten wir die seelische Wirkung von Verbrechen, scheint die bindende Kraft der Tat auf dem Geschehen selbst zu beruhen. Verständliche Beweggründe oder Schuldunfähigkeit heben die Bindung, die aus dem Tatgeschehen resultiert, nicht auf. Sie lindern allenfalls die Emotionen oder das Bedürfnis nach Strafe und beeinflussen natürlich das Erleben und die Lösungsmöglichkeiten. Aber für die Tatsache der Bindung von Täter und Opfer ist nur die »Tatsächlichkeit« dessen maßgeblich, was geschehen ist, und die unmittelbare Ursächlichkeit. Auch ein schwerer Verkehrsunfall, bei dem z. B. ein Autofahrer ein Kind überfährt, ohne dies verhindern zu können, bindet ihn an das Kind und dessen Familie. Nicht die subjektive Wahrnehmung und nicht die Gesinnung entscheiden über die Tatsache einer Bindung, sondern die unmittelbare Ursache und Wirkung. Wie sich die Bindung gestalten und möglicherweise auflösen oder in Frieden bewältigen lässt, das allerdings hängt von vielen weiteren Faktoren ab.

Die Frage nach dem »Bindungsraum«

Schauen wir nicht nur auf einen Täter und sein Opfer, sondern auf viele Täter und Opfer, beziehen Mittäter und Mitopfer ein, berücksichtigen auch die Hierarchie von Anordnung und Ausführung eines Verbrechens oder gar den politischen Willen hinter Krieg und Vernichtung, wie verhält es sich dann mit der Täter-Opfer-Bindung? Können wir ihre Reichweite in Gruppen und Gesellschaften bestimmen? Welche Unterscheidungen müssen wir hier treffen?

In welcher Weise und mit welcher Wirkung sind beispielsweise die Nachkommen von Juden, die im KZ umgebracht wurden, mit Hitler verbunden, mit den Nazis, mit den Deutschen, mit dem Lagerkommandanten, mit dem Nachbarn, der möglicherweise das Versteck verraten hat, mit dem SS-Mann, der auf dem Transport mit seinem Stiefel einen Mitgefangenen totgetreten hat? Bindet auch das Miterleben schlimmer Taten, wenn beispielsweise der Kamerad eines Soldaten Frauen und Kinder erschießt?

Ich halte diese Fragen für bedeutsam, wenn wir die Möglichkeiten individueller, familiärer und gesellschaftlicher Versöhnung und das mögliche Ende von Schuld und Schrecken in bestimmten historischen Situationen ausloten. Auf die Aufstellungsarbeit bezogen heißt das: Für welche Personen, die an einem schrecklichen Verbrechen als Täter oder Opfer beteiligt waren oder schlimme Taten unmittelbar miterlebt haben, stelle ich Stellvertreter hinzu, je nach Größe der Aufstellungsgruppe, Ziel der Aufstellung und Notwendigkeiten der Beschränkung? Welches Bindungsgeschehen zwischen welchen Personen oder Gruppen muss angenommen und sichtbar werden können, damit ein Lösungs-, Versöhnungs- oder Friedensprozess wirksam werden kann?

Allgemeiner formuliert: Welchen »Bindungsraum« muss ein Aufsteller je nach Anliegen und Informationen annehmen, damit die Bindungsprozesse, die im Problem wirken, und das für eine Lösung Nötige offensichtlich werden können? Unter »Bindungsraum« verstehe ich die Personen und Ereignisse in Paarbeziehungen, Familien, Gruppen, der Gesellschaft, die am Problem, an der Not, möglicherweise am Symptom eines Klienten maßgeblich mitwirken, und zwar über Generationen. Wie weit reicht dieser »Bindungsraum zurück«? Welche Personen gehören dazu?

Experimentelle Aufstellung zu einem Tötungsfall zwischen Schülern

Im Rahmen eines Kongresses leitete ich eine experimentelle Aufstellung, die mir geeignet erscheint, mögliche Wirkungen von Täter-Opfer-Beziehungen aufzuzeigen (Schneider 2008b). Zugleich kann sie verdeutlichen, was mit einem »Bindungsraum« gemeint ist.

Eine Teilnehmerin der Tagung berichtete von einem Ereignis zwischen Klassenkameraden ihrer Tochter. Ein Siebzehnjähriger, Boss einer kleinen Gang, hatte einen etwas jüngeren Klassenkameraden, Boss einer anderen Gang, während einer Auseinandersetzung in Anwesenheit ihrer jeweiligen Anhänger getötet. Die Frau überlegte zusammen mit anderen Eltern, was nun an der Schule zu tun sei.

Diese Frage der Teilnehmerin nahm ich zum Anlass, Aspekte der Täter-Opfer-Thematik über eine Aufstellung zu veranschaulichen. Die Methode der Aufstellung diente ausschließlich dem experimentellen Interesse, nicht aber dazu, der Frau, die den Fall sozusagen zur

Verfügung stellte, Handlungsmöglichkeiten aufzuzeigen. Natürlich sollte die Aufstellung der Frau auch dabei helfen, die Situation besser zu verstehen. (Die genaueren Umstände der Tat möchte ich hier wegen des Aufsehens, den der Vorfall in der Öffentlichkeit erregt hatte, nicht nennen.)

Wenn ein Fall berichtet wird und die zum Verständnis nötigen Informationen gegeben sind, muss der Aufsteller als Erstes entscheiden, für welche Personen er Stellvertreter aussuchen lässt (oder selber aussucht). Er hat eine erste Idee von dem zu berücksichtigenden »Bindungsraum«. Normalerweise fängt man eher »klein« an und vergrößert je nach Notwendigkeit den Personenkreis.

In diesem experimentellen und der Anschauung dienenden Rahmen entschied ich mich, gleich mit allen mir nötig erscheinenden Personen anzufangen. So bat ich die Frau, Stellvertreter für folgende Personen beziehungsweise Instanzen zu holen: den Täter und sein Opfer; je zwei Stellvertreter für die Anhänger von Täter und Opfer, die ja zugleich Zeugen des Geschehens waren (die Frau wählte zwei Männer für die Anhänger des Täters, zwei Frauen für die Anhänger des Opfers); die Eltern des Täters und die des Opfers; den Schuldirektor (ein Mann) und jemand für die Justiz (eine Frau), vor der sich der Täter verantworten musste. Für die um Rat fragende Frau oder andere Eltern der Schule wurden aus Gründen der Anonymität keine Vertreter gewählt.

Ich gebe hier weder die genauen, von der Frau ursprünglich aufgestellten Positionen der Stellvertreter wieder noch deren spontane oder angeleitete Bewegungen im Verlauf der Aufstellung. Ich beschreibe nur die Reaktionen der Stellvertreter und den Sinn, den sie in Bezug auf Täter-Opfer-Ereignisse haben können. Ich führte den Aufstellungsprozess relativ straff, ohne der freien Bewegung der Stellvertreter mit langem Atem Raum zu geben, einmal wegen der begrenzten Zeit, zum anderen, um die Aufstellung für alle Anwesenden möglichst konzentriert und überschaubar zu halten. In erster Linie sollten nicht Elemente einer Versöhnung, sondern nur die wirkenden systemischen Kräfte in einer solchen Situation deutlich werden.

Wie reagierten die Stellvertreter im Wesentlichen? Das Opfer blieb auf seinem Platz stehen und reagierte zunächst gar nicht, so als würde es gar nicht mitbekommen, was passiert. Der Täter wich panisch zurück bis an den Rand des Aufstellungsfeldes und blickte dann vor sich auf den Boden. Die Anhänger des Täters, die ursprünglich nahe bei diesem standen, blieben ziemlich unbewegt, die Anhänger des Opfers wirkten aufgeregt, äußerst betroffen und auf dem Sprung, irgendwie einzugreifen. Die Eltern des Täters reagierten unterschiedlich: Seine Mutter wich bis zum äußersten Rand des Aufstellungsraumes zurück, aber in die zu ihrem Sohn entgegengesetzte Richtung. Sie schlug die Hände vor das Gesicht, als könnte sie sich verstecken, und versteinerte. Der Vater des Täters reagierte zögerlich verblieb zunächst etwas abseits.

Erstaunlich, aber für Aufsteller doch nicht ganz überraschend, verhielt sich der Stellvertreter des Opfers. Er veränderte während der gesamten Aufstellung seinen Platz nicht. Als die Aufstellung nach den ersten Bewegungen des Täters und von dessen Mutter stagnierte, bat ich das Opfer, sich als Ausdruck seines Todes auf den Boden zu legen. Doch der Stellvertreter weigerte sich und sagte: »Ich bin nicht tot.« Trotz meine Beteuerung, dass er tot sei, blieb er stehen und fragte: »Was ist eigentlich los?« In keiner Weise wütend oder aufgeregt oder entsetzt wirkte der Stellvertreter des Opfers wie jemand, der aus einer Ohnmacht aufgewacht ist und sich an nichts mehr erinnert. Völlig verständnislos betrachtete er seine Umwelt, die auf ihn schaute und mehr zu wissen schien als er selbst.

Das ist eine immer wieder zu beobachtende Reaktion von Stellvertretern Gestorbener: Sie legen sich zur Symbolisierung ihres Todes nicht hin oder stehen wieder auf und sagen: »Ich bin nicht tot.« Der Tod scheint sich manchmal so schnell ereignet zu haben, dass ein Bewusstsein des Sterbens fehlt. Und es ist, als müssten Tote »wissen«, warum sie gestorben sind. Manchmal ist die Verweigerung, eine Todeshaltung einzunehmen, auch ein Zeichen dafür, dass die Erzählungen über die Umstände eines Todes nicht stimmen.

Ich fragte mich also, wie ich dem Vertreter des Opfers in der Aufstellung helfen könne, in seinen Tod zu finden. Ich holte den Repräsentanten des Täters und stellte ihn seinem Opfer gegenüber. Der Stellvertreter des Opfers schaute auf seinen gegnerischen Klassenkameraden, der ihm den Tod gebracht hatte, sanft und ohne Vorwurf, nur in neugieriger Erwartung einer Erklärung. Ich bat den Täter: »Sag ihm, was passiert ist. Er versteht nichts.« Doch der Täter schaute auf den Boden und sagte nach einer Weile: »Ich bin wie im Nebel. Ich weiß auch nicht genau, was los war. Ich kann ihn nicht anschauen.« Und, etwas heftiger: »Ich kann ihm nichts sagen.«

Daraufhin bat ich den Täter, wieder auf seinen Rückzugsplatz zu gehen. Was nun? Ich sah zur Stellvertreterin der Justiz, die das Geschehen sehr aufmerksam verfolgt hatte, und bat sie: »Geh du hin und sag ihm, was passiert ist.« Sie trat vor das Opfer, schaute es an und erklärte ihm, was gemäß den Informationen der Schülermutter geschehen war. Das Opfer reagierte mit: »So war das also«, und legte sich nun emotionslos auf den Boden.

Nun geschah Folgendes: Eine Vertreterin des Opferclans warf sich neben dem Opfer, vielleicht ihren Bruder (sie meinte später, sie habe sich wie seine Schwester gefühlt), auf den Boden, legte sich halb auf ihn, schien untröstlich zu sein und wollte oder konnte nicht wieder aufstehen, so als wollte sie die körperliche Nähe des Bruders nicht aufgeben und am liebsten mit ihm sterben. Sie umklammerte das Opfer, aber in die Augen schaute sie ihm nicht. Die Szene wirkte so, als müsste man Angst um sie haben, dass sie sich etwas antun wird. Dem Opfer schien ihr Gebaren eher unangenehm und peinlich zu sein, das es über sich ergehen lassen musste.

Die andere Stellvertreterin aus dem Clan des Opfers – sie bezeichnete sich später als dessen Freundin – bebte vor Verzweiflung und Wut. In ihr konzentrierten sich Hass und Rache. Sie hätte am liebsten um sich geschlagen. Und wäre der Täter in der Nähe gewesen, hätte sie sich auf ihn gestürzt. Aber es war eine vollkommen blinde Wut, die jeden Schmerz ganz zu betäuben schien. Sie zeigt keine wirkliche Anteilnahme am Schicksal ihres Freundes oder gar Liebe zu ihm.

Der Vater des Täters bewegte sich nun ebenfalls. Er ging zu seinem Sohn und stellte sich vor ihn, sodass dieser die Szene beim Opfer nicht mehr sehen konnte. Ich dachte zunächst, er wolle seinen Sohn abschirmen und schützen. Doch der Stellvertreter dieses Vaters äußerte auf Nachfrage, er wollte seinem Sohn signalisieren: »Geh zu deinem Klassenkameraden, entschuldige dich bei ihm.« Er wollte, dass sein Sohn sich der Situation stellt. Aber es ging ihm primär um die Entlastung seines Sohnes. Dafür ging er in Aktion. Doch er erreichte seinen Sohn nicht. Die Mutter des Täters verharrte auf ihrem Rückzugsplatz, völlig abgeschottet. Sie wirkte beinahe autistisch, so als müsste sie ansonsten verrückt werden.

Die Stellvertreter des Clans des Täters blieben auf ihrem ursprünglichen Platz im Umkreis des Opfers stehen. Der eine bedauerte, was geschehen war, war aber nicht sehr überzeugend. Der andere wehrte ab: »Ich habe damit nichts zu tun.« Er zeigte keinerlei Anteilnahme, weder am Geschehen noch am Schicksal des Opfers oder seines »Chefs«. Der Stellvertreter des Schuldirektors war nur darauf bedacht, den Ruf seiner Schule zu schützen und wies jede Verantwortung der Schule oder gar persönlicher Art zurück. Er wollte alles tun, damit möglichst schnell wieder Ruhe in der Schule und der Elternschaft einkehren und die Schule wieder zum Alltagsbetrieb übergehen könne. Leider hatte ich keinen Vertreter der »Öffentlichkeit« aufstellen lassen. Das wäre nötig oder zumindest interessant gewesen.

Ich wandte mich wieder dem Opfer zu und bat seine Eltern, nahe an ihren Sohn heranzutreten und von ihm möglichst Abschied zu nehmen. Die Mutter verfiel bei der Berührung ihres Sohnes in einen verzweifelten Schmerz, unfähig, Blickkontakt mit ihm aufzunehmen und ihn in den Arm zu nehmen. Sie zeigte sich von der Situation völlig überfordert. Der Vater sah sich gezwungen, seine Frau zu beruhigen. Dem Sohn war die verzweifelte und blinde Trauer seiner Mutter unangenehm. Erst als sich die Mutter etwas beruhigt hatte und den Kopf ihres Sohnes auf meine Bitte hin und mit Unterstützung ihres Mannes in ihren Schoß legte, atmete der Sohn auf und fühlte sich etwas besser.

Nochmals holte ich den Stellvertreter des Täters und stellte ihn vor sein Opfer und dessen Eltern. Ich wollte sehen, ob nun eine versöhnende oder zumindest klärende und beide Seiten entlastende Bewegung möglich sei. Wie man sah, hätte er sich gerne seinem Opfer zugewandt, aber es ging nicht. Der Täter zeigte keine Anzeichen von Rechtfertigung oder Gegenvorwurf oder Hass und meinte nur: »Ich weiß nicht, was passiert ist und wie alles geschehen konnte. Ich mag ihn eigentlich. Ich würde ihn gerne anschauen und diese schlimme Sache hinter mich bringen. Aber ich kann nichts tun. Bitte, lasst mich in Ruhe.« Er drängte zurück an den Rand des Aufstellungsfeldes wie in seine Gefängniszelle und ich ließ ihn dahin zurückgehen.

Und das Opfer? Sein Stellvertreter empfand es als schade, dass er mit seinem Gegner beziehungsweise Gegenüber nicht noch einmal in Kontakt gekommen ist. Er empfand beinahe freundschaftliche Gefühle für ihm. Was das Opfer bewegte, war nicht der Tod, nicht das abgebrochene Leben, sondern nur tiefes Unverständnis über das Geschehen. Es wirkte jetzt zwar etwas erleichtert, aber keineswegs »erlöst«. Die vermeintliche Schwester des Opfers, die ich vor dem Abschied der Eltern von ihrem Sohn gebeten hatte, aufzustehen und an ihren vorherigen Platz zu gehen, setzte sich, den Blick sehnsüchtig auf ihren Bruder gerichtet, wieder neben die vermeintliche Freundin auf den Boden und schlang ihren Arm um sie. Die Freundin verblieb in ohnmächtigem Hass. So beendete ich die Aufstellung.

Solch eine Aufstellung hinterlässt eine Fülle von Fragen, sowohl hinsichtlich des Aufstellungsgeschehens und der Repräsentierung eines realen Geschehens als auch in Bezug auf die Bindungs- und Lösungsthematik zwischen Täter und Opfer. Ich will hier nur auf ein paar verallgemeinerte Aspekte eingehen bezüglich der Art, wie der gewählte Bindungsraum sich darauf auswirkt, welche Aspekte der Täter-Opfer-Bindung in die Wahrnehmung und die mögliche versöhnliche Lösung eingehen können.

Suchen wir Lösung und Versöhnung im Täter-Opfer-Geschehen, braucht es als Erstes die Mitteilung der Wahrheit. Es wirkt so, als müsste auch noch ein Verstorbener, insofern er der Gruppe in der Seele noch verbunden bleibt, wissen können, was passiert ist. Für Aufstellungen bedeutet das: Für welche Personen brauchen wir Stellvertreter, damit die nötige Information über das Geschehen mitgeteilt werden kann. Normalerweise bringt der Klient die erforderliche Information mit. Vielleicht fällt sie ihm erst ein, nachdem er die Dynamik und eventuell auch Aussagen der Stellvertreter wahrgenommen hat. Häufig muss er sie erst nach der Aufstellung erfragen. Für mich war obige Aufstellung ein Aha-Erlebnis bezüglich der Frage, wie bedeutsam die Justiz oder andere unabhängige Instanzen der Öffentlichkeit für die Aufklärung von Täter-Opfern-Verhältnissen sind.

Manchmal beschränken sich Aufstellungen auf die Gegenüberstellung von Täter(n) und Opfer(n). Die Aufsteller vertrauen auf eine Bewegung, die im Prozess der Auseinandersetzung schließlich von selbst oder aufgrund der Wirkung des »Geistes« zu einer Annäherung und Versöhnung führen. Damit würde aber das schlimme Geschehen auf die unmittelbare Täter- und Opferschaft reduziert. Die so schwer zu überwindende Kluft zwischen Täter und Opfer bezieht über Gleichgültigkeit, das Ausblenden und die Abwehr von Verantwortung, über Schmerz, Hass und die »Unfähigkeit zu trauern« (Mitscherlich) auch andere Personen mit ein. Für Aufstellungen bedeutet das: Für welche Personen und Funktionsträger werden in einer Aufstellung Stellvertreter gebraucht, damit Täter-Opfer-Ereignisse in Versöhnung und Frieden münden können?

Wird ein Opfer in einer Weise getötet, dass es sein Sterben bewusst und mit Schmerz erlebt, traumatisiert das Täter-Opfer-Geschehen nicht nur das Opfer. Die genannte Aufstellung zeigte sehr deutlich, wie sehr auch der Täter und vor allem die dem Täter und Opfer Nahestehenden, Mitverantwortlichen und »Hineingezogenen« traumatisiert werden können. Bei Familienaufstellungen sind besonders Eltern oder Kinder von Tätern und Opfern mit im Fokus.

Aufstellungen ersetzen meist keine Traumatherapie. Sie kommen als hilfreiche lösende Methode oft erst in der nächsten oder übernächsten Generation zum Zug. Sie schauen auf das »systemische Trauma«, das heißt auf die Bindungswirkungen im Täter-Opfer-Geschehen, und auf mögliche Lösungen. Wenn sie heilen, dann weniger die tiefen individuellen Verletzungen, sondern eher die damit verbundenen Beziehungsprozesse. Aufstellungen benötigen einen Lösungs-, Versöhnungs- und Friedensprozess, der von Angesicht zu Angesicht stattfinden kann. Es gehört zu ihren Stärken, dass sie das über Stellvertreter leisten können, sobald ein betroffenes Beziehungssystem selbst dazu in der Lage ist. Ich werde weiter unten auf solche Fragen noch eingehen.

Eine jüdische Geschichte

Eine jüdische Klientin, ich nenne sie hier Judith, kam über einen längeren Zeitraum einmal im Jahr in die Gruppe. Sie lebte allein, war immer schwarz gekleidet, sah aus wie ein Rabbi, war nach eigener Aussage mit dem Tod auf du und du, wirkte magersüchtig und die ersten beiden Male redete sie oft völlig wirr. Sie war beruflich erfolgreich gewesen und schon in Rente. In insgesamt sechs Aufstellungen kamen all ihre Lebens- und Familienthemen zur Sprache, die allesamt einen Ausgangspunkt und einen Fokus hatten: das »Dritte Reich« und ihre jüdische Familie.

Ich schildere hier nicht die oft sehr erschütternden Aufstellungen, die der Klientin Schritt für Schritt sehr gutgetan haben, sondern nur den »Bindungsraum« ihres Lebens, der ganz von der Vergangenheit ausgefüllt zu sein schien. Judiths Vater war deutscher Jude, ihre Mutter »Germanin«. Später stellte sich heraus, dass auch Judiths Mutter aus einer jüdischen Familie stammte. Diese hatte die Ahnenpässe aber bis weit zurück so geschickt gefälscht, dass alle, auch bedingt durch ihr deutsches Aussehen, als Deutsche galten.

Die Judith wusste selbst nichts von der jüdischen Vergangenheit ihrer Mutterfamilie, bis ihr älterer Bruder sie vor einem der späteren Kurse einweihte. Als ich sie dann in einer Aufstellung aufforderte, zu ihrer Mutter zu sprechen: »Mutter, du bist ja auch Jüdin!«, schrie sie, ich dürfe das nicht sagen, sonst würden sie alle umgebracht! Erst als sie sich etwas beruhigt hatte, sagte sie, es tue ihr leid, ihr Bruder habe ihr verboten, das Geheimnis weiterzuerzählen.

Judith war die Jüngste von sechs Geschwistern. Zu Beginn ihrer Besuche in meinen Gruppen lebten davon noch vier, zur Zeit ihres letzten Gruppenbesuchs nur noch der nächstältere Bruder. Die Eltern waren schon vor längerer Zeit gestorben. Die Geschwister hatten sich früher oft getroffen. Sie sei dabei Außenseiterin gewesen und immer beschimpft worden, weil sie stets ihre jüdische Geschichte thematisiert hatte, berichtete sie.

Ihr Vater sei in einer geheimen jüdischen Organisation tätig gewesen, um weltweit die jüdische Gemeinschaft gegen Hitler zu mobilisieren. Man ließ ihn lange Zeit gewähren, um an die Hintermänner heranzukommen, die mit ihm aktiv waren, bis er sich in Schweden in Sicherheit bringen musste. Die Mutter ihres Vaters und deren Geschwister waren in der Gaskammer umgekommen, ebenso zwei Geschwister des Vaters, viele andere Verwandte und eine frühere Verlobte des Vaters. Diese Verlobte war auch deshalb von Bedeutung, weil Judith immer von der Liebe ihres Vaters zu dieser Frau schwärmte, aber auf ihre Mutter sehr böse war.

Judith hatte zu ihrer Mutter bis nach deren Tod eine sehr schlechte Beziehung, die sich erst besserte, als Judith erfuhr, dass auch die Mutter Jüdin war. Für die Wut gegen ihre Mutter gab es einen bedeutsamen Hintergrund, den Judith aber erst im Verlauf der Seminare als einschneidend erlebte: Als sich Judiths Vater gegen Ende des Krieges nach Schweden abgesetzt hatte, wurde ihre Mutter massiv bedrängt, den Aufenthaltsort ihres Mannes und die Namen seiner Mitstreiter zu verraten. Man glaubte Judiths Mutter nicht, dass sie das alles nicht wisse. Um die Mutter zum Reden zu zwingen, brachte die SS Judith als vierjähriges Kind ins KZ.

Die Mutter blieb dennoch schweigsam. Judith ging es glücklicherweise im KZ relativ gut. Ein Offizier der SS kümmerte sich um sie, brachte ihr Essen, baute ihr ein Baumhaus. Als die amerikanischen Befreier nahten, nahm dieser Offizier Judith auf den Arm und ging auf das Fluchtauto zu, in dem schon drei andere SS-Leute auf ihn warteten. Der Soldat führte die Hand des Kindes an seine Hand mit der Pistole, richtete die Waffe auf die drei Kameraden und erschoss sie. Dann führte er die Pistole mit seiner und Judiths Hand an die eigene Schläfe und drückte ab.

Judith sagte in der Gruppe, sie habe das ganz ruhig erlebt und fühle sich immer noch sehr dankbar mit dem SS-Offizier verbunden. Nur das Nachhausekommen habe sie irgendwie schrecklich in Erinnerung. Sie habe sich von ihrer Mutter nicht in den Arm nehmen lassen und lange erst im Ort, dann im Elternhaus versteckt. Vieles aus dieser Zeit wurde in Aufstellungen thematisiert, bis Judith im Gefühl der Vierjährigen in den Arm ihrer Mutter gehen und sich dort ausweinen konnte. Stück für Stück fand sie einen lösenden Umgang mit ihrem eigenen Schicksal und mit dem der anderen. Sie schaffte es, mit ihren Versuchen aufzuhören, für ihren Vater alle Umgekommenen in ihrer Seele anwesend zu halten. So verlor sie ihre Todesbereitschaft und konnte sich in der Gemeinschaft der noch lebenden Geschwister wieder aufgenommen fühlen.

Im letzten Seminar, das sie bei mir besuchte, ging es um ihre Hassliebe zu einem Bruder, der als Einziger von ihren fünf Geschwistern noch lebte. Sie telefonierte viel mit ihm, da er nach Schweden gezogen war. Dabei erfuhr sie von den vielen Liebschaften, die der Vater in Ländern begonnen hatte, die er damals bereiste, und von der Existenz eines Halbbruders in Schweden. (Eine solche Vermutung war übrigens in einer ihrer früheren Aufstellungen aufgekommen.) Judith schloss Frieden mit ihrem Bruder, zog nach dem Tod seiner Frau zu ihm und pflegte ihn aufgrund seiner schweren Erkrankung.

Wie repräsentieren sich bei solch einer Familiengeschichte all die Personen und Ereignisse in dieser Frau? Wer wird in welcher Weise für Antworten auf ihre Fragen bedeutsam? Was ist für die Bewältigung ihres Lebens notwendig? Wie kann sich ihre Bindung an Deutschland und das Jüdische im Erleben und Wissen aufatmend gestalten? Was muss vielleicht verdrängt bleiben oder vergessen werden? Wer kann wie von ihrem Herzen her angeschaut werden? Welche Versöhnung braucht es oder ist überhaupt machbar? (Judith zeigte nie Groll gegen die Täter des »Dritten Reiches«, auch ihre Stellvertreterinnen in den Aufstellungen nicht.)

Wie kann man mit solch einer Geschichte im inneren und äußeren Frieden leben? Wie sterben? Nur auf die persönlichen Erlebnisse dieser Frau zu sehen und nicht auf die »Familienseele«, die ganze Gruppe der direkt und indirekt Beteiligten und der Dazugehörenden, würde den Ereignissen und beteiligten Personen nicht gerecht. Zugleich mag deutlich werden, dass die Komplexität von Lebens- und Familiengeschichten häufig mehrere Aufstellungen erfordern, sofern nicht ohnehin andere therapeutische Erfahrungen notwendig sind.

Spaltung von Täter und Opfer in der Seele und Integration durch Versöhnung

Wenn wir die Täter-Opfer-Bindung in der Seele als gegeben betrachten, wie wirkt sie sich dann »normalerweise« in der Seele aus? Was geschieht angesichts der schlimmen Tat in der Seele der Betroffenen? Der Täter, seine Familie und seine Nachkommen versuchen die schlimme Tat und das Opfer zu verdrängen oder abzuspalten, um sich von der Tat und ihren Folgen frei zu machen. Der Drang zur erlösenden Sühne oder wiedergutmachenden Allmacht sind sonst zu groß.

Das Opfer beziehungsweise seine Familie und seine Nachkommen müssen, um zu überleben und nicht in Hass, Rache und Schmerz zu ersticken, den Täter und die schlimmen Umstände und Folgen seiner Tat verdrängen und abspalten. Gelingt das nicht, liegen Suizid oder Verrücktheit nahe. Sich die Tat als Täter oder Opfer nochmals ganz bewusst sinnlich vorzustellen, das ist nicht auszuhalten, es sei denn, es kann irgendeine neue Form friedlicher Verbundenheit entstehen, die stark genug ist, die sinnliche Erfahrung des Tatgeschehens zu überschreiben.

Versöhnung wäre nun vielleicht der Prozess, der ermöglicht, dass bei den direkt Beteiligten, ihren Familien und Nachkommen Verdrängung, Abspaltung oder Projektion und Übertragung nicht mehr notwendig sind. Versöhnung kann vielleicht verhindern, dass ein Zusammenbrechen der seelischen und systemischen Abwehrmechanismen nur noch Tod oder Irrsinn als einzigen Ausweg erscheinen lässt.

Versöhnung als personales Geschehen

Betrachten wir die Täter-Opfer-Bindung als ein personales Geschehen, dann reicht es nicht, sein individuelles Befinden dadurch vom Schlimmen zu befreien, dass wir uns allgemein geistig mit der Wirklichkeit versöhnen. Versöhnung bedeutet dann in erster Linie einen Prozess von Person zu Person oder auch, in Ritualen vermittelt, von Gruppe zu Gruppe oder von Person zu Gruppe und von Gruppe zu Person. Versöhnung gestaltet sich dann als ein mitmenschlicher Beziehungsprozess, der von Mensch zu Mensch befriedet. Täter und Opfer beziehungsweise ihre jeweiligen Familien begegnen sich von Angesicht zu Angesicht und auf eine Weise, dass die Bindung »versühnt« gelebt werden kann, ohne Abspaltung und Verdrängung, begleitet von inneren Bildern und Dialogen oder Meditationen, welche stark genug sind, die gespeicherten Sinneseindrücke in einer positiven Beziehung zu »übermalen« oder zu »überschreiben«.

In Aufstellungsgruppen findet die Begegnung »von Angesicht zu Angesicht« der meist schon verstorbenen Opfer und Täter bzw. von deren Nachkommen über Stellvertreter statt, z. B. bei nationalsozialistischen Verbrechen. Oder eine betroffene Person, die (meist als Opfer) eine Aufstellung zur Lösung von ihrer selbst erlebten Not wählt, stellt sich selbst dem Stellvertreter des Täters gegenüber, z. B. bei Missbrauch oder Gewalt in Beziehungen. Die Versöhnung wird dann zu einem seelischen Prozess derer, die unter selbst erlebten oder früheren Täter-Opfer-Ereignissen leiden. Das »System« sucht persönliche Versöhnung für den Frieden weit über den Tod der unmittelbar Betroffenen hinaus.

Eine junge Klientin kam wegen ihrer Schwierigkeiten, einen festen Partner zu finden, in eine Gruppe. Als Beginn der Aufstellung wurden Stellvertreter für sie selbst und drei ihrer früheren Männer aufgestellt, mit denen sie intensivere Beziehungen gehabt hatte, sowie ein Vertreter für einen möglichen künftigen Mann, mit dem sie sich eine dauerhafte Beziehung wünscht.

Da fiel die Stellvertreterin der Frau in einen furchtbaren Zustand und benahm sich, als würde sie vergewaltigt. Die Klientin sah und hörte ihre Stellvertreterin, schlug die Hände vor ihr Gesicht und bebte und schluchzte. Ich unterbrach die Aufstellung und die Frau konnte nach einer Weile berichten, dass sie vor einigen Jahren, als sie mit Freundinnen in Kroatien ihre Ferien verbrachte, nach einer feuchtfröhlichen Party vergewaltigt worden sei. Auf die Frage, ob sie bereit sei zuzusehen, wenn ich ihrer Stellvertreterin einen Stellvertreter für den jungen Mann gegenüberstelle, der sie damals vergewaltigt hat, stimmte sie zu.

Eigenartigerweise drehte sich ihre Stellvertreterin weg von dem Mann und sagte ungerührt: »Der ist es nicht.« Was ging da in der Stellvertreterin vor? Ich fragte die Klientin nach ähnlichen Vorkommnissen in der Familiengeschichte. Da erinnerte sie sich, was von ihrem mütterlichen Großvater berichtet worden war. Er habe mit achtzehn Jahren in den Krieg ziehen müssen und sei mit seiner Kompanie in Kroatien stationiert gewesen. Aber aufgrund einer Psychose sei er bald nach seiner Einberufung schon wieder entlassen worden. Der Opa soll immer erzählt haben, dass er wahrscheinlich nur so den Krieg überlebt hat, denn alle seine Kameraden seien nicht zurückgekommen. Auf die Frage, worin denn seine Psychose bestanden habe, konnte die Klientin nur sagen, eine Tante habe einmal erwähnt, der Opa sei damals gezwungen worden, bei Vergewaltigungen von Frauen zuzusehen.

Wir stellten den Großvater auf, zwei seiner Kameraden und ihnen gegenüber zwei der vergewaltigten Frauen. Da taumelte der Vertreter des Großvaters, ging zu Boden und schlug wie verrückt mit den Armen um sich. In welcher Weise dieser Stellvertreter wirklich für den Großvater der Frau fühlte oder ob er einfach sehr überzeugend seine Rolle spielte, sei hier offen gelassen, ebenso die Frage, ob der reale Großvater nur Zuschauer oder ebenfalls Beteiligter der Vergewaltigungen im Krieg war. Wir stellten zum Schluss den Großvater, seine Kameraden und die vergewaltigten Frauen nebeneinander und dahinter eine Person für den Tod, der die kleine Gruppe umfasste, als Zeichen oder ein Bild dafür, dass der Tod alle nimmt und Opfer und Täter im Tod vereint sind. Das schien die Stellvertreter und die Frau selbst sehr zu entlasten.

Die Klientin führte ich mithilfe einer Methode aus dem NLP in inneren Bildern in eine Situation, in der sie sich sicher fühlte und dem jungen Vergewaltiger erneut begegnen konnte. Es kam zu einem inneren Dialog mit ihm, der sowohl ihrem Erleben und dem vermutlichen Erleben des jungen Täters als auch dem Geschehen um den Großvater »gerecht« wurde. Für die Frau wirkte das sehr erleichternd und versöhnlich. Am Ende des Seminars drückte sie nochmals ihre Überraschung darüber aus, dass das Thema Vergewaltigung über ihre Stellvertreterin hochgekommen sei und zu dem Erlebnis ihres Großvaters im Krieg geführt habe. Vor diesem Hintergrund fühle sie sich jetzt viel freier im Blick auf das selbst Erlebte und gegenüber Männern.

Wir wissen nicht, ob es einen realen Zusammenhang zwischen dem Kriegserlebnis des Großvaters und der Vergewaltigung seiner Enkeltochter gibt, und wie dieser vielleicht aussieht. Es gibt aber viele ähnliche, teilweise auch überprüfbare derartige Erfahrungen in Aufstellungen. Deshalb denke ich, wir können begründet davon sprechen, dass sich Täter-Opfer-Bindungen durch die Generationen hindurch »bis zu den Enkeln und Urenkeln« auswirken.

Ebenso scheint ein irgendwie gearteter Versöhnungsprozess in den folgenden Generationen notwendig zu sein oder zumindest hilfreich in Bezug auf die Probleme der Späteren. Auf Gesellschaft und Politik bezogen leuchtet das vielen Menschen allerdings eher ein als in Bezug auf Familiengeschichten. Täter- und Opfergeschehnisse werden dort nicht gerne erinnert. Man kann leichter in der Gesellschaft allgemein über Gräuel und Schuld sprechen, als wenn es die eigene Familie betrifft.

Das Familienstellen greift hier eine Grunderfahrung und Grundannahme auf, die ich für universal halte: Nicht Versöhntes wird innerhalb einer gewissen Zeitspanne so lange wiederholt und in verschobenen Prozesses wieder aufgegriffen, bis ein Ausgleich oder bewusster Verzicht auf vollen Ausgleich erfolgt ist; bis sowohl das Opfer wie der Täter in dem gesehen werden, was sie auf schuldhafte und schlimme Weise verbunden hat, ohne dass dabei jemand ausgeschlossen werden muss; bis die Verbundenheit wieder – und das gelingt vielleicht nur mit einer im weitesten Sinn spirituellen Haltung – freundlich und sogar liebevoll, jedenfalls frei von dem Bedürfnis nach Ausgleich und Ausschluss sein kann.

Versöhnung im Kontext von Anmaßung und einem übergeordneten Bösen

Führt diese Personalisierung der Versöhnung aber nicht in eine heillose Überforderung und Illusion? Direkt zwischen Täter und Opfer ist sie schon rein praktisch nur selten möglich. Und für die Späteren ist doch am alten faktischen Geschehen nichts mehr zu ändern. Die Späteren müssen doch nicht für die Früheren haften. Zu denken, die Späteren könnten rückwirkend oder stellvertretend für die Früheren eine Versöhnung leisten, scheint pure Illusion zu sein. Führt der Versuch, für andere deren Schicksal zu tragen oder zu wenden, nicht genau zu der anmaßenden Schicksalsübernahme, von der es sich zu lösen gilt? Ist es letztlich nicht einfach die Zeit, die versöhnt, weil sie vergessen lässt und die Aufgaben der Gegenwart und der Zukunft in den Vordergrund rückt? Liegt die einfachste Versöhnung nicht darin, dass wir uns der Zukunft mit ihren neuen Anforderungen für Mitmenschlichkeit, Gerechtigkeit und Frieden anvertrauen? Ich habe diese Fragen weiter oben schon angesprochen.

Die Antworten auf diese Fragen werden ihrerseits davon abhängen wie wir die folgenden Fragen beantworten: Wie gewichten wir die Wirkung des Vergangenen auf die später Geborenen? Welche zeitliche Reichweite nehmen wir dafür an? Wie persönlich schätzen wir Bindungsprozesse ein? Wie beurteilen wir die Verantwortung der Späteren für die Früheren und ihren Umgang mit den Wirkungen aus der Vergangenheit ethisch? Und schließlich: Ob und wie denken wir metaphysisch oder religiös und spirituell über Fragen von Gut und Böse nach? Wir wissen um die Hartnäckigkeit von seelischen und geistigen Mustern. Die Erkenntnisse der Biologie legen nahe, dass »Gut« und »Böse« unausweichlich in die Prozesse der individuellen Selektion und der Gruppenselektion eingebaut sind.

Zwar nimmt heute auch im christlichen Bereich kaum noch jemand die Erbsündenlehre des Augustinus wahr geschweige denn ernst. Doch die Erfahrungen, dass Böses wieder Böses zeugt, dass Hass wieder Hass gebiert, dass Gerechtigkeit und Versöhnung sich nur schwer durchsetzen, ist nicht so leicht von der Hand zu weisen. Die Verkettungen von Schuld, Leid und verletzter Liebe sind nicht nur das Herzblut der Tragödie, sondern sowohl mythologisches Erbe als auch Triebkraft des größten Teils der Welt- und Gegenwartsliteratur.

Wenn wir von einer die Generationen übergreifenden Gruppenidentität und einer Art »sozialer Vererbung« ausgehen, dann schließt das die negativen Seiten des Lebens mit ein. Wenn wir die immer wieder auffallende Verkettung von Schuld und Sühne in Familiensystemen und Gesellschaften durch die Generationen hinterfragen, ist die Idee, dass da ein »metaphysisches« Böses wirkt, das alle Menschen umfasst, nicht aus der Luft gegriffen.

Wenn wir aber aus naturwissenschaftlicher und religiöser Sicht ein Böses annehmen, das als größere Kraft zu unserem Menschsein gehört, bliebe dann der Versuch einer personalen oder gesellschaftlichen Versöhnung nicht ein Tropfen auf einem heißen Stein? Wie können wir evolutionsbiologisch, philosophisch und spirituell so über Gut und Böse sprechen, dass unsere Bemühungen um Liebe im weitesten Sinne eine Chance haben?

In der Aufstellungsarbeit stellen wir die Frage nach der »Natur« des Bösen zwar nicht explizit. Aber im Umgang mit den Schattenseiten des Lebens und auf der Suche nach Lösungen bringen wir Annahmen und Vorstellungen mit ein, die diese Frage implizit durchaus berühren. Wie wir in Aufstellungen mit Schuld und den entsprechenden Ausgleichsprozessen umgehen, hängt stark von unseren Voranahmen zur Frage nach dem Bösen ab und wie wir den gesellschaftlichen Kontext in dieser Frage wahrnehmen.

Das Ende der Frage nach dem Bösen?

In der Zeit nach dem Zweiten Weltkrieg bis hinein in die 1990er Jahre gab es kaum ein systematisches Nachdenken über die Frage nach dem Bösen. Das unsägliche Leid so vieler Menschen in den beiden Weltkriegen und im Holocaust schien das Nachdenken über das Böse sprachlos zu machen. Mit dem »Tod Gottes« und dem aufgeklärten naturwissenschaftlich geprägten, auf die soziale und individuelle Verantwortung bezogenen Denken verschwinden Fragen wie: »Warum gibt es Leid, Tod, Böses?« oder: »Wie kann Gott das zulassen?« aus dem öffentlichen Diskurs und weitgehend auch aus den Gedanken der Menschen. In diesen bleibt häufig nur die Frage: »Womit habe ich das verdient?«, und das Schlimme, das Menschen einander antun können, gilt als Rätsel.

Die Naturwissenschaften beschreiben uns mit all unseren Fragen und unserem Handeln innerhalb einer universalen Evolution ohne Gott und ohne freien Willen. Sie lehren uns das Staunen angesichts der ungeheuren Dimensionen des Kosmos und der kleinsten Teilchen, die uns Menschen als Ergebnis einer von Naturgesetzen und dem Zufall beherrschten Wirklichkeit ungeheuer klein und nichtig erscheinen lässt. Nichtsdestoweniger stürzt sich die Technik mithilfe der Naturwissenschaften in den Optimismus einer besseren, machbaren Welt.

Die Philosophie wendet sich mehr den Fragen der Erkenntnis zu. Der öffentliche Diskurs setzt auf Kritik, Menschenrechte, und, nach dem Tod der großen Ideologien, auf das pragmatische Handeln. Die Moral hat sich zum Bemühen um weltumspannende ethische Fragen gewandelt und lotet die »Möglichkeit des Guten« aus. So lautet der Titel eines Buchs des Münchner Philosophen Wilhelm Vossenkuhl (2003). Die Begriffe »Übel«, »Leid« und »Böses« tauchen darin im Register nicht mehr auf.

Allerdings war die philosophische Auseinandersetzung mit dem Bösen nie ganz verstummt. In Frankreich machte Paul Ricœcur die Auseinandersetzung mit dem Bösen zu seinem Lebensthema und veröffentlichte dazu 1985 ein schmales, zusammenfassendes Buch (Ricœcur 2006). Er spannt darin einen weiten Bogen um die Theodizee (wörtlich: Gerechtigkeit Gottes, Rechtfertigung Gottes) mit dem Resümee, dass uns nur eine Spiritualisierung der Klage bleibe und wir trotz des Bösen an Gott glauben. Am Beispiel Ricœcur kann man sehen, wie sehr auch philosophische Auseinandersetzungen von der persönlichen Lebenserfahrung getragen sind. Seine Mutter starb gleich nach seiner Geburt, zwei Jahre später fiel sein Vater im Ersten Weltkrieg. Und während der Arbeit an dem erwähnten Buch nahm sich sein Sohn das Leben.

In Deutschland wirkte Rüdiger Safranski mit seinem Buch »Das Böse oder das Drama der Freiheit« in eine breitere Öffentlichkeit hinein (Safranski 1997). Das »Böse« werde man nicht los. Es gehöre zu unserer Freiheit. Man könne es nur befragen, indem man schaue, was mit einem selbst los sei. Es gefährde das Weltvertrauen. »Wie aber, wenn das Böse nichts erreichen will, sondern das Nichts will?«

In den letzten Jahren wenden sich Philosophen und Theologen wieder verstärkt der Frage nach dem Bösen zu: Susan Neiman verbindet in ihrem Buch »Das Böse denken« (Neiman 2004) eine Geschichte des Nachdenkens über das Böse mit den Fragen der Philosophie zwischen dem Erdbeben von Lissabon und Auschwitz: Wie viel Sinn steckt in einer Welt, in der Unschuldige leiden? Ist das Böse tiefgründig oder banal? Ist es überhaupt verstehbar? Ingolf U. Dalferth (2006) schreibt über die Erfahrung, dass sich über das, was böse ist, leichter Einigkeit finden lasse als über das, was gut sei, und entfaltet daran einen Leitfaden der Kontraste zwischen gut und böse und gut und Gott. Terry Eagleton vertritt die Auffassung, das Böse sei nicht gänzlich rätselhaft, transzendiere aber wohl die Grenzen alltäglicher Verhältnisse (Eagleton 2011, S. 27):

> »Das Böse, wie ich es verstehe, ist tatsächlich metaphysisch, insofern es sich gegen das Sein als solches wendet und nicht gegen diesen oder jenen seiner Teile. Grundsätzlich will es das Ganze vernichten. Womit aber nicht gesagt ist, dass es zwangsläufig übernatürlich ist oder jeder menschlichen Kausalität entbehrt.«

Neben der Philosophie beschäftigt sich vor allem die Soziologie in Form von Untersuchungen zum Phänomen der Gewalt wieder verstärkt mit dem Bösen (vgl. Sémelin 2007, Reemtsma 2008).

Der persönlich Leidende im westlichen Kulturkreis nutzt die lange Friedenszeit seit Ende der großen Kriege, um gegen das ihn treffende Unrecht mit juristischen Klagen oder mithilfe von Gewerkschaften zu kämpfen. Er mindert die Folgen der Krankheit durch die Medizin, die seelischen Schmerzen und Ängste über Beratung oder Psychotherapie. Oder er versucht das Negative über positives Denken und eine Vielzahl spiritueller Erfahrungsmöglichkeiten als nicht existent oder in seiner Bedeutung für persönliches Wachstum wahrzunehmen.

Aufstellungsarbeit und das Böse

Wo steht in dieser gesellschaftlichen Entwicklung die Aufstellungsarbeit in ihrem praktischen Umgang, ihren Annahmen und Folgerungen in Bezug auf die Frage nach dem Bösen? Können wir mit unseren Erfahrungen womöglich zu Antworten beitragen, die in der praktischen Arbeit mit Klienten heilsam wirken, unser Denken befriedigen und spirituell einleuchten? Hellinger bezieht im geistigen Familienstellen ausdrücklich philosophische und spirituelle Gedanken mit ein und macht in seiner »natürlichen Mystik« auch klare Aussagen zum Problem des Bösen.

Ich will hier, sicherlich unvollständig und ohne den Anspruch, für alle Aufsteller zu sprechen, einige Elemente der Aufstellungsarbeit anführen, die meiner Einschätzung nach für die Frage nach dem Bösen relevant sind. Ich beziehe mich dabei vor allem auf das in Täter-Opfer-Beziehungen wahrnehmbare Schlimme und Böse und auf unsere Bewertungen und Handlungsmöglichkeiten im Bereich der Aufstellungsarbeit.

Klienten suchen mithilfe von Aufstellungen Lösungen, weil sie leiden: an bestimmten Lebensumständen, an anderen Personen, an sich selbst, an erlebten Traumata, an körperlichen oder seelische Symptomen. Die Frage nach dem Bösen stellt sich uns Aufstellern allenfalls in der Form der Erfahrung der negativen Seiten des Lebens mit deren persönlichen und systemischen traumatischen Folgen. Wir begegnen dieser Frage vor allem in den vielfältigen Täter-Opfer-Verhältnissen familiärer Beziehungen und dort, wo Familien über Generationen in größere Zusammenhänge von Schuld und Verbrechen bis hin zum Massenmord eingebunden sind.

Insofern haben wir eine breite Erfahrungsbasis von den Folgen und der Aufarbeitung des Negativen und Schlimmen. Allerdings: Wir begegnen dem Negativen mittelbar: in zeitlichem Abstand, in Erinnerungen, Erzählungen, Informationen der Klienten und in Aufstellungsprozessen über die Bewegungen und Äußerungen der Stellvertreter. Wir machen uns in unserem Bemühen um Versöhnung vielleicht selten klar, dass wir in Aufstellungen einen Unfall, Kindesmissbrauch oder Kriegsverbrechen nicht unmittelbar wahrnehmen.

Welchen Einfluss auf unsere Reaktionen und unser Denken über Gut und Böse hätte es, wenn wir Augenzeugen des Schicksals der Klienten wären? Wie sehr realisieren wir, dass die Bewertungen von Gut und Böse von unseren körperlichen Erfahrungen ausgehen und vielleicht noch mehr von der unmittelbaren Wahrnehmung des körperlichen Leidens nahestehender Menschen und von Leidensgenossen?

Natürlich gehören Gut und Böse dem Bereich unserer Wertungen und ihres geschichtlichen Wandels an. Aber so wie unsere Sprache ursprünglich auf Gesten beruht, beziehen sich unsere Wertungen und unsere Moral ursprünglich auf die körperliche Befindlichkeit und unser persönliches Überleben sowie das der Mitglieder unserer Gruppe und der Gruppe insgesamt. In der Geschichte von Hiob im Alten Testament setzt Satan Gott mit der Bemerkung unter Druck, dass der Mensch sich in alles hineinschicke, wenn er nur seine Haut behalte (Hi 1,11): »Rühre nur an seinen Körper, und du wirst sehen, ob er dich preist.«

Vorschnelle Verallgemeinerungen aus der oft sehr eindrücklich erlebbaren Aufhebung der Spaltung von Täter und Opfer und ihrer Versöhnungsbereitschaft in Aufstellungen verbieten sich umso mehr, je größer der Abstand vom unmittelbaren sinnlichen Geschehen ist. Immerhin, es gibt kaum eine psychotherapeutische Methode, die uns dank der Wahrnehmungen der Stellvertreter so nahe an das Erleben von Schuld und Leid in externalisierter, vermittelter Form und im systemischen Kontext heranführt, wie Familienaufstellungen.

Vorrang der Erfahrung und des Einzelschicksals

Für die persönlichen und systemischen Heilungs- und Befriedungsprozesse ist diese Mittelbarkeit des leidvollen Geschehens über die Stellvertreter und die zeitliche Distanz zu den realen Ereignissen unerlässlich. Die sinnliche Anschauung bleibt gewahrt, aber doch so, dass die Prozesse für den Klienten, gewöhnlich wie in einem Theater dissoziiert bleiben, zumindest solange wir mit Stellvertretern arbeiten. Verinnerlichtes wird zu einer Erfahrung im Außenraum, jedoch in einer Eindrücklichkeit, die ein Reden »über« kaum herstellen kann. Wenn wir uns im Zusammenhang mit Aufstellungen auf philosophische Fragen einlassen, dann sozusagen auf eine Philosophie zum Anfassen.

Darüber hinaus beziehen sich unsere Aufstellungserfahrungen vor allem auf Einzelschicksale. Im Normalfall geht es um einen Klienten und seine Familie. Wenn Aufstellungen über unmittelbare Anliegen eines Klienten hinaus sich in gesellschaftliche Dimensionen begeben oder wenn wir wie in einem Theaterstück vor einem Publikum mit großen Täter-Opfer-Konstellationen experimentieren, besteht die Gefahr, dass wir das individuelle Schicksal, die individuelle Leiderfahrung dem »Großen« opfern und philosophische Schlüsse ziehen, die der unmittelbaren Erfahrung des Leids und des Bösen nicht mehr gerecht werden. Was immer wir »Großes« wahrnehmen,

Stellvertreter und »Zuschauer« machen individuelle Erfahrungen mit dem »Großen«. Ohnehin bleibt es fraglich, welche großen Zusammenhänge Stellvertreter wahrnehmen und repräsentieren können. (Siehe dazu auch Kapitel 10.)

Solange wir mit dem Anliegen eines Klienten arbeiten, werden wir in den meisten Fällen keine Antworten auf das Böse im Zusammenhang mit dem Massenmord an den Juden oder mit den Grausamkeiten unter Mao suchen. Wir schauen auf das Böse verbunden mit der Frage: Was ist mir, was ist uns da passiert? In welcher Weise erleben ich oder andere Situationen und Taten als böse? Wie werden wir mit dem widerfahrenen Unrecht oder der Schuld fertig? Warum muss ich für andere oder mit ihnen leiden, selbst nach langer Zeit? Wie kann ich verstehen, was mir in meinem Leben widerfahren ist, und mich davon auf eine bessere Zukunft hin lösen?

In Aufstellungen spielt sich das Böse in Familiengeschichten ab, nicht in einem universellen Drama. Da ist z. B. ein Chinese aus Hongkong, der mit ihm unerklärlichen Wutanfällen kämpft. Der Zusammenhang ist von außen leicht einzusehen: Sein Vater musste in der Kulturrevolution seine Stellung als Professor an einer Universität wegen Unzuverlässigkeit aufgeben und sich Schlimmerem durch die Flucht nach Hongkong entziehen. Die Mutter war aufs Land verschickt worden und muss dort Schreckliches erlitten haben, über das sie nie gesprochen hat.

Erst in diesem Zusammenhang mit einem konkreten menschlichen Schicksal kommen dann die größeren, überpersönlichen Zusammenhänge zur Geltung: der Tod, das Leben, der Staat, die große Seele, der Geist, eine umfassendere oder absolute Liebe und anderes »Allgemeines« mehr. Mit dem Einbeziehen überindividueller und gruppenübergreifender Kräfte begegnen wir in Aufstellungen einer Paradoxie: Als Erfahrung bleibt die Wahrnehmung des Allgemeinen notwendigerweise begrenzt und an die individuelle Wahrnehmung der an einer Aufstellung Beteiligten gebunden. Wir erleben Gut und Böse, die Möglichkeit der Versöhnung und »Kräfte« wie Leben oder Geist eingebunden in den Rahmen, den Kontext und die Möglichkeiten einer Aufstellung und des Beziehungssystems, das sie repräsentiert.

Gleichzeitig gehört es zu den intensivsten Erfahrungen bei Aufstellungen, dass unsere Grenzen sich mit dem Blick auf »Größeres« zu öffnen beginnen auf etwas so von uns noch nicht Erlebtes und Gesehenes. Unsere Wertungen von Gut und Böse und unser Denken und

Handeln angesichts schlimmer Ereignisse können in Kontakt kommen mit umfassenderen »Kräften«, »Informationen« und Einsichten. Der Rahmen des individuellen Leidens und seiner Bewältigung weitet sich auf die Gruppe, die Gesellschaft, auf eine größere, umfassende Wirklichkeit wie Leben und Tod.

Allerdings können wir im Blick auf Einzelschicksale fragen, ob es für heilsame und lösende Prozesse wirklich notwendig ist, diese größeren Dimensionen der Wirklichkeit zu erleben und zu verstehen. Reicht es nicht einfach aus, Menschen in Not lebensnah zu helfen, ohne sich auf philosophische oder übergeordnete Ebenen zu begeben? Lenken uns allgemeine Fragestellungen nicht eher ab vom unmittelbaren Aufstellungsgeschehen? Und haben wir nicht gerade durch den Bezug auf konkrete Familiengeschichten ein zwar begrenztes, aber für die meisten Klienten ausreichendes Erklärungsmodell für ihr persönliches Leiden? Diese Fragen entscheiden sich am konkreten Fall und daran, als wie hilfreich Aufsteller und Klienten dieses »Zuhilfenehmen« der größeren Wirklichkeit erfahren.

Leiden und das Böse im Kontext des Schicksals

»Schicksal« ist ein wichtiger Begriff in der Aufstellungsarbeit. Darunter verstehen wir, dass wir in Ereignisse und Prozesse eingebunden sind, die uns widerfahren und unserem Wollen und Wirken vorgegeben sind beziehungsweise entgleiten. Vieles, was sich in unserem Leben zuträgt, ist uns »geschickt«, manchmal wie aus einer Absicht und durch die Willkür anderer Menschen, meist wie eine für uns unausweichliche Folge früheren Geschehens.

Wir haben zwar einen gewissen Spielraum im Umgang mit dem Schicksal, das uns trifft, aber kaum eine Möglichkeit, das Schicksal selbst abzuwenden. Es trifft uns blind. Im Gegensatz zum Zufall, der uns wie ein Schicksal trifft, aber eben nur zufällig, wirkt das Schicksal vor allem über das unbewusste kollektive Gewissen und seine vernetzte Kausalität. Unschuldige tragen über Bindungs- und Ausgleichsprozesse Wirkungen der Handlungen Früherer.

Sehr deutlich sehen wir die Schicksalswirkung beim Mythos von Ödipus (ausführlich besprochen in Kapitel 3). Wir haben uns angewöhnt, diesen Mythos als Sinnbild für eine seelische Entwicklungsphase, die ödipale, zu verstehen. Oder wir nehmen ihn als Ausdruck der kulturellen Evolution, die ein Heraustreten aus dem genealogischen

Gefälle verbietet. Systemisch gesehen (und ohne Anspruch einer ausschließlichen Sichtweise) verdeutlicht er die schicksalhaften Bindungen und Ausgleichprozesse in Familien und Gruppen, mit denen wir es in Aufstellungen zu tun haben. Insofern ist dieser Mythos ein Sinnbild für viele Aufstellungen, die ein Verstehen unseres Schicksals an seinen näheren Ursprüngen ermöglichen sollen. Das Schicksal von Ödipus ist das Ergebnis eines von seinem Vater begangenen Unrechts und der Tatsache, dass Zeus auf einem gerechten Ausgleich auch unter Einbeziehung folgender Generationen besteht.

Der Blick auf das Böse beschränkt sich beim Familienstellen also gewöhnlich auf einen überschaubaren Rahmen des Schicksals. Wir schauen auf Familiengeschichten, nicht auf einen metaphysischen Ursprung. Wir fragen nicht: Wie ist das Böse in die Welt gekommen? Sondern: Mit welchen Ereignissen in meiner Familiengeschichte hat das begonnen, worunter ich jetzt leide? Wir verbleiben in einem Rahmen, der es dem Klienten in Bezug auf sein Leben ermöglicht zu sagen: »Jetzt verstehe ich.« Dass wir unser Schicksal durch Aufstellungen als Familien- und Gruppenverhängnis wahrnehmen und mit dieser Erkenntnis zustimmend und lösend umgehen können, ist die für manchen eine provozierende Einsicht, die Hellinger (wieder) zur Wirkung gebracht hat. Jenseits von Autonomiebestrebungen oder einem Sich-Herauslösen aus Genealogie und Ethnologie bleiben familiäre und »Stammes«-Bindungen wirksam.

In Familienaufstellungen schauen wir auf Böses, das schlimme Folgen in Familien erzeugt, ähnlich wie es im Alten Testament ursprünglich für finanzielle und materielle Schulden formuliert wurde: Selbst die Enkel und Urenkel müssen noch dafür aufkommen und Schulden zurückzahlen. In übertragener Bedeutung: Die Sünden der Väter rächen sich bis ins vierte Geschlecht. Wenn wir unser Schicksal eingebunden in die »Schulden« der Früheren in unserer Familie und Sippe verstehen können, haben wir die Möglichkeit zu einem bewussten Umgang mit Ausgleichsprozessen, der Böses im Familienkontext in seiner Wirkung lösend anerkennt und, wenn möglich, auch beendet.

Das Böse – Identität, Fragment oder Konstrukt?

Wir schauen in Aufstellungen im Einklang mit den »aufgeklärten« Tendenzen in der Gesellschaft (trotz der proklamierten »Achse des

Bösen« und des aufgrund weltpolitischer Ereignisse vermehrtem Empfinden eines »Bösen«) nicht auf »das Böse« als eine metaphysische Größe, sondern auf Ereignisse und Handlungen von Personen, die wir in bestimmten Kontexten und in Bezug auf bestimmte Erfahrungen als böse bezeichnen.

Wir sehen in Aufstellungen, vermittelt durch Stellvertreter, Menschen, die andere ausschließen, die sich böse fühlen, die anderen Böses wollen, Gewalt ausüben, verfluchen, die nichts Menschliches gegenüber einem Opfer empfinden, andere missachten und verachten. Aber wir sehen immer Menschen, die in Schuld eingebunden sind und dafür ihren Teil der Verantwortung tragen müssen, die aber Mutter, Vater, Großvater, Tochter und in jeden Fall Mensch bleiben.

Wir können sehen, dass sie Leben gegeben haben, nicht nur genommen. Wir sehen auch auf das Gute, das sie tun und geben. Wir sehen keine durch und durch bösen Menschen, »Bestien«, die kaum mehr Menschliches an sich haben. Das Böse begegnet uns fragmentarisch, als Teil eines Menschen, nicht als der ganze Mensch. Wir sehen den Keim des Guten auch in dem Verbrecher, bei dem es uns angesichts seiner Taten schwerfällt. Wir glauben nicht mehr an den Teufel. Und würden wir ihn aufstellen, er zeigte sich sehr schnell menschlich.

Wenn ich von dem »Bösen« spreche oder selbst von »Täter« und »Opfer«, ist das eigentlich nicht gemäß. Substantivierungen verleiten unseren Geist dazu, die Wirklichkeit in Begriffe zu fassen und damit unserer Wahrnehmung zu entziehen. Sie abstrahieren und verallgemeinern Erfahrungen, um sie dem Denken zugänglicher zu machen. Sie bezeichnen etwas, was so nicht vorzufinden ist. »Das Böse« betrachten wir ebenso wie andere Allgemeinbegriffe eher als geistiges und sprachliches Konstrukt. Man kann es nicht »im Schubkarren transportieren«. Wollen wir allgemeinen und überindividuellen geistigen Prozessen eine Wirklichkeit zuschreiben und Sprache verleihen, bleiben uns allerdings nur Substantivierungen.

Was wir vorfinden, sind Taten, die wir als schlimm oder böse erleben, und Geschehnisse, die schlimme oder böse Taten nach sich ziehen. Das deutsche Wort »böse« stammt etymologisch vermutlich von »aufgeblasen« ab: Als böse bezeichnen wir die Tat eines Menschen, in der er sich über einen anderen »aufbläst«, sich über ihn erhebt, sich zum Gott über einen anderen macht, so wie ein argentinischer Folterer zu seinen Opfern sagte: »Du bist nichts. Wir sind Gott.«

Als böse empfinden wir eine Tat, bei der ein Mensch einen anderen seelisch, geistig und vor allem körperlich auf erniedrigende Weise zerstört.

Ich glaube nicht, dass es Sinn macht, auf das Wort »böse« zu verzichten. Wir können aber auch nicht mehr zu einer Mythologie zurückkehren, die das Böse mit absoluter Macht gleichsetzt. Doch gibt es Menschen, bei denen es uns schwerfällt, sie nicht als böse zu bezeichnen. Auch wenn wir mit Hannah Arendt von der »Banalität des Bösen« sprechen – müssen wir beispielsweise Adolf Eichmann im Blick auf die Wirkung seiner Taten nicht doch einen »bösen Menschen« nennen, zumal wenn es stimmt, dass er nicht nur Schreibtischtäter war, sondern die Verbrechen an den Juden auch mit eigenen Augen »begutachtet« hat?

Wie können wir mit dem Bezug von Teil und Ganzem umgehen? Das ist nicht nur eine philosophische Frage. Gibt es einen Übergang von den bösen Taten eines Menschen zu ihm als bösem Menschen? Kann ein Mensch Einstellungen entwickeln und schlimme Dinge tun, dass dies seine Seele in einer Weise »färbt«, dass es gerechtfertigt wäre, von einem bösen Menschen zu sprechen? Kann »böse sein« zu einem Identitätsmerkmal werden? Können sich die von einem Menschen verübten Gewalttaten und sein erniedrigendes Verhalten in einer Weise in die Seele, z. B. eines Folterers, einprägen, dass wir von einem bösen Menschen sprechen können, auch wenn wir wissen, dass seine Taten kontextbedingt und zeitabhängig sind? Können wir Menschen als böse zu bezeichnen, die sich »nur« in ihren Einstellungen latent gewalttätig zeigen, andere Menschen erniedrigen und ihnen das Recht auf Leben und körperliche Unversehrtheit absprechen, wie viele NSDAP-Mitglieder im »Dritten Reich«, die sich aber nicht aufgrund persönlicher mörderischer Taten schuldig machten?

Wir haben uns auch im religiösen Bereich weit von Begriffen wie Hölle oder Fegefeuer entfernt. Dennoch bezeichnen wir schlimme Ereignisse manchmal mit den Worten: »Das war die Hölle.« In früheren Vorstellungen kommen Menschen in die Hölle, die absolut ausgeschlossen werden müssen, weil es selbst mit göttlicher Unterstützung keine Möglichkeit einer Versöhnung mit ihnen gibt. Im Gegensatz dazu werden viele Menschen im Fegefeuer nur auf Zeit ausgeschlossen und nach einer Zeit der Sühne wieder in die »Gemeinschaft der Heiligen« aufgenommen. So befremdlich für uns heute solche Gedankengänge auch sind, die Frage bleibt: Tun Menschen nicht manchmal Schreckliches und Böses, das sie für jedes Verständnis und jede Versöhnung in der Gemeinschaft unzugänglich macht? Ist es nicht notwendig, jemanden aufgrund seiner schlimmen Taten, zumindest auf Zeit, aus der Gemeinschaft auszuschließen, z. B. den Vater, der die Mutter umgebracht hat, aus der Gemeinschaft mit den Kindern?

Aufstellungen haben ein großes Potenzial, Beziehungen aufzuzeigen, auch zu Wirklichkeiten wie Heimat, Krieg, Tod. Wenn wir aber nicht realisieren, dass wir damit keine substanziellen Wirklichkeiten aufstellen, sondern Beziehungen von Individuen zu uns umfassenden größeren Erfahrungsbereichen, mythologisieren wir die Wirklichkeit. Ich denke deshalb, wir tun gut daran, allgemeine Begriffe, wenn wir sie aufstellen, nahe an den Geschichten realer Personen, Familien und Gruppen zu halten, so auch das »Böse«.

Metaphysisches lässt sich per definitionem nicht aufstellen. Allenfalls können wir von »Sinnräumen« sprechen, in denen sich unsere Erfahrungen bewegen und zu denen wir uns geistig verhalten können. Zum Wesen von Aufstellungen gehört, dass sie Wirklichkeit als relational, als Beziehungsgeschehen, verdeutlichen. Stellen wir beispielsweise »die Heimat« auf, dann repräsentiert der Stellvertreter ein »Sinnfeld« (Gabriel 2013) Heimat mit der Bedeutung, die diese für den Klienten hat. Wenn wir solche abstrakten Begriffe aufstellen, macht das nur Sinn, wenn wir damit für einen Klienten einen Raum für Lösungen eröffnen oder einem Fragesteller einen Raum für erfahrbare Antworten.

So gesehen begegnet uns in Aufstellungen nicht »das Böse«, sondern Personen, die im Rahmen bestimmter Ereignisse Böses tun, und der Beziehungs- oder Sinnkontext, in dem wir ihre Taten mit Recht als böse bezeichnen. Wir begegnen nicht einer metaphysischen Hölle, sondern Ereignissen, die bestimmte Menschen als Hölle erlebt haben oder die die Vorstellung von Gemeinschaft mit dem Täter unerträglich machen. Wir begegnen keinem Fegefeuer, aber wir machen die Erfahrung, dass mit Schuld behaftete Ereignisse sich im Drang nach Sühne und Ausgleich in folgenden Generationen wiederholen können. Und wir erfahren in Aufstellungen, dass menschliches Bemühen nicht immer zum Erfolg führt, auch das Streben nach Versöhnung. Zudem gehört die Bitte »Erlöse uns von dem Bösen« in einen religiösen Kontext und nicht in eine Aufstellung.

Gott lässt seine Sonne aufgehen über Gute und Böse, Gerechte und Ungerechte

Eine der Triebkräfte von Gewalt ist unsere Versuchung, gewaltsam gegen sie vorzugehen. So schlagen manchmal Eltern ihre Kinder, wenn sie deren Gewalttätigkeit unterbinden wollen, und Revolutionäre nehmen oft mehr Blut in Kauf, als in dem Zustand vergossen wird, den sie bekämpfen.

Obwohl sich im gesellschaftlichen Wandel ein Rechtsbewusstsein entwickelt hat, das Gewaltanwendung nur kontrollierten Staatsorganen unter definierten Umständen erlaubt, setzen sich das Gute und die Gewaltlosigkeit nur schwer durch. Wir leben nicht im Paradies und Kampf ist neben der Kooperation ein Grundaspekt der Evolution. Die »Sonne« schaut gleichmütig zu. Gott lässt »seine Sonne über Böse wie Gute aufgehen und lässt regnen über Gerechte und Ungerechte« (Mt 5,45). Wenn wir unseren Blick vom unmittelbaren Geschehen böser Taten auf die umfassendere Wirklichkeit richten, kommen wir zu der grundlegenden spirituellen Einsicht, dass die Wirklichkeit Gutes *und* Böses kennt und der Ausschluss der Wirklichkeit des Bösen uns von der Kraft des Lebens abschneiden würde.

Der Hinweis auf diese für die meisten selbstverständlichen Erkenntnisse hat in Gruppen und im Umgang mit Klienten, in welcher Formulierung auch immer, oft eine tiefe Wirkung. Er lenkt unseren durch Not und Leid verengten Blick auf einen größeren Zusammenhang, der uns unmittelbar einleuchtet. Es gehört zur Eigenart der meisten Probleme, dass sie an eine verengte Sichtweise ihres »Trägers« gebunden sind und dass dieser erst innerhalb eines größeren Kontextes für eine Lösung zugänglich wird. In jeder Aufstellung geht es um die Öffnung des Systems und der Perspektive hin zu einem größeren Rahmen.

Ähnlich ist es mit dem Hinweis auf die Gerechtigkeit des Todes. Ich übernehme gerne Hellingers Meditation vom Gang ins Reich der Toten: Alle, auch Täter und Opfer, geben sich die Hand und gehen gemeinsam ein Stück hinein ins Totenreich, auf ein entferntes Licht zu. Vorstellungen von Himmel, Hölle und Fegefeuer wirkten ebenfalls entlastend, weil sie die Gerechtigkeit gewahrt sahen, ohne dass die Menschen sie selbst herstellen mussten. Demgegenüber kann man den Tod als »Jemand« begreifen, der alle gleich behandelt, Opfer wie Täter. In diesem Sinne ist er ungerecht.

Ich vergesse nie die Tränen des Stellvertreters eines Generals, der stolz über alle Opfer hinwegsah und der auch für seinen Tod am Boden liegend völlig unberührt blieb, bis ihn der Satz: »Jetzt bist auch du Staub wie diese« beugte und zu Tränen erweichte. (Und mit ihm seine stolze, ihn über alles liebende Enkeltochter, um deren scheiternde Männerbeziehungen es in der Aufstellung ging.)

Die Wirklichkeit des Todes gleicht der Art von Gerechtigkeit, die Gott gegenüber Hiob walten lässt. Unbeeindruckt von Glanz und Elend in Hiobs Leben lässt Gott den Schattenbaum, der Hiob geblieben ist, nach Belieben gedeihen und verdorren: »Ich hab's gegeben, ich hab's genommen.« (Hiob 1, 20–21) Wer sind wir demnach, dass wir Anspruch auf Glück und Wohlergehen gemäß unseren Vorstellungen von Gerechtigkeit erheben könnten?

Auch ohne eine Gottesvorstellung bleibt der Tod eine uns allen einsichtige Grenze, hinter der alles, was das Leben ausmacht, zusammenkommt und »gleich« wird. Alle Religionen haben eine ähnliche Spiritualität entwickelt, die unser Bedürfnis nach gerechtem Ausgleich in Bahnen lenken und das Umschlagen von Gerechtigkeitssuche in Gewalt, Anklage und Verzweiflung über den Tod von Opfer und Täter hinaus verhindern soll.

Jenseits von Gut und Böse?

Eine Möglichkeit, mit der Erfahrung von Gut und Böse umzugehen, ist der Verzicht darauf, die Wirklichkeit in Gut und Böse zu unterscheiden, und der Versuch ihrer Wahrnehmung jenseits von Gut und Böse. Das ist eine sehr radikale Lösung, die diese Unterscheidung in unserem Denken in denkerischer Rigorosität selbst als Ursache unserer Erfahrung von Gut und Böse identifiziert.

Trägt dieser Unterscheidungsverzicht? Hellinger verweist auf den biblischen Mythos, nach dem Gut und Böse dadurch in die Welt kommen, dass Adam und Eva sich verführen lassen, vom Baum der Erkenntnis von Gut und Böse zu essen. Würden wir nicht zwischen Gut und Böse unterscheiden, gäbe es Gut und Böse also gar nicht. Aber in diesem biblischen Mythos hat ja Gott diesen Baum gepflanzt, nicht die Menschen. Er hat sich im Baum der Erkenntnis die Unterscheidung von Gut und Böse vorbehalten. Die Teilhabe der Menschen im Paradies am Wissen Gottes ist also unvollständig. Erst das Erkennenwollen wie Gott entlässt sie in die erfahrbare Wirklichkeit zum Preis von Leid,

Schuld und Tod und verbunden mit dem Zwang, im Denken Gut und Böse zu unterscheiden.

Warum aber lässt Gott die Verführung zu? Ein »Jenseits von Gut und Böse« setzt die Erfahrung von Gut und Böse und die Notwendigkeit, beides zu unterscheiden, voraus. Der Mythos vom paradiesischen Baum der Erkenntnis versucht im Grunde, unsere Notwendigkeit zu erklären, in der Welt der Erfahrungen Wertungen vornehmen zu müssen, obwohl wir wissen, dass wir uns da etwas Göttliches angeeignet haben. Wir sind aus der Unschuld, nicht unterscheiden zu können und zu müssen, vertrieben worden. Aus eigener Bewusstseinskraft können wir nicht ins Paradies, in ein Jenseits von Gut und Böse, zurück. Darauf basiert der christliche Glaube an die Erlösung durch den Tod und die Auferstehung des Gottessohnes.

Spätestens seit Kant, der das Böse in den freien, nur an die Verbindlichkeit des Menschseins orientierten Willen verlegte, ist die Zeit metaphysischer Suche nach dem Ursprung des Bösen vorbei. Wir halten es heute eher mit der Evolution des Geistes, die diese Unterscheidung hervorgebracht hat, im Dienst des Überlebens und der kulturellen Entwicklung. Moral und Ethik als kulturelle Wertkonstruktionen haben eine biologische, eine körperlich erfahrbare Ausgangslage, hinter die wir zwar nicht zurückgehen, über die wir aber vielleicht hinausgelangen können. Biologen sagen uns, dass die Selektion im Dienst des Überlebens des Einzelnen und die Selektion im Dienst des Überlebens der Gruppe Handlungen unausweichlich machen, die wir als böse bezeichnen.

In Aufstellungen geht es nicht darum, die Unterscheidung dessen, was in einem konkreten Geschehen Unrecht ist und was nicht, was gut ist und was böse, aufzuheben. Es geht aber um ein Darüberhinausgehen, nicht um ein metaphysisches, erkenntnistheoretisches oder religiöses »Jenseits«, sondern um ein geschichtliches »Jenseits«, das fähig ist, seelische Beziehungen zu befrieden. Das Jenseits von Gut und Böse erreichen wir nicht durch ein illusionäres Zurück vor die Unterscheidung in unserer Erkenntnis, so als könnten wir uns dadurch selbst erlösen. Vielmehr erreichen wir es vielleicht durch ein Darüberhinaus in dem Sinne, dass wir in unseren Beziehungssystemen partiell, bezogen auf erfahrbare Geschehnisse, über die unheilvollen Folgen unseres Werten-Müssens hinauswachsen können.

Ich halte diese grundlegenden Gedanken zu Gut und Böse und einem Jenseits davon für die lösungsbezogene Arbeit in Aufstellungen durchaus für praktisch relevant. Betrachten wir nämlich das Jenseits von Gut und Böse als notwendigen Verzicht auf die Unterscheidung und unser wertendes Urteil, dann bedeutet das zugleich einen Verzicht auf das Wissenwollen in Beziehungssystemen und das entsprechende Nachfragen. Auch das Benennen von Unrecht, Schuld und die Zuweisung von Verantwortung dafür wäre dann dem Frieden hinderlich. Hellinger ist in seinem geistigen Familienstellen und kosmischen Bezug für Aufstellungen hier sehr konsequent.

Aber nicht nur er geht davon aus, dass ein geistiges In-Frieden-Kommen mit einer Schuld kein konkretes Wissen über die Ereignisse und beteiligten Personen erfordert. Nachfragen, was genau passiert ist, wird eher als hinderlich oder einfach nicht notwendig angesehen. Eine versöhnliche und friedliche Grundhaltung muss aber das reale Geschehen und die realen Personen erreichen, um zu wirken. Versöhnung und Frieden setzen Wahrheit, Gerechtigkeit und das dafür nötige Wissen voraus.

Nehmen wir darüber hinaus an, dass Wertungen und moralisches Urteilen notwendigerweise zu unserer menschlichen Entwicklung und Konstitution gehören, dann sind das Wissen um das, was schuldbeladen in Beziehungen oft weit über die unmittelbare Täter- und Opferschaft hinaus wirkt, und seine urteilende Benennung notwendig, um zu einem versöhnlichen Ende der Spaltung von Gut und Böse, Opfer und Täter und ihren Beziehungssystemen zu kommen.

Die Unterscheidung von Gut und Böse, so brüchig sie auch ist, bringt eine enorme menschliche Entwicklungskraft auf den Weg, mit den negativen Seiten des Lebens auf eine heilsame und für das Gute förderliche Weise umzugehen. Wir müssen sie nur fragmentarisch halten, also auf konkrete Ereignisse und Taten von Personen und Gruppen anwenden. Alle Religionen und spirituellen Traditionen halten auf unterschiedliche Weise an der Überzeugung fest, dass keine Wirklichkeit so schlimm oder böse sein kann, dass sie nicht auch den Keim für etwas Gutes in sich birgt. Diese Erfahrung teilen wir in der Aufstellungsarbeit, wenn wir uns in den Dienst an persönlichen Entfaltungen und Lösungen, am »Fluss des Lebens und der Liebe« stellen.

Psychotherapie und Beratung setzen an den Erfahrungen von Menschen innerhalb ihrer Beziehungssysteme an. Philosophische und spirituelle Gedankengänge laufen Gefahr, unsere Erfahrungen in dem einen Ganzen aufzulösen. Das Ganze ist für uns aber prinzipiell nicht zu überschauen und zu begreifen, weil wir uns nicht »begreifend« zu ihm in Beziehung setzen können. Wir bewegen uns in »Teilen« und damit gehört auch das Urteilen zu unserer Konstitution. Wenn wir uns schon auf das »Ganze« oder »Eine« beziehen, dann vielleicht so, wie es ein deutscher Bischof formuliert hat: »Mach es wie Gott, werde Mensch.«

Welche Möglichkeiten haben wir mit unserer Menschlichkeit, in Familien und anderen Beziehungssystemen auf Versöhnung und Frieden hinzuwirken, und welche entsprechenden Möglichkeiten und Grenzen weisen Aufstellungen dafür auf?

Das Opfer wahrnehmen

Für Versöhnung und Frieden braucht das Opfer die Gewissheit, dass es in dem, was es erleidet, wahrgenommen wird. Das gehört zu seiner Würde, aus der heraus es sein Schicksal leichter annehmen kann: »Ich werde mit dem, was mir angetan wurde, als Mensch gesehen.« Es scheint also sehr bedeutsam zu sein, dass das Unrecht benannt wird. Hat eine Mutter ihr Kind umgebracht, reicht in Aufstellungen eine liebende Umarmung der Stellvertreter von Mutter und getötetem Kind meist nicht aus. (Diese ist manchmal erst möglich, wenn die Mutter ebenfalls gestorben ist.) Die lebenden Geschwister bleiben der Mutter fern. Erst wenn das getötete Kind in der Aufstellung sagen kann: »Mama, du hast mich getötet«, und sich dann in die Arme der Mutter begibt, wird dieser Weg auch für die Geschwister leichter frei. (Ich spreche hier nicht von Abtreibungen. Das ist ein anderes Thema.)

Ich halte es für ein wesentliches Merkmal von Aufstellungen, dass sie dem Opfer eine Sprache geben und die Tat nochmals im Rahmen der Stellvertretung und von deren darstellenden Möglichkeiten ins Bild und ins Wort setzen. Das Postulat, »anzuerkennen, was ist«, setzt die Wahrnehmung dessen, was geschehen ist, voraus. Darüber hinaus gehört es aber zum Wesentlichen unserer Arbeit, dass sich in ihr das Opfer als handelnd betrachten kann, und zwar in zweifacher Hinsicht:

Das Opfer handelt oft im Schicksalszusammenhang mit. Über Mitgefühl oder blind wirkende Bindungskräfte ergreift es im Erleiden aktiv Partei. Es bietet sich unabsichtlich als Opfer an, ohne zu wissen und zu fühlen, dass es sich dabei auf der Ebene des Gruppengewissens loyal gegenüber seiner Gruppe verhält. Es greift über dieses meist unwissende und unwillige Sich-Opfern in frühere Täter-Opfer-Verhältnisse ein, als könnte es damit Ungesehenes aus der Familiengeschichte in die Wirklichkeit zurückholen und ausgleichen.

Wird z. B. ein Junge in der Schule gemobbt und reichen die beobachtbaren Verhaltensweisen, Vorgänge und Maßnahmen zur Lösung nicht aus, kann die Frage sehr hilfreich sein, ob es in der Familiengeschichte schon einmal eine Art Mobbing-Opfer oder Mobbing-Täter gegeben hat. Vielleicht zeigt sich dann, dass ein Großvater als Anwalt oder Richter im »Dritten Reich« an »Unrechtsurteilen« mitgewirkt hat. Wir fragen also nicht danach, was den Jungen zum Opfer macht und wer schuld ist, sondern was der Junge über den aktuellen Täter-Opfer-Prozess aus der Vergangenheit ans Licht bringt. Vielleicht suchen wir sogar die »tiefere Liebe«, die in ihm im Prozess des Mobbings wirkt.

> Eine Klientin, die wegen einer Ehekrise einmal in einer meiner Gruppen war, rief mich viele Jahre später an mit der Frage, was sie tun könne. Sie sei bei einem Fernsehsender erfolgreich beschäftigt und würde dort von Kollegen übelst beschimpft und gemobbt. Ich fragte sie nach ähnlichen Vorkommnissen in der Familiengeschichte. Da fiel ihr ein, dass ihr Vater, als sie etwa sieben Jahre alt war, eine Beziehung zu seiner Sekretärin hatte. Die Mutter hätte das damals mitbekommen. Bei der Weihnachtsfeier der Firma, bei der der Vater früher beschäftigt war, habe die Mutter der Klientin die Sekretärin öffentlich damit konfrontiert. Diese sei daraufhin aufgestanden, habe den Raum sofort verlassen und sei niemals mehr gesehen worden. Der Vater hätte einmal erwähnt, sie habe sich wahrscheinlich umgebracht.
>
> Ich schlug der Klientin ein kleines Ritual vor. Sie könne für eine Woche einen leeren Bilderrahmen und einen Blumenstrauß für diese Sekretärin aufstellen. Ein paar Wochen später rief sie mich an, weil die Anschuldigungen der Kollegen sofort aufgehört hätten und die Zusammenarbeit wieder so funktioniere, als wäre nie etwas gewesen. Wie auch immer der Zusammenhang zu sehen ist, zumindest in der Ausstrahlung der Frau hatte sich offensichtlich etwas verändert.

In einer zweiten Hinsicht auf den Opferstatus braucht ein Opfer den Anreiz, eine erlittene Prägung in eine Erfahrung zu verwandeln, das heißt passiv Erlittenes in Handeln. Das ist die Grundlage jeder Traumatherapie. Solange wir uns nur als Opfer fühlen, sind wir handlungsunfähig. Ohne das Erlittene zu schmälern oder gar als Schuld des Opfers aufzurechnen, geht es um dessen Möglichkeiten, mit der Tat und dem Leid aktiv umzugehen und Verantwortung für die Gestaltung der Zukunft zu übernehmen.

Zur Würde des Opfers gehören also zunächst die Anerkennung und das Artikulieren seines Leidens, dann die Übernahme der Verantwortung für den Umgang mit dem Erlittenen. Darüber hinaus besteht die Würde des Opfers darin, seiner Schicksalsgemeinschaft, zum Beispiel jener der Juden, zuzustimmen, wenn diese den Hintergrund für das Erlittene abgibt.

In Fortbildungen zum Familienstellen wird oft die Frage diskutiert, ob das Aufdecken der Verstrickung die Person, die in einer Aufstellung nachfolgend, stellvertretend oder ausgleichend das Schicksal eines Opfers trägt, nicht in ihrem Opferstatus bestärkt. Diese Gefahr ist naheliegend, vor allem wenn wir erkennen müssen, wie »blind« wir manchmal etwas tragen müssen, was mit unserem eigenen Leben nichts zu tun hat. Aber gerade dann halte ich es für die wichtige und weiterführende Aufgabe einer Aufstellung, mit dieser Einsicht die Handlungsmöglichkeiten des Opfers auszuloten.

Meiner Erfahrung nach wirken das Verstehen des Schicksalszusammenhangs und die Berührung durch ihn auf Klienten erleichternd und stimmt sie zuversichtlich. Wir brauchen einen Sinn im Leiden oder besser einen Sinn, der uns durch das Leiden hindurchträgt und weiterführt. Im Falle bleibenden Jammerns, ohne zu handeln, fehlt diese Wendung in ein den Sinn öffnendes und die Verantwortung stärkendes Verstehen. Ohne ein Verständnis für unsere Verstrickung handeln wir häufig so, dass wir uns noch mehr im Knäuel der Ereignisse verheddern. Dort, wo wir unsere Erlebnisse als Opfer im Zusammenhang mit unserer kindlichen Loyalität, Gewissensbindung und Liebe erkennen, erleben wir uns im Geschehen als Mithandelnde, fühlen uns also nicht mehr schwach, sondern aufnahmebereit für ein anderes Handeln, das der Zugehörigkeit und Liebe im System besser gerecht werden kann.

In größeren Zusammenhängen von Schuld wie bei Folterungen, Massenmorden oder Vernichtungsorgien müssen wir allerdings mit Schicksalszusammenhängen sehr vorsichtig umgehen, vor allem mit der Frage, was das Opfer oder seine Herkunftsgeschichte zu seinem Opfersein beiträgt. Eigenartigerweise können wir immer wieder erleben, dass sich Opfer gerade in solchen größeren Zusammenhängen, auf die sie keinerlei Einfluss hatten, mitschuldig fühlen.

In einer psychosomatischen Klinik erzählte mir eine Klientin allen Ernstes, sie fühle sich schuldig am Tod ihrer Eltern und ihrer Schwester. Sie waren bei einem Verkehrsunfall ums Leben gekommen, den die damals zweijährige Klientin als Einzige überlebt hatte. Es ist sehr unwahrscheinlich, aber nicht ausgeschlossen, dass Verwandte ihr diese Schuld eingeredet hatten.

In Israel kann man immer wieder den Vorwurf hören, die Juden hätten es versäumt, für ihr Überleben zu kämpfen. Meist ist es aber die Ohnmacht, die wir nicht ertragen können. Schuldgefühle oder Schuldzuschreibungen suggerieren, das Schlimme hätte verhindert werden können. Das gilt in kleinen wie in großen Zusammenhängen, in denen die Ohnmacht so offensichtlich ist.

Menschen werden durch die Geschichte hindurch Opfer grausamster Misshandlungen ihres Körpers und ihrer Seele oder gar der Vernichtung ihres Lebens ausgesetzt, planmäßig oder manchmal zufällig. Hier versagt das Verstehen des individuellen und kollektiven Schicksalszusammenhangs, zumindest in Form einer eigenen Mitwirkung und Verantwortung. Hier können wir nicht mehr von Loyalität und Liebe der Opfer als mitgestaltenden Elementen des Opferseins sprechen. Vielleicht bleibt als eine letzte Möglichkeit der Aktion die Hinwendung des Opfers und seiner Angehörigen zu einem Zukunft stiftenden Sinn. Aber einfordern lässt sich eine solche Hinwendung nicht, weder von sich selbst, noch von außen. Angesichts kollektiver Grausamkeit zeigt sich ein Böses, vor dem wir oft nur verstummen können.

Den Täter wahrnehmen

Zur Würde des Täters gehört auch, dass er die Tat selbst benennen und sich zu seiner Schuld bekennen kann, am bestem ohne selbstbezogene Reue, Selbstvorwurf, Entschuldigung, ohne sich seinerseits zum Opfer zu machen, mit dem man Mitleid haben müsste. Steht der Täter zu seiner Tat und nimmt sein Opfer als in seiner Würde unantastbare Person und Mitmenschen wahr, dann berührt das in Aufstellungen tief und lässt uns auch mit dem Täter mitfühlen. Ich spreche jetzt von den Stellvertretern. Denn selten kommen schwere Straftäter in eine Aufstellungsgruppe.

Wir versuchen in Aufstellungen zu ermöglichen, dass Täter und Opfer sich als Menschen anschauen, ohne Beschönigung der Schuld und des Leides, der Verantwortung und des Ausgeliefertseins, im Bewusstsein, dass beide in der Hand einer größeren Bewegung sind, der sie oft nicht entrinnen konnten. Dass auch Täter, aus welchen Gründen auch immer, oft nicht anders handeln konnten, gestehen wir ihnen manchmal zu, manchmal empört uns dieser Gedanke. Als Entschuldigung lassen wir es mit Recht nicht gelten, es sei denn, ein Gericht erklärt den Täter für zum Zeitpunkt der Tat nicht zurechnungsfähig oder stellt mildernde Umstände fest, etwa dass der Täter sich in einer Notlage befand.

Zu sagen, dass auch Täter in der Hand einer größeren Bewegung sind, ist sehr heikel. Dürfen wir den Täter dadurch entlasten, dass wir ihn im Dienst einer größeren Kraft wähnen? Was ist diese größere Kraft? Und was heißt es, dass sie in den Dienst nimmt? Das ist ja ein Bild, das dem Verhältnis von Herrn und Knecht entnommen ist. Dürfen wir das auf größere Kräfte übertragen? Postulieren wir dafür einen göttlichen oder kosmischen Geist, stehen wir vor all den Dilemmata, die auch Religion und Philosophie mit einem solchen Gott haben.

Ist es die Natur, die Evolution oder die Umwelt, die den Täter zu seiner Tat bewegt? Was ist mit seinem freien Willen? Was ist mit seinem universalen, menschlichen Gewissen?

Manche Täter wirken wie im Blutrausch. Andere scheinen offensichtlich Spaß am Quälen und Töten zu haben. Wie gehen wir mit solch extrem gewaltbereiten und menschenverachtenden Tätern um? Wie gehen wir mit Tätern um, die jegliches menschliche Maß zu sprengen scheinen, für die es unmöglich ist, auf all ihre Opfer zu schauen und denen niemand mehr leidtun kann, weil das Leid, das sie zu verantworten haben, zu groß ist? Und doch scheint es auch im Bereich extremer und massenhafter Gewalt nötig, Frieden mit den Tätern zu finden und sie nicht aus der menschlichen Gemeinschaft auszuschließen. Ansonsten drohen ihre Taten im kollektiven Unbewussten weiterzuwirken.

Hilft Vergebung hier noch? Welche Art von Vergebung kann hier helfen, damit sie nicht wie Rache wirkt gemäß dem Spruch: »Vergebung ist die beste Rache«? Hilft das biblische Wort Jesu, der Herr möge denen, die ihn kreuzigen, verzeihen, denn sie wüssten nicht, was sie tun? Was fangen wir mit Jesu Predigt an (Mt 5,44): »Ich aber sage euch: Liebt eure Feinde und betet für eure Verfolger.« Was machen wir mit unserem Mitleiden und unserem Zorn, wenn wir auf schlimme Verbrechen schauen?

Die Kräfte, die hier gesellschaftlich wirken und für Versöhnung nötig sind, sprengen die Möglichkeiten von Aufstellungen. Das »Eine« und »Große« und »Ganze« verbleibt dann vielleicht als Rettung. Aber das Denken, das auf Unterscheidungen beruht, hat es mit solch einer

»Vereinfachung« schwer. Das Unpersönliche mag zur notwendigen Geltung kommen. Aber Menschen handeln und leiden persönlich. Müssen wir hier vom Persönlichen Abschied nehmen, um persönlichen und gesellschaftlichen Frieden zu finden? Brauchen wir eine Art überpersönliche Liebe, wie sie manche Formen von Spiritualität lehren? Ist das Mitgefühl für Opfer und Täter, auf dessen humane Kraft wir so sehr bauen, für die Versöhnung und das Nachdenken über das Böse zu begrenzt?

In Aufstellungen kommen meist nur die schlimmen Verbrechen zum Tragen, in die Familienmitglieder, vor allem Eltern, Großeltern und Urgroßeltern, verwickelt sind. Weltweit haben die Weltkriege, die darauf folgenden kriegerischen Auseinandersetzungen und gewalttätige Gesellschaften und Gruppen auch Familien durch Mittäterschaft geprägt. Wie können Familien damit umgehen? Die Literatur der letzten Jahre ist voller daraus erwachsender Fragen der Enkelgenerationen.

Aufstellungen leisten im auf Familien bezogenen Rahmen oft Beeindruckendes, damit die Wirkungen schrecklicher und grausamer Taten in den Opfer- und Täterfamilien zu Ende gehen, indem sie die unmittelbaren Täter und Opfer und die sie verbindenden Geschehnisse so weit wie möglich in die Wahrnehmung und Würdigung durch die Späteren bringen, mit klarem Urteil, was die Tat betrifft, aber ohne Verteufelung und Ausschluss. »Opa, auch wenn du so schlimme Verbrechen zu verantworten hast, du bleibst mein Opa. Ich verurteile dich nicht, ich vergesse dich nicht, aber es fällt mir schwer, dich im Blick auch auf deine Opfer zu lieben, ohne verrückt zu werden. Worin du da eingebunden bist, ist zu groß für mich.« So oder ähnlich können dann Sätze in Aufstellungen lauten, die Wirkungen »des Bösen« in Grenzen halten, vielleicht.

»Ich bin nicht besser als du«

In unserer Arbeit hat sich ein Satz eingebürgert, der sich als versöhnliche Geste gegenüber dem Täter immer wieder als hilfreich erweist. Das Opfer und die, die mit ihm fühlen, sagen zum Täter: »Ich bin nicht besser als du.«

Ein Opfer ist nur dadurch, dass es Opfer ist, kein besserer Mensch. Ein Helfer ist nur dadurch, dass er hilft, Frieden zu finden, kein besserer Mensch. Mit solch einem Satz erkennen wir an, dass auch in uns Kräfte schlummern, die uns unter bestimmten Umständen zu schlimmen Taten treiben können, ob wir sie zu verantworten haben oder nicht. Dieser Satz wirkt einer Überheblichkeit der Opfer und derer entgegen, die mit ihnen fühlen, vor allem auch der Helfer. Er mindert den moralischen Abstand und die moralische Verurteilung und hilft dabei, an Täter und Opfer menschliche Maßstäbe anzulegen und unsere Taten nicht mit unserem Menschsein gleichzusetzen. Wir erkennen in diesem Satz die »Banalität des Bösen« (Hannah Arendt) in dem Sinne, dass wir Schuld nicht derart ins Monströse oder Unerklärliche heben, dass sie mit uns nichts mehr zu tun haben kann. Der Verzicht auf moralische Verurteilungen und Trennungen gehört mit zum Versöhnlichen der Aufstellungsarbeit.

Allerdings steckt in diesem Satz auch eine Gefahr. Er verleitet dazu, außer Acht zu lassen, dass eben nicht jeder unter gleichen Umständen zu Gleichem fähig ist. Wir haben nicht nur eine unterschiedliche Geschichte, sondern gehen, verdienstvoll oder aus »Gnade«, mit den Möglichkeiten des Bösen in uns auch unterschiedlich um. Ein Witz mag das überzeichnet verdeutlichen: Als die Elefanten und die Mäuse einmal ein Fußballspiel gegeneinander austrugen, trat ein Elefant auf eine anstürmende Maus. Er hob seinen Fuß und sagte: »Tut mir leid, das wollte ich nicht.« Die Maus entgegnete ihm: »Es muss dir nicht leidtun. Hätte mir ja auch passieren können.«

Außerdem: Dürfen wir die Möglichkeit, jemand anderen umzubringen, auf die gleiche Stufe stellen mit einer tatsächlichen Tötung? Sicherlich nicht, denn wir können die Möglichkeit, eine Tat zu begehen, nicht mit dieser gleichsetzen, zumindest nicht, wenn wir auf die unterschiedliche Wirkung schauen. Aber die Sätze »Ich bin besser als du« oder »Ich mach es besser als du« sind der Keim der Überheblichkeit, die uns oft schmerzlich lehren, wie sehr sie uns in unserer Haltung denen ähnlich machen, die wir moralisch anklagen.

Wider die Anklage und die Empörung

Bert Hellinger ist in meiner persönlichen Erinnerung mit denen, die sich über das Unrecht anderer empören, nicht gerade gnädig umgegangen. Wer anklagt, treibt den Schuldigen oder vermeintlich Mitschuldigen in eine Verteidigungshaltung, die es ihm unmöglich macht, auf sein Opfer zu schauen. Wer sich über andere empört, macht nun seinerseits die Täter zu Opfern, ohne sich selbst durch Handeln an ihnen schuldig machen zu wollen. Das war schon ein

Argument Hegels. In Aufstellungen versuchen wir, so zu arbeiten, dass Anklage und Empörung nicht das letzte Wort bleiben, wissend, dass sonst die Spaltungen und das Leid nicht aufhören.

Aber welches ist der richtige Umgang mit den Anklägern und Empörern? Laufen wir nicht Gefahr, sie als schlimmere Täter anzusehen und unsererseits die Empörer anzuklagen? Sind zudem Anklage und Empörung nicht unvermeidliche Ausgleichsbewegungen für Unrecht und das Böse? Können sie nicht auch ein Anstoß für Umkehr und eine bessere Welt sein? Wenn wir die Täter im Dienst einer größeren Macht stehen sehen, ist dann das Aufbegehren gegen dieses unpersönliche »Große« nicht ein Entwicklungs-Muss der Menschheit?

Wenn wir jedoch mit Empörung für eine bessere Welt kämpfen, neigt das »Bessere«, an dem wir Maß nehmen, dazu, erneutes Leid und erneute Schuld hervorzubringen. Sie schaukelt hoch. Sie neigt zu blinder Wut. Sie setzt moralische Überheblichkeit als Macht ein, die nun ihrerseits den oder die Angeklagten erniedrigt. Nicht die empörte Anklage gibt Kraft, sondern die Wahrheit dessen kundzutun, was geschehen ist, die Furchtlosigkeit des Benennens, ohne zu beschuldigen, und das Handeln im Guten angesichts des Schlimmen.

Entschuldigen, verzeihen, vergeben

Gibt es nun Haltungen, welche die Bindung zwischen Täter und Opfer auflösen oder in ihrer Wirkung zum Guten hin verändern können? In der deutschen Sprache verwenden wir vor allem drei Worte, mithilfe derer wir auf gesehene und anerkannte Schuld reagieren: Entschuldigung, Verzeihung und Vergebung. Ein Täter kann »entschuldige bitte«, »bitte verzeih mir « oder »vergib mir bitte« sagen. Das Opfer kann entschuldigen, verzeihen und vergeben. Wie hilfreich sind diese Prozesse für die Versöhnung?

Bittet ein Täter um Entschuldigung, wirkt das nur versöhnlich, wenn es um geringe Schuld geht, wie so oft in unserem Alltag. Wir rempeln jemanden auf dem Gehweg an und sagen: »Oh, entschuldigen Sie bitte«, oder wir sagen zum Partner in einer eher unwichtigen Angelegenheit: »Entschuldige bitte, das wollte ich nicht.« Wir erkennen da unsere Schuld an, bedauern und hoffen, dass der andere sie mir nicht nachträgt und meine Schuld sich dadurch erledigt hat.

Eine schwere Schuld kann jedoch meist nicht entschuldigt werden. Bäte der Täter hier um Entschuldigung, würde er das Gewicht seiner

Tat und das Leid des anderen nicht anerkennen. Ein Richter würde ihm nicht sagen: »Dein Opfer entschuldigt dich, also hast du keine Schuld mehr.« Genau genommen suggeriert die Bitte um Entschuldigung: »Bitte, betrachte mich jetzt wieder ohne meine Schuld«, so als könnte der Täter sie zurücknehmen. Hier liegt das Angemessene sowohl aufseiten des Täters als auch des Opfers, die Schuld für die Dauer stehen zu lassen, die ihrer Schwere gemäß ist.

In Aufstellungen kann man die Wirkung der Bitte um Entschuldigung an den Stellvertretern von Täter und Opfer überprüfen. Wenn wir nicht persönlich betroffen sind, haben wir meist ein sehr verlässliches Gefühl über die Wirkung von Worten, ob sie Kraft geben oder nehmen, ob sie für alle Beteiligten wirklich eine lösende Wirkung haben. Hilfreicher als die Bitte um Entschuldigung ist die Anerkennung dessen, was man einer anderen Person angetan hat: »Ja, ich habe dir das angetan. Jetzt sehe ich dich mit dem, was ich dir angetan habe. Das ist meine Schuld. Ich trage dafür die Verantwortung (manchmal, vor allem bei Beziehungskonflikten: meinen Teil der Verantwortung) und die Folgen (meinen Teil der Folgen). Jetzt tut es mir leid. Jetzt tut mir das weh, was ich dir zugefügt habe. Bitte, wenn es dir und deinen Angehörigen möglich ist, lasse mit der Zeit meine Schuld vorbei sein.«

Bezieht sich das Wort »entschuldigen« auf die Anerkennung der Schuld und die Bitte um eine zeitgerechte Entlastung von ihrem Gewicht, orientiert sich das Wort »verzeihen« am Urteilen und Anklagen. In der Bitte »verzeih mir« wünscht der Täter jedoch, nicht von der Schuld, sondern von der Anklage frei zu werden, und das Opfer, das verzeiht, verzichtet auf die Anklage und sagt: »Ja, du hast mich sehr verletzt. Was du mir angetan hast, ist schlimm. Aber ich höre jetzt auf, dich anzuklagen und zu verurteilen.« Das Opfer ››zeiht‹ den Täter nicht mehr seiner Schuld. Die Notwendigkeit des Ausgleichs für die Schuld bleibt bestehen, aber das Anklagen und Urteilen endet. Bittet ein Täter um Verzeihung, hat das nur eine gute Wirkung, wenn er den Ausgleich für die Schuld als berechtigt anerkennt und mit dem Ausgleich, z. B. der Gefängnisstrafe, um das Ende der Anklage bittet.

In Aufstellungen klingen die Worte »verzeih mir« oder »ich verzeihe dir« oft schal und kraftlos. Sie wirken meist oberflächlich und nicht treffend, es sei denn, der Täter respektiert die Anklage überzeugend als gemäß und das Opfer hört wirklich auf zu urteilen, ohne sein eigentliches Bedürfnis zu verdrängen, die Anklage aufrechtzuhalten. Im Verzeihen hört das Opfer auf, den Täter anzuklagen und damit ebenfalls zum Opfer zu machen. Doch auch im Verzeihen stellt sich das Opfer oft über den Täter, als könnte es aus eigener Willkür heraus urteilen oder eben nicht. Manchmal wirkt es ehrlicher, wenn das Opfer zum Täter sagt: »Nein, es tut mir leid, ich kann dir (noch) nicht verzeihen.« Das Opfer tut dem Täter damit kund, dass es die Kräfte der Anklage in sich nicht aus eigener Machtvollkommenheit dirigieren kann. Diese »Schwäche« des Opfers, nicht verzeihen zu können, macht es für den Täter oft menschlicher und näher als das großmütige Verzeihen.

In diesem Zusammenhang möchte ich eine Bemerkung zum Verzeihen zwischen Eltern und Kindern einschieben. Dieses Verzeihen basiert ja auf dem Anklagen, das man großmütig zurücknimmt. Sowohl die Anklage wie das Verzeihen töten die Achtung und die Liebe zwischen Eltern und Kindern. Obwohl es Schuld der Eltern gegenüber den Kindern und der Kinder gegenüber den Eltern gibt, helfen hier manchmal Nachsicht und meist mehr oder weniger zeitnahe Äußerungen wie: »Es tut mir leid. Ich lass es vorbei sein. Ich lass es jetzt gut sein.«

Die Bitte um oder das Gewähren von Vergebung erkennt die Schuld ohne Anklage oder Rechtfertigung an, bittet aber um Verzicht auf den (vollen) Ausgleich oder gewährt ihn. In der Vergebung geht es um einen Prozess von Nehmen und Geben und das Bemühen um einen Ausgleich, der auf Gerechtigkeit verzichtet. Wir erachten die Fähigkeit zu vergeben als einen Grundpfeiler unserer Menschlichkeit vor allem da, wo Schuld nicht ausgeglichen werden kann. Ein Mord kann zwar bis zu einem gewissen Grad gesühnt werden, aber ausgeglichen werden könnte er nur, wenn man den Ermordeten wieder lebendig machen könnte.

Wann erleben wir die Bitte um Vergebung als etwas, was uns berührt? Auch hier ist der erste Schritt, dass der Täter seine Schuld und die Tatsache anerkennt, dass sie nicht wiedergutgemacht werden kann, auch nicht durch eine Sühneleistung. Zugleich muss das Opfer oder der Betrachter den Schmerz wahrnehmen können, den der Täter wegen seiner Tat, mehr aber noch ob des Leidens seines Opfers, empfindet, und erkennen, dass der Täter seinen Schmerz annimmt als einen, der jetzt zu seinem Leben gehört. Das nennen wir echte Reue.

Oft bereuen wir aber auf eine Weise, die nicht löst und von anderen als billig empfunden wird. Wir neigen dazu, die Reue nur auf uns zu beziehen und uns mit ihr reinzuwaschen, als würde die Reue die Schuld mildern: »Schau, ich bereue ja, ich bin kein schlechter Mensch.

Es ist halt passiert, was ich dir angetan habe.« In dieser Form der Reue will der Täter ohne wirklichen Blick auf das Opfer nur mit sich und dem eigenen Verhalten in Frieden kommen. Es ist aber das Bekenntnis zur Wahrheit des Tatgeschehens, die Annahme der Verantwortung und der Blick auf den Schmerz des Opfers und seiner Angehörigen, der dem Opfer das Vergeben erleichtert.

Vergeben ist häufig nur für das Opfer ein lösender Prozess. Opfer schwerer Verbrechen vergeben manchmal auch und gerade dort, wo sie nicht auf die Anerkennung des Tatgeschehens und Unrechts vonseiten des Täters zählen können. In der Vergebung wir das Opfer aktiv und kommt so leichter aus seiner Opferrolle heraus, aber häufig zu dem Preis, die Bindung an den Täter zu verdrängen. In der Vergebung läuft das Opfer Gefahr, nur auf sich selbst zu schauen und nicht auf den Täter. Vielleicht gelingt Vergebung dort, wo Täter und Opfer sich gegenseitig wahrnehmen und achten. Das gelingt manchmal in einer unmittelbaren Begegnung, vielleicht auch in der Vorstellung des Opfers, wenn die inneren Bilder vom Tatgeschehen und vom Täter das zulassen.

Zu vergeben ist aber vor allem dann schwer, wenn jemand nicht einzelnes Opfer oder Einzeltäter ist, sondern viele andere auch, Nahestehende oder Fremde, wie z. B. beim Mord an den Juden oder bei einem Massaker. Vielleicht kann ein Opfer denen vergeben, die ihm das Schlimme angetan haben, und nur das, was sie ihm angetan haben. Was ist aber mit dem, was die Täter meiner Familie, meinen Freunden, meinen Mitopfern angetan haben? Hier versagt die individuelle Vergebung. Denn sie trennt das Opfer von den anderen Opfern, die sich in dieser generellen Vergebung nicht gesehen fühlen. Es gibt bewundernswerte Zeugnisse von KZ-Insassen, die ihren Peinigern und Mördern vergeben. Der Preis ist, dass andere Überlebende das als Anmaßung und Loyalität gegenüber den Tätern und Illoyalität gegenüber den Mitopfern empfinden können. Wenn es um schweres Unrecht geht, wirkt Vergebung häufig anmaßend. Die Tat ist zu groß, als dass man den Tätern oder dem Täter vergeben könnte.

Eine Klientin kam vor vielen Jahren in meine Beratung, weil ihre beiden Kinder entführt worden waren. Zu dem Zeitpunkt war noch nicht klar, dass sie ermordet worden waren. Sie kam in die Beratung mit der Frage, wie sie mit ihrem sehr religiösen Mann umgehen solle. Dieser sage immer wieder, wir müssten den Entführern vergeben. Sie

> könne das aber nicht, zumindest solange sie gar nicht wisse, wer der oder die Entführer seien. Sie komme da mit ihrem Mann nicht mehr zurecht. Der Versuch des Mannes zu vergeben wirkte zumindest zu schnell. Er stellte sein religiöses Gewissen über die Bindung zu seiner Frau und den Kindern.

Schaut man auf die Wirkung schwerer Täter-Opfer-Geschehnisse, kann man beobachten, dass die Vergebung zwar oft ein Opfer entlastet, aber nicht seine Nachkommen in der nächsten oder übernächsten Generation. Diese sorgen häufig auf verschobene Weise für Rache, für einen Ausgleich mit den Tätern in einer »doppelten Verschiebung«. Stellvertretend für das Opfer, zum Beispiel die im »Dritten Reich« in der Psychiatrie umgebrachte Großmutter, zahlt ein Nachkomme es den Tätern heim, indem er völlig überzogen einen Prozess nach dem anderen gegen Ärzte führt, denen er einen Behandlungsfehler vorwirft.

> Ein jüdischer Freund, der als Student rechtzeitig vor den Nazis in die USA fliehen konnte und dessen Eltern und Bruder im KZ umkamen, hat sich intensiv mit seiner Familie und den Ereignissen im »Dritten Reich« auseinandergesetzt. Obwohl er zunächst einem Onkel große Vorwürfe machte, dieser hätte seine Eltern und seinen kleinen Bruder doch rechtzeitig in Sicherheit bringen müssen, gelang es ihm später, versöhnlich und ohne Anklage auf das Schicksal zu reagieren.
>
> Aber seine beiden kinderlos gebliebenen Kinder wollen nichts von den Ereignissen im »Dritten Reich« und dem Schicksal der Großeltern wissen. Sie können die Dokumentationen und Bilder, die ihr Vater gesammelt hat, nicht anschauen. Das eine Kind hat große Mühe, seinen Lebensunterhalt zu verdienen, obwohl der Vater sehr erfolgreich war. Das andere widmet sein Leben ganz der Pflege von Hunden. Auf unterschiedliche Weise blenden beide das jüdische Familienschicksal völlig aus und bleiben doch ihren im KZ umgebrachten Großeltern und dem Onkel verbunden. Der bewundernswerte Versuch ihres Vaters, mit dem Familienschicksal ins Reine zu kommen, dringt zu seinen Kindern nicht durch.

Wie kann man vergeben, sodass die Wahrheit für alle auf versöhnlich Weise angeschaut wird und es keiner verschobenen Ausgleichsbewegungen mehr bedarf? Wie kann man Tätern vergeben, ohne dabei die Opfer um der Vergebung willen auszuklammern? Zudem, kann man vergeben, ohne dass die Täter die Chance erhalten, die Vergebung auch anzunehmen? Hilft Vergebung als linearer Prozess vom Opfer zum Täter? Kann Vergebung vielleicht auch Hass schüren, wenn sie überheblich und anmaßend wirkt? Kann es sein, dass der Verzicht auf Vergebung die gegenseitige Achtung von Opfer und Täter manchmal eher fördert?

In Aufstellungen kommen, wie immer wieder erwähnt wurde, die Täter und Opfer aus den »großen« Täter-Opfer-Geschichten nicht unmittelbar vor. Die Austellenden sind Kinder und vor allem Enkel von Täter- oder Opferseite, die belastet sind von den früheren Ereignissen, manchmal wissentlich, manchmal unwissentlich. Auf der Suche nach Lösungen für grundlegende gegenwärtige Lebensprobleme können die Nachkommen in Aufstellungen erfahren, wie sehr ihre Lebensbelastungen mit den früheren Ereignissen verwoben sind und dass Lösungen für die Gegenwart etwas erfordern, das Frieden für Täter und Opfer in ihre Seele oder in die Gruppenseele bringt.

Aufstellungen bieten die Möglichkeit, diese Täter und Opfer über Stellvertreter mit einzubeziehen. Sie stellen so ein ausgezeichnetes Medium dar, um auszuprobieren, wie ein Versöhnungsprozess gelingen kann, zwar nicht bei den Tätern und Opfern selbst, aber stellvertretend in der Seele der Späteren. Man kann ausprobieren, wie hilfreich Entschuldigen, Verzeihen, Vergeben tatsächlich ist und mit welchen Worten und über welche Bilder (Beziehungen und Begegnungen in den Aufstellungen) Aussöhnung gelingen könnte.

Dabei zeigt sich als das Bedeutsamste, dass Täter und Opfer sich anschauen, dass der Tathergang wahrgenommen und ausgesprochen werden kann, dass Schuld auf eine Weise benannt wird, sodass die Menschenwürde von Opfer und Täter gewahrt bleibt. Aufstellungen ähneln manchmal dem Prozess, den die südafrikanische Versöhnungskommission wählte, die Täter mit Strafminderung oder -nachlass dazu bringen wollte, den Angehörigen der Opfer genau zu erzählen, was sie getan hatten, sodass diese erfuhren, was im Täter-Opfer-Geschehen passiert war. Natürlich geht es in Aufstellungen nicht um Strafe. Aber die Grundfrage ist ähnlich wie bei der südafrikanischen Versöhnungskommission: Wie können Täter, Opfer und ihre Angehörigen nach einer schlimmen oder bösen Tat wieder in Frieden zusammenleben? In Aufstellungen geht es dabei um den Platz und das Zusammenleben in der die Generationen umfassenden Familien- und Gruppenseele.

Vertrauen durch Schmerz und Schuld hindurch

Je schmerzvoller und unerträglicher Leid und Schuld uns treffen oder begegnen, desto mehr neigen wir dazu, Lösungen im »Großen« und »Ganzen« zu suchen. Spiritualität entwickelt sich dort am stärksten, wo die Erfahrung von Schuld und Leid kaum zu ertragen ist. Sowohl der Buddhismus als auch das Christentum haben sich an der Leid- und Schulderfahrung entwickelt, der Buddhismus mit dem Weg, die Erfahrung von Leid über die Bedürfnislosigkeit psychologisch zu minimieren, das Christentum in dem Versuch, im Durchgang durch das Leid an einer göttlichen Kraft des Guten festzuhalten. Wir suchen auf allen erdenklichen Weisen die »Leichtigkeit des Seins«, eine spirituell getragene Erlösung. Wir bleiben aber bei aller Geistigkeit an körperliche und seelische Prozesse und damit auch an die sinnliche Wahrnehmung und ihre körperlich-geistigen Manifestationen gebunden.

Die Aufstellungsarbeit hat meines Erachtens dort ihre größte Kraft, wo sie sich der schicksalhaften Verbundenheit in Schmerz, Unheil und Verbrechen stellt, ihr zustimmt und von dorther Wege eröffnet, wie wir über die negativen Seiten des Lebens hinausgehen und die positiven Möglichkeiten aufgreifen können, die auch schlimmste Schicksale, zumindest für die Späteren, bereithalten.

Positives Denken setzt erst hier an: an dem Vertrauen, dass Negatives in Positives umschlagen kann und dass wir den Blick immer wieder mit bewährten oder neuen Mitteln auf eine gute Zukunft richten können. »Wer weiß, für was es gut ist.« Dieser Alltagssatz ist vielleicht einer der wirksamsten Hilfssätze, die wir haben. Er besagt nicht: Das Schlimme und das Leiden sind gut. Er rettet sich auch nicht in reine Aufmerksamkeit ohne die Wertungen gut und böse oder schlecht, richtig und falsch. Aber er vertraut darauf, dass nichts so schlimm, schlecht oder falsch ist, dass es nicht den Keim von etwas Gutem in sich trägt.

Angesichts unseres Todes trägt dieses Vertrauen nur, wenn wir unsere Mitmenschen und Nachkommen mit einbeziehen, die unseren Tod überdauern und vielleicht in den Genuss des Guten kommen, das uns noch versagt geblieben ist. Aufstellungen lösen und heilen manchmal, indem sie dem Klienten Vertrauen in das Leben vermitteln als einer Schmerz, Leid und Tod transzendierenden individuellen und kollektiven Kraft.

Aber können wir angesichts des Schlimmen und Bösen denn dem Leben vertrauen? Vielleicht gelingt Vertrauen am tiefsten durch die gemeinsame Trauer um Opfer und Täter, die im Frieden verbindet, was Schrecken und Gewalt getrennt hat. Zu meinen tiefsten Erfahrungen als Stellvertreter gehört mein Erlebnis als kolumbianischer Revolutionär, der ohne Blick auf die Opfer seiner Gewalttaten alles für eine bessere Zukunft geopfert hatte und letztlich an der Einsamkeit scheiterte. Diese Aufstellung ermöglichte mir in der Rolle als Stellvertreter, mich umzudrehen, die Toten aller Seiten zu sehen und sie zusammen mit der Stellvertreterin des Landes Kolumbien zu betrauern.

Diese Gegenwart gemeinsamer Trauer ist vielleicht das heilsamste körperlich verankerte »Mittel« zur Versöhnung, das wir kennen. Sie vermag die Vergangenheit abzuschließen und gedenkend Vertrauen in eine tragfähige Zukunft zu schaffen. Die Versöhnung in Europa nach den verheerenden Weltkriegen wird vielleicht an Gedenktagen dort am deutlichsten sichtbar, wo diese gemeinsame, Täter und Opfer übergreifende Trauer verbindet.

Sich das für die Nachkommen der jüdischen und anderen Opfer des Nationalsozialismus und der vielen damals aktiven Nazis vorzustellen fällt schwer. Wer könnte sich vorstellen, dass jüdische Organisationen und Neonazis einen gemeinsamen Gedenktag begehen, an dem Hitler und die aktiv am Judenmord beteiligte Führungs- und Helferriege gemeinsam mit den ermordeten Juden betrauert werden? Da streikt buchstäblich unser Körper. Das übersteigt in der überschaubaren Zeit die menschlich begrenzten Möglichkeiten der Versöhnung. Dieses Täter-Opfer-Ungleichgewicht können wir nicht einfach auflösen. Mythologisch gesprochen steht uns dieser Himmel wenn überhaupt erst nach einem längeren Durchgang durch ein »Fegefeuer« offen. Die Folge aber ist, dass wir nicht sicher sein können, dass dieses gewaltige Unrecht in seinen Wirkungen schon beendet ist.

Auch in Familien bleibt eine heilsame Trauer meist auf die Seele einzelner Mitglieder beschränkt und kann hier lösend und friedvoll wirken. Aber auch hier wissen wir nicht, ob sich der individuelle Frieden mit den Tätern und Opfern, welche die eigene Familie berühren, auch auf die Nachkommen auswirkt. Die Macht des schicksalhaften Ausgleichsbedürfnisses in menschlichen Gemeinschaften reicht tief. Es ist deshalb nicht einfach, sich individuell oder in Gruppen von ihr zu befreien, so bedeutsam Wahrheit, Gerechtigkeit und Liebe dafür auch sein mögen. Wir können weder aus der Geschichte aussteigen noch sie in den Griff bekommen. Wie immer wir das benennen: Wir sind in größere Prozesse eingebunden, die wir mittragen, aber nur als verbundene »Teilchen« innerhalb eines Ganzen. Wir sind bei all dem, was wir leisten können, auf glückliche Fügungen und so etwas wie »Gnade« angewiesen. Werden Aufstellungen als lösungssicher, Heilsgewissheit oder Erleuchtungsweg angeboten, gehen sie fehl.

Was auch immer wir von einer »größeren Kraft« halten, es gibt eine »Größe«, deren umfassende Kraft wir alle anerkennen: den Tod. Er behandelt alle gleich, nimmt ohne Unterschied Jung und Alt, Reich und Arm, Täter und Opfer in sich auf. Wenn es einen Garanten für seelischen Frieden gibt, dann ist es der Tod als individueller Freund und kollektive Kraft. Die Bezeichnung »Friedhof« drückt das aus, auch wenn die Gestaltung der Gräber oft die Unterscheidungen des Lebens aufrechtzuerhalten sucht.

In Aufstellungen können wir den Tod im Falle von Schuld verstorbener Täter und Opfer bildhaft auf zweierlei Art und Weise einbeziehen. Manchmal bitten wir die Stellvertreter des oder der Opfer, sich zur Symbolisierung ihres Todes nebeneinander auf den Boden zu legen, und dann den oder die Stellvertreter des oder der Täter, sich daneben zu legen. Wir können manchmal zusätzlich einen Stellvertreter des Todes dahinterstellen und die Lebenden bitten, sich – vielleicht nach einem schmerzhaften, aber erleichternden Abschiedsprozess – vor dem Tod zu verneigen, als Anerkennung seiner Größe und der Tatsache, dass das Schicksal der Verstorbenen zur Neige gegangen ist, und wie eine Bitte, dass auch die Wirkungen der Ausgleichskräfte für einen selbst und die Kinder zu Ende sein mögen.

Ich bin in den letzten Jahren dazu übergegangen, die Stellvertreter der Toten zu bitten, am Ende der Aufstellung wieder aufzustehen, und einen Stellvertreter des Todes hinter sie zu stellen, der die Täter und Opfer vor ihm so weit wie möglich umfasst. (Ich erfahre das unabhängig von der Täter-Opfer-Thematik häufig als hilfreiche Intervention.) Dieses Bild liefert über das Verhalten und die eventuelle Rückmeldung der Stellvertreter oft Rückschlüsse, inwieweit die Verbundenheit von Täter und Opfer im Tod und damit das Versöhnliche im konkreten Fall möglich sind.

Zudem erleichtert es Teilnehmern der Aufstellung buchstäblich auf physiologische Weise, traumatisch bedingte Verdrängung, Trauer oder eigene Todessehnsucht loszulassen. Denn der Blick auf den Boden wirkt oft erstarrend oder übt eine Sogwirkung hin zu den Toten aus. Er berührt nicht immer und bleibt »kalt«. Das Hinsehen der Lebenden auf die »stehenden« Toten kann von Angesicht zu Angesicht erfolgen und der hinter ihnen stehende Tod ist stärker als freundliche, stabilisierende Kraft wahrnehmbar. Wir können die Toten so eher im »Himmel« als dem seelischen Ort anschauen, an dem sie in Frieden sind.

Vor allem aber sehen die Toten auch die Lebenden an – und in dieser »Stellung« fast immer freundlich, wenn der Aufstellungsprozess sie in ihrem Schicksal anerkannt und befriedet hat. Letztlich gelingen Versöhnung, Frieden und das Vorwärtsgehen im eigenen Leben am besten, wenn wir in unserer Seele sehen können, wie die Toten, auch die toten Opfer und Täter, die Lebenden freundlich und freigebend anschauen. Das entlastet die Lebenden und hilft ihnen dabei, sich umzudrehen, die Toten hinter sich zu lassen, sie als tragende Kraft zu »erleben« und nach vorne auf das Anstehende im Leben zu schauen.

9 Bindung und Gewissen, Autonomie und Lösung

Im tagtäglichen Handeln muss jeder wissen,
wer er ist,
in welchen Zusammenhängen er steht
und was er sich und anderen schuldig ist.
Volker Gerhard

Eine Kritik an der Aufstellungsarbeit lautet, sie beruhe auf keiner fundierten Theorie. Das stimmt weitgehend (vielleicht mit Ausnahme der Theorien von Franz Ruppert und Matthias Varga von Kibéd mit Insa Sparrer). Es gibt viele Vorannahmen, viele Puzzleteile, aber keine ausgearbeitete Grundlage, welche die vielen Aspekte der Aufstellungsarbeit, die wir praktisch benutzen und über einzelne Erfahrungen verallgemeinern, theoretisch konsistent verbindet. Da die Aufstellungsmethode inzwischen sehr breit gefächert genutzt und mit vielen unterschiedlichen Annahmen und Zielen gehandhabt wird, lässt sich kaum eine übergreifende Theorie entwickeln. Viele mögen zudem bezweifeln, ob das überhaupt sinnvoll wäre.

Ich will im Folgenden einige theoretische Standpunkte vertreten, die auf meinen Erfahrungen mit dem Familienstellen beruhen und die ich als notwendige Aspekte einer Theorie des Familienstellens betrachte. Diese sind sehr stark an dem Modell orientiert, das man »klassisches Familienstellen nach Hellinger« nennen könnte, wenn man Hellingers Arbeit vor allem in den 1980er und 1990er Jahren zugrunde legt. Allerdings hat Hellinger sein methodisches Vorgehen und seine entsprechenden Einsichten seit damals sehr stark verändert und in neue Richtungen weiterentwickelt, die er mit unterschiedlichen Begriffen bezeichnet, z. B. mit der Formel »geistiges Familienstellen«.

Ich würde am liebsten die einfache Bezeichnung »Familienstellen« bevorzugen. Jeder Zusatz wie »klassisch«, »geistig« oder »strukturbezogen« impliziert eine Einschränkung oder Spezialisierung. Im Wesentlichen stehe ich nach wie vor dazu, wie ich diese Methode in meinem Buch »Das Familienstellen. Grundlagen und Vorgehensweisen« (Schneider 2009a) beschrieben habe. Diese Publikation führt der Carl-Auer Verlag auch als Teil eines Pakets mit dem Titel »Das klassische Familienstellen« gemeinsam mit Gunthard Webers »Zweierlei Glück« und Bert Hellingers »Ordnungen der Liebe« in seinem Programm. Wenn ich allgemein vom »Familienstellen« spreche, so also am ehesten unter dieser Bezeichnung »klassisch«, aber doch in einem Verständnis, das die Möglichkeiten der Methode und der systemischen Einsichten für Entwicklungen offenhält, die für Klienten und ihre Familien auch in Zukunft hilfreich sind.

Man kann die Methode des Aufstellens als psychosoziale Messmethode betrachten, für deren Ergebnisse in erster Linie die Fragestellung verantwortlich ist, die wir mit ihrer Hilfe zu beantworten versuchen. Was soll eine Aufstellung »messen«? Und wie interpretiere ich die »Messergebnisse«? Ich halte die unterschiedlichen Fragestellungen, die wir für den Aufstellungsprozess benutzen und die sich aus unterschiedlichen Erfahrungen ergeben, neben dem freien Experimentieren für den hauptsächlichen Hintergrund der Diversifizierung der Aufstellungsarbeit.

Im Folgenden möchte ich unter den Begriffen »Bindung« und »Gewissen«, »Autonomie« und »Lösung« die Annahmen und Fragestellungen erörtern, die in meinen Augen zentral für das Familienstellen geworden sind. Vielleicht ist das hilfreich, um eine gewisse Klarheit und Argumentation zu entwickeln, die für eine Theoriebildung notwendig ist. Vielleicht nutzen diese Ausführungen auch denen, die mit anderen Fragestellungen, Erfahrungen und Schlussfolgerungen an die Aufstellungsarbeit herangehen oder gar nicht an Theoriebildung interessiert sind.

Bindung

Wollte ich meine Erfahrungen mit Aufstellungen in ein theoretisches Gerüst einfügen, würde ich diese Theorie »systemische Bindungstheorie« nennen. Ich würde sie abgrenzen von anderen Ansätzen in der Aufstellungsarbeit, soweit sie eher in einem weiten Sinn therapeutisch ausgerichtet sind: von einer eher psychoanalytisch orientierten mehrgenerationalen Psychotraumatologie (Ruppert 2005), von einer wachstumsorientierten Methode der Persönlichkeitsentwicklung (Nelles 2009), von einer an Mustern und Umdeutungen orientierten Strukturanalyse (Varga von Kibéd u. Sparrer 2005) oder von anderen Therapieverfahren, die Aufsteller zusätzlich anwenden, z. B. von an körperlich gespeicherten Informationsprozessen orientierten Traumatherapien.

Meine Begrifflichkeit für die genannten Richtungen mag nicht angemessen sein. Die Frage ist auch nicht, welche Ausrichtung der Aufstellungsarbeit die richtige ist. Ich halte diese Richtungen für komplementär, das heißt, sie erreichen jeweils einen Teil der komplexen psychischen Wirklichkeit, können aber nicht gleichzeitig angewandt werden, ohne widersprüchlich zu sein.

Der Aspekt, unter dem ich das Familienstellen verstehe und praktiziere, schaut im Wesentlichen auf die Prozesse von »Bindung« und »Lösung«. Meine Ausgangsfrage ist: Inwiefern ist jemand in einem existenziell bedeutsamen Problem, einem tiefen Beziehungskonflikt, einer persönlichen oder familiären Not, vielleicht auch in einem Symptom oder einer Krankheit in seiner Gruppe auf eine Weise eingebunden, dass es ihm schadet beziehungsweise dass er nur schwer eine der Realität angemessene oder eine gewünschte Lösung finden kann.

Die allgemeine Grundlage für eine systemische Bindungstheorie ist die Tatsache, dass wir nicht nicht in Beziehung sein können. Eines der Fundamente der systemischen Therapie ist das Diktum von Watzlawick: »Wir können nicht nicht kommunizieren.« Das Verständnis von Wirklichkeit, dass wir nicht nicht in Beziehung sein können, ist der Boden für Kommunikation und Interaktion. Wir sind relationale Wesen und selbst der Tod beendet diese Grundtatsache nicht, zumindest nicht sofort und nicht in den Repräsentationen, die wir Lebenden von Verstorbenen mit uns tragen.

Wir sind notwendigerweise in Beziehung, nicht mit allem, aber innerhalb der uns umfassenden unendlichen Vielfalt. Diese Vielfalt ist aber strukturiert. Sie begegnet uns in Systemen. Ein System ist eine strukturierte, funktionale Ganzheit. Bindung wäre nun ein Wort, das sich auf die Struktur einer Beziehungseinheit, eines Systems, bezieht. Bindung entsteht nicht nur durch Interaktion und Kommunikation, sie ist unseren Interaktionen und Kommunikationen vielmehr bereits als Struktur vorgegeben, die dann durch Interaktionen und Kommunikationen ständig und vielfältig, aber nicht beliebig, gefüllt und ausgestaltet wird.

Der große methodische Vorteil von Aufstellungen besteht für mich darin, dass sie solche Strukturen in Beziehungssystemen, das Bindungsgeschehen, sichtbar machen können, ohne dass wir sie kommunikativ und mithilfe von Interventionen herstellen. Das tun wir natürlich auch, unausweichlich, aber eben auf dem Boden von vorgegebenen familiären und anderen relevanten Strukturen, sofern diese in einer Aufstellung wirkliche Repräsentationen dynamischer Beziehungssysteme sind.

Die Bindung zwischen Mutter und Kind ist der Boden, auf dem die Handlungen und Worte zwischen ihnen ihre Wirkung entfalten. Eine Bindung zwischen Menschen innerhalb eines Beziehungssystems ist da, auch ohne dass man voneinander weiß und miteinander Kontakt hat. Das ist für mich die »Neuerung« von Bert Hellinger: Er hat diese strukturellen Bindungen, die nicht damit gleichzusetzen sind, wie sie gestaltet werden, deutlich herausgestrichen und ihre Folgen aufgezeigt. In einer Zeit, die Bindungsprozesse vor allem als »horizontales« Geschehen begreift, als etwas, das über Kommunikationen und Interaktionen, über Erziehung, soziale Konstruktionen, Verhandlungen und Austauschbeziehungen vermittelt wird, lenkt das Familienstellen die Aufmerksamkeit wieder auf die früher selbstverständlichen »vertikalen« Bindungen, die sich aus der Weitergabe des Lebens, ihren Bedingungen und der Wirkung schicksalhafter Vorgänge durch die Generationen ergeben.

Das adoptierte Kind ist an seine leiblichen Eltern gebunden und umgekehrt. Der unbekannte Halbbruder gehört zu seinen Geschwistern, steht mit ihnen in einem Bindungszusammenhang. Die erste Frau des Opas, die im Kindsbett gestorben ist, gehört zur Familie. Erst kürzlich schrieb mir eine Kursteilnehmerin, aufgrund deren Aufstellung ich behauptet hatte, ihr väterlicher Opa müsse vor der Oma eine andere Frau gehabt haben. Sie hatte davon nichts gewusst und konnte das auch nicht glauben. Jetzt aber habe ihr eine alte Tante auf einer Beerdigung erzählt, dieser Opa sei vor der Oma schon einmal verheiratet gewesen. Und diese erste Frau sei gestorben, unmittelbar nachdem sie ein Kind tot geboren hatte. Jetzt könne die Klientin fühlen, dass das mit ihr etwas zu tun habe und vielleicht ein Hintergrund dafür sei, dass sie kinderlos geblieben ist.

Solche und viele andere Prozesse in Beziehungssystemen sind für mich das Fleisch der Aufstellungsarbeit.

> Da ist z. B. der brasilianische Priester, dem in der Aufstellung der Stellvertreter seines Vaters vorwarf: »Mit dem Tod bin ich in Frieden, aber nicht mit dir.« Der Vater des Klienten lag schon wochenlang im Sterben und konnte nicht sterben, ein stolzer Mann, dessen italienischer Vater mit der ganzen Familie nach Brasilien ausgewandert war. In der Aufstellung versicherte der Priester, Leiter einer Basisgemeinde

und aus vollem Herzen Brasilianer, seinem Vater, er werde in Zukunft die italienische Herkunft achten und ein italienischer Brasilianer sein. Am Tag darauf starb der Vater im Krankenhaus in seinen Armen.

In einem anderen Kurs sagte ich zu einem Klienten, er könne ja mal an das Grab seines Vaters gehen. Da antwortete der Klient: »Mein Vater liegt in einem Massengrab.« Ich fragte: »Massengrab?« »Nein, nein, in einem anonymen Urnengrab.« Auf Nachfrage berichtete er, sein Vater sei als junger Soldat mit einer der letzten Maschinen verletzt aus Stalingrad ausgeflogen worden. Stalingrad ist das Massengrab. Über das Aufgreifen seines Versprechers wurde dem Klienten mit einem Mal klar, wieso er seinen Vater immer irgendwie abwesend erlebt hatte. Denn es war schwer für den Vater, sein Überleben zu nehmen angesichts des Massengrabes Stalingrad mit all den getöteten Kameraden. Auch der Wunsch, seine letzte Ruhe in einem anonymen Urnengrab zu finden, verweist auf seine Verbindung mit den in Stalingrad verbliebenen Kameraden.

Wie viele Beispiele können Aufsteller erzählen: von Kriegsereignissen, Täter-Opfer-Geschichten, Vermögensverlusten, Emigrationen, ausgeschlossenen Familienangehörigen und vielen anderen Beziehungsvorgängen sowie schicksalhaften Ereignissen, die die Späteren auf mehr oder weniger tragisch Weise in vergangenes Geschehen einbinden?

Wie entsteht eine bestimmte Bindung, eine bindende Struktur in Beziehungssystemen, manchmal dauerhaft, manchmal zeitlich begrenzt? Zunächst durch den genetischen und biologischen Prozess, darüber hinaus durch die Überlebensgemeinschaft der Familie oder größeren Gruppe. Jeder Austausch im Nehmen und Geben bindet, und dies umso mehr, je existenzieller er ist. Leihe ich mir bei der Bank Geld, habe ich Schulden, die mich verpflichten, das Geld mit Zins zurückzuzahlen. Sie machen aber auch die Bank abhängig von meiner Fähigkeit, das Geld zurückzuzahlen.

Dass wir von unseren Eltern das Leben bekommen, ist die existenziellste Bindung überhaupt. Auch wenn ich schuldhaft oder schicksalhaft den Tod eines anderen verursache, entsteht eine tiefe, existenzielle Bindung, auch zur Familie des Getöteten. Das ist ein heißes Thema in unserer Arbeit, wenn es z. B. um nationalsozialistische Schuld in der Familie geht. Die Beziehung von Preis und Gewinn bindet auch dann, wenn ich einen Gewinn habe aufgrund eines Preises, den ein anderer bezahlt hat. Der erste Mann der Großmutter bringt sich beispielsweise um, sodass die Großmutter meinen Opa heiraten kann, wodurch meine Mutter und auch ich lebe.

Auch sinnliche Eindrücke, real erlebt, erzählt oder vorgestellt, können binden. Viele unserer Symptome entstehen vermutlich aufgrund eines solchen Geschehens, das unser wahrnehmendes Gehirn und unseren Körper bindet.

> In einer psychosomatischen Klinik kam eine Patientin auf ihren Tick zu sprechen. Sie sog zwischendurch mit einer ruckartigen Bewegung ihres Kopfes und laut schnappend Luft ein, ganz unwillkürlich. Ihr Vater war, als sie drei Jahre alt war, aus dem Krieg mit Asthma nach Hause gekommen. Gleich bei ihrem ersten Wiedersehen erlebte sie, wie er einen Asthmaanfall erlitt. Vor Schreck lief sie aus dem Haus und versteckte sich im Dorf. Erst spät in der Nacht traute sie sich wieder nach Hause. Die Mutter hat das kleine Kind nie darauf angesprochen. In ihrem Tick, der erst im Erwachsenenalter aufgetreten ist, hat sich das, was sie beim Asthmaanfall des Vaters gesehen hatte, ausgeprägt. Das erstmalige Erzählen dieses Vorfalls seit ihrer Kindheit und das blitzartige Verstehen des Zusammenhangs ließ den Tick zumindest in der Zeit des Klinikaufenthalts sofort verschwinden.

Bindung ist eine Grundbedingung des Lebens, eigentlich jeder strukturierten Wirklichkeit. Je nachdem, was wir unter »Seele« verstehen, kann man auch die Seele als das unbewusste und bewusste Erleben von Bindung auffassen. Die Bindung des Kindes an seine Eltern ist unauflösbar, genetisch wie seelisch. Eine Beziehung von Mann und Frau kann aufgelöst werden, ihre Wirkung auf die miteinander Verbundenen schon nicht so leicht. Die Verbindung durch ein gemeinsames Kind ist unauflöslich. Das je nach Anliegen eines Klienten angezeigte Bindungsgeschehen in seiner Wirkung zu betrachten, zu helfen, es anzunehmen, zu begrenzen, zu verändern oder auf neue Möglichkeiten hin zu öffnen, das halte ich für das immer wieder Spannende der Aufstellungsarbeit.

Gewissen

Das Wissen um die Bindung erleben wir im Gewissen, im persönlichen Gewissen, im Gruppengewissen und vielleicht auch in einem universellen oder geistigen Gewissen. Bert Hellinger (2013) beschrieb das Gewissen als Gleichgewichtsorgan in Beziehungen, als eine Instanz in uns, die uns an die Gruppe bindet. Im Gewissen entscheiden Prozesse von Zugehörigkeit, Ausgleich und Ordnung in einer Gruppe über Richtig und Falsch, Gut und Böse, nicht eine göttliche Instanz. Das persönliche Gewissen arbeitet bewusst. Wir fühlen das in Form von Lust oder Unlust, denn es muss uns ja in Richtung Zugehörigkeit und Loyalität, gerechten Ausgleich (oder was in der Gruppe dafür gehalten wird) und Ordnung (oder was in der Gruppe dafür gehalten wird) bewegen können.

Schwierig zu verstehen ist das Gruppengewissen. Die Aussagen von Hellinger dazu sind nicht immer eindeutig. Dennoch halte ich den seelischen Prozess, den wir unter dem Begriff des Gruppengewissens fassen wollen, für zentral. Denn er meint eine schwer zu fassende »Instanz« in uns, für die wir zwar ein Ausdruck sind, aber nicht Subjekt. Diese Instanz spricht nicht unsere persönliche Bindung an die Gruppe an, sondern die Bindungsprozesse in der Gruppe. Während das persönliche Gewissen eher auf das Überleben des Einzelnen zielt, das voraussetzt, dass er zu einer Gruppe gehört und sich in einen für sein Leben notwendigen Rahmen einfügt, schaut das kollektive Gewissen auf die Gruppe als Ganzes. Es ist am Einzelnen nur interessiert, insofern er dem Überleben der Gruppe dient, der »vollen Zahl«, wie Hellinger es manchmal ausdrückte, der Führungs- und Ordnungsstruktur, die notwendig zu sein scheint, und den Ausgleichsprozessen, welche die Spannungen in der Gruppe und mit anderen Gruppen auf ein Mindestmaß beschränken sollen.

Das Gruppengewissen ist nach Hellinger nicht fühlbar und nur an seiner Wirkung zu erkennen. Erst die Einsicht macht es für uns wahrnehmbar. Es sei hier dahingestellt, ob dieses Konzept so stringent durchzuhalten ist, sowohl die Trennung in persönliches und kollektives Gewissen als auch die in bewusst und unbewusst. Fest steht, dass auch im allgemeinen Sprachgebrauch vom kollektiven Gewissen, z. B. dem einer Nation, die Rede ist, dass das Wort »Seele« in Literatur und Zeitungen überraschend häufig auf Gruppen angewandt wird (»die verletzte Seele Kambodschas«), dass es also eine Ahnung davon gibt, dass wir in Gruppen ein gemeinsames Wissen teilen, nicht nur als Erinnerung, sondern als verbindendes und aktiv die Gemeinschaft und die Einzelnen in ihr gestaltendes Element. Deshalb neigen viele Aufsteller dazu, mit Rupert Sheldrake von der Seele als einem Feld zu sprechen oder den nur sehr schwer aus der Physik zu übertragenden Feldbegriff wenigstens als Metapher zu benutzen.

Wenn wir davon ausgehen, dass wir immer schon und auch in Zukunft in dauerhaft oder variabel strukturierten Beziehungen und damit in Bindungen leben, wird auch das Gewissen in persönlich erlebter oder kollektiver Form zu unserer menschlichen Bedingtheit gehören. Dieser Ausgangspunkt schließt eine Abkehr von Bindungen und vom Gewissen aus. Die Frage ist dann nur, um welche kulturellen, gesellschaftlichen und persönlichen Änderungen es innerhalb der Beziehungs- und Bindungsräume geht. Das auf konkrete Nöte der Menschen zu beziehen und in Aufstellungsprozessen in Korrelation zu Lebens- und Familiengeschichten immer wieder neu zu erfahren ist für mich der Kern und das bleibend Spannende der Aufstellungsarbeit.

Wie das Gewissen als Ausdruck des Bindungsgeschehens wirkt, kann man häufig in Aufstellungen unmittelbar erleben:

In einem Fortbildungskurs in Moskau war eine junge Klientin, die darunter litt, dass sie keinen Kontakt zu ihrem Vater hatte. Ihre Eltern hatten sich getrennt, als sie zwei Jahre alt war. Sie wuchs ohne Kontakt zum Vater bei der Mutter auf. Doch diese starb, als die Klientin dreizehn Jahre alt war. Die Schwester der Mutter nahm sie auf und sorgte für sie. Als sie nach dem Tod ihrer Mutter ihre Tante nach ihrem Vater befragte, sagte diese, der wolle nichts von ihr wissen.

In der Aufstellung stellte die Klientin ihren Vater an den Rand des Aufstellungsfeldes, ihre Mutter in die Mitte, den Blick weg von Vater und Tochter nach außen gerichtet, ihre Stellvertreterin seitlich versetzt zwischen die Eltern, zur Mutter schauend.

Als ich die Repräsentantin der Mutter bat, sich zur Symbolisierung ihres Todes auf den Boden zu legen, ging die Stellvertreterin der Klientin nahe zur Mutter und schaute auf sie, völlig unbeweglich. Es war, als würde sie nichts anderes mehr wahrnehmen als ihre gestorbene Mutter. Der Vater wirkte offen, aber er blieb an seinem Platz. Auf Nachfragen kam eine dramatische Geschichte mit in sibirische Lager verbannten und hingerichteten Angehörigen der Familie der Mutter zur Sprache. Es wurde deutlich, dass die Mutter stark an diese Ereignisse gebunden war und vielleicht auch ihr früher Tod damit zusammenhing.

Jedenfalls wurde die Mutter in dem folgenden Aufstellungsprozess, der dieser schicksalhaften Verbundenheit mit ihrer Familie Ausdruck verleihen konnte, frei für einen Abschied von ihrer Tochter. Sie konnte diese plötzlich sehen. In der Folge drehte sich die Stellvertreterin der Klientin zu ihrem Vater und ging langsam auf ihn zu, bis der sie in den Arm nahm. Noch am gleichen Abend nahm die junge Frau Verbindung mit ihrem Vater auf. Sie hatte schon vor längerer Zeit seine Telefonnummer von der Tante erbeten. Glücklich berichtete sie am folgenden Tag in der Gruppe, ihr Vater habe sich sehr über ihren Anruf gefreut und gesagt: »Es ist sehr schön, dass du mich nicht vergessen hast.«

Was ist hier geschehen? Die Erzählungen der Tante hatten der Klientin als Kind immer nahegelegt, dass ihr Vater und seine Trennung Schuld sei am frühen Tod ihrer Mutter. Das persönliche Gewissen, das sie so an ihre Mutter und die Mutterfamilie band, war stärker als ihre Sehnsucht nach ihrem Vater. Nun konnte die Klientin dank der Aufstellung sehen, dass der Tod der Mutter in einem ganz anderen Zusammenhang zu verstehen ist. Sie konnte erleben, dass die Mutter aufgrund ihrer Familiengeschichte weder für ihren Vater noch für sie frei war. Sie konnte über die Stellvertreter nochmals einen tränenreichen und lösenden Abschied von ihrer Mutter vollziehen. Jetzt konnte das an die Mutterfamilie gebundene Gewissen frei werden für den Vater. Das Wissen um die jeweiligen Bindungskräfte befreit oder öffnet das Gewissen, wenn sich das Bindungsgeschehen durch »Sehen« in seiner Qualität und Orientierung verändern kann.

Autonomie

Während meiner Ausbildung zum Ehe- und Familientherapeuten hatten wir ein Jahr lang eine wöchentliche Gruppensitzung bei einem sehr bekannten Psychoanalytiker zu absolvieren. Als ich ihn einmal fragte, warum die Psychoanalyse so am Konzept der Autonomie hänge, ob der Begriff »Eigenständigkeit« das Gemeinte nicht sinnvoller ausdrücke, wurde ich sofort abgeblockt. Es war, als hätte ich an einem Heiligtum gerüttelt. Mir hat der Begriff der Autonomie, bezogen auf ein Individuum, nie recht eingeleuchtet. Und insofern war die Provokation meiner Frage wohl leicht anzumerken.

Der Begriff wurde ursprünglich im Alten Athen geprägt, um auszudrücken, dass die Bürgerschaft der Stadt sich die Gesetze selbst gibt, unter denen sie leben will. Die Individualisierung der »Autonomie« ist eine Erfindung der Neuzeit. Vor allem Kant stand dafür Pate. Er meinte damit die Freiheit des menschlichen Willens, sich in seinem moralischen Handeln nur von seiner eigenen Vernunft bestimmen zu lassen und nicht fremdbestimmt (heteronom) zu sein. Darin bestehe die Würde des Menschen und die Verpflichtung, dass niemand als Zweck benutzt werden darf. Die Entwicklung der Menschenrechte geht unter anderem hierauf zurück.

Aber was bedeutet das für das Individuum? Es bedeutet einmal die Freiheit von Fremdbestimmung, aber gleichzeitig die Verpflichtung, entsprechend der allgemeinen Vernunft zu handeln. Autonomie hat also nichts mit willkürlicher Freiheit zu tun, sondern ist die Verpflichtung, mit der eigenen Vernunft im Einklang mit der allgemeinen Vernunft zu handeln. Autonomie ist nach Kant also nicht einfach die freie Selbstbestimmung nach Maßgabe einer Selbstgesetzlichkeit gegenüber anderen. Weil die allgemeine Vernunft in der Vernunft jedes einzelnen Individuums zu finden ist, ist es für jeden einzelnen Menschen möglich und verpflichtend, sich in seinem moralischen Verhalten an dieser allgemeinen Vernunft auszurichten.

In der Tiefenpsychologie hat sich der Autonomiebegriff aus der Trieblehre heraus entwickelt. Schon früh setzt im Kind neben dem Bedürfnis nach zärtlicher Verbundenheit ein Autonomiestreben ein, beginnend mit den Impulsen, sich unabhängig von den Eltern zu bewegen bis hin zur Freiheit von elterlichen Direktiven und der Fähigkeit, sich von Kindheitsprägungen zu befreien und sich unabhängig, nur in der fortlaufenden Auseinandersetzung mit der Realität, zu entwickeln. In Übertragung dieses Autonomieverständnisses wird heute sogar vom Auto der Zukunft gesprochen als einem sich autonom bewegenden Fahrzeug, das seine Direktiven nicht mehr von einem Fahrer empfängt.

Das zeigt aber auch schon die Problematik dieses Begriffes. Die Autonomie des Fahrzeugs ist eine Programmierung, keine Selbstentscheidung, selbst wenn die Programmierung »lernt«. Die Autonomie des Fahrzeugs funktioniert nur in einem übergeordneten Rahmen der Fremdbestimmung, sie ist je nach Vorgabe nur relativ. Das Wort Autonomie kann streng genommen nicht für ein Individuum benutzt werden, sondern nur für ein Selbst (gr. »autos«). Ein Selbst ist nicht ein »Ich«, sondern ein sich selbst organisierendes System, das sich relativ zur Umwelt nach eigenen Gesetzen entwickelt und handelt. Nach außen ist das Selbst relativ frei, nach innen ist es durch den »Nomos« der Selbstorganisation bestimmt. Das Ich ist nur ein »Teil« dieser Selbstorganisation. Wenn es sich frei fühlt, heißt das nicht, dass es auch frei ist.

Das ist eine Erfahrung nicht nur der Aufstellungsarbeit und sie wurde früher von Bert Hellinger vehement vertreten: Auch wo wir denken, wir setzen uns frei mit der Umwelt entsprechend der Realitäten auseinander, sind wir nicht immer frei. Wir können uns frei fühlen wie »Hans im Glück«, aber damit an der Realität völlig scheitern. Und weil wir die »Verstrickung« in die Schicksale anderer meist nicht fühlen, solange wir sie nicht kennen, leben wir oft gerade mit unserem Freiheitsempfinden ein fremdes Programm.

Autonomie macht Sinn, wenn wir sie als Zweckfreiheit unserer Person im Sinne der Menschenrechte postulieren (wobei nicht alle Kulturen dem zustimmen würden). Autonomie macht Sinn, wenn wir sie als Selbstorganisation eines Systems, eines Selbst, verstehen, also als einen Prozess in uns, mit relativer Freiheit nach außen. Autonomie macht Sinn als ein innerer Prozess, in dem alle inneren Teile, also auch die Repräsentationen der Eltern und anderer Personen, sich miteinander »verständigen«, ohne einem Druck oder gar Zwang von außen ausgeliefert zu sein. Jedes sich selbst organisierende System, das nicht abgeschlossen ist, muss sich aber den Einflüssen und Vorgaben der Umwelt anpassen oder sich mit ihnen auseinandersetzen.

Was Autonomie sinnvollerweise bedeuten kann, wird in den Schilderungen von Menschen eindrücklich, die Folter ausgesetzt sind und denen es gelingt, ihren Folterern die Stirn zu bieten. Sie besiegen in sich selbst all die Bestrebungen des Selbsterhaltungstriebs und Lebenswillens, die Gedanken an die Familie, die Angst vor dem Schmerz, das Bedürfnis, sich vor Scham und Demütigung zu schützen. Diese innere Freiheit erlaubt ihnen, den Folterern in die Augen zu schauen und ihren Forderungen nicht nachzugeben. Das bedeutet innere Autonomie, also seine Freiheit des Empfindens und Handelns und damit seine Würde zu bewahren, auch unter äußerstem Zwang.

Die Behauptung einer Autonomie gegenüber den Eltern verkennt oft die Bindungskräfte, in die die Beziehungen von Eltern und Kind eingebunden sind und die nicht ohne Berücksichtigung aller Beteiligten zu lösen sind. Es reicht nicht zu sagen, wie kürzlich ein Mann in einer Gruppe: »Mit meinem Vater bin ich seit einigen Jahren sehr in Frieden, nachdem es früher sehr schwierig war.« Sein Vater lebt im Altenheim und auf die Frage, ob er ihn besuche, sagte er: »Aber nein, ich kann den Geruch in solchen Häusern nicht ertragen.«

Jeder von uns kennt genügend Leute (einschließlich sich selbst), die dachten, sie hätten sich von ihren Eltern gelöst, und später feststellen mussten, wie sehr sie wie ihre Eltern geworden sind. Manchmal denken wir vielleicht, wir sind und handeln autonom, und können nicht wahrnehmen, wie sehr uns die Nachahmung oder der Kampf gegen die Eltern geprägt hat oder wie wir im »Gutdünken« und in der »Beliebigkeit« doch unserem Gewissen und bestimmten Bindungen verhaftet bleiben.

Eine Frage ist, inwieweit es Sinn macht zu denken, wir könnten als Erwachsene lernen, uns autonom gegenüber den Ansprüchen und Anforderungen unserer Eltern, den in der Kindheit entstandenen Mustern und vielleicht sogar Prägungen verhalten. Eine andere Frage ist, ob wir autonom werden können angesichts des Schicksals, das uns unmittelbar selbst betrifft, oder des Schicksals, das unsere Eltern und die ganze Familie, vielleicht über Generationen, betrifft (z. B. einer Vertreibung aus der angestammten Heimat).

Der Autonomiegedanke wird häufig mit der Aussage verbunden, jeder sei seines eigenen Glückes Schmied, also mit einer Verneinung des Schicksalsgedankens. Wir wissen alle, dass wir zwar den Fatalismus im Schicksalsgedanken ablehnen können, also die Vorstellung, wir hätten keinen Handlungsspielraum gegenüber dem Schicksal. Aber dass da Dinge geschehen, die uns ohne unser Zutun, in welchem kausalen Zusammenhang und unter welcher Deutung auch immer, unausweichlich bestimmen oder zumindest beeinflussen, das erfahren wir in der Faktizität unseres Lebens immer wieder aufs Neue. Wenn beispielsweise jemand Jude ist und seine Eltern oder Großeltern im KZ umgebracht worden sind oder wenn sich der Vater eines Kindes umgebracht hat, als dieses zwei Jahre alt war, dann ist Autonomie gegenüber solchen Schicksalen schwer zu denken.

Bei allem Bestreben, sich vom Schicksal anderer möglichst freizumachen, zeigt schon die Tatsache, dass ich mich freimachen möchte oder muss, um nicht zu scheitern, die Dimension des Schicksals. Dass wir oft versuchen, all das auszublenden, was uns da von der Vergangenheit her bindet, oder es dort zu lassen, wo es sich ereignet hat, ist ja gerade der Stoff, mit dem sich Psychotherapie und andere Formen der Lösungssuche beschäftigen. Es ist vor allem unser Versuch, das Schicksal auszublenden, der uns in enorme Schwierigkeiten bringt. Wenn Autonomie Sinn macht, dann als befreiendes Denken und Handeln im Schicksal, aber nicht gegenüber dem Schicksal.

Angebracht erscheint mir die Frage nach dem jeweils angemessenen Umgang mit dem, was mich da unausweichlich beeinflusst, sodass etwas Lösendes, Zielführendes oder auch Heilsames in meinem Leben passieren kann. Welche Veränderungen in meiner Selbstorganisation und im Beziehungsgeflecht, in dem ich lebe, sind hilfreich in einer bestimmten Lebenssituation?

Lösung

Die Frage nach Lösung ist eine etwas andere als die nach Wachstum oder Autonomie. Das Wort »Lösung« enthält zwei Aspekte. In der einen Hinsicht suchen wir eine Lösung für eine Aufgabe oder ein Problem. In der anderen Hinsicht lösen wir uns von etwas oder einer Person. In der Aufstellungsarbeit verbinden wir oft die beiden Bedeutungen. Wir helfen, dass jemand ein Problem lösen kann, z. B. ein ständiges Scheitern im Beruf, indem er sich von einer Person löst, z. B. dem Großvater, der es nie zu etwas gebracht hat.

Aber was bedeutet Lösung von einer Person? Was heißt es, wenn jemand sich aus einer Verstrickung oder Schicksalsbindung oder ganz einfach einer Bindung, die schadet, löst? Und wie können wir uns so eine Lösung sinnvollerweise vorstellen? Wie können wir entsprechend auf Lösung hin handeln?

Fragen wir am besten erst gar nicht nach dem Bindungsgeschehen, sondern handeln einfach so, wie wir geworden sind, möglichst realitätsgerecht auf die Anforderungen unseres Lebens schauend? Oder nehmen wir das Bindungsgeschehen als Kraft in uns wahr, z. B. über die Dynamik einer Aufstellung, aber lassen dann einfach los, was uns bindet, ohne genauer nachzusehen und nachzufragen, was das in der Aufstellung Gesehene in der Familiengeschichte bedeutet? Oder gehen wir auf die Bindung ein, von Person zu Person (oder Personen)? Wie unterscheidet sich dieser Prozess, für den Fall, dass die Person, z. B. die Mutter, noch lebt, von dem Prozess, wenn die Person, auf die ich unbewusst in meinem Problem geschaut habe, schon gestorben ist?

> Nehmen wir den Fall, da kommt eine Klientin in die Gruppe mit dem Problem, dass sie sich dauernd wie im Nebel fühle, keinen Schlaf finde, oft depressiv sei. Schon mehrere Männer hätten sie verlassen, der eine mit der Bemerkung: »Du bist ja nicht zu fassen.« Der Aufstellungsleiter erfragt ein paar Informationen und erfährt, dass die Mutter dieser Frau sich umgebracht hat. Die Frau war damals ein Kind von acht Jahren. Die Eltern waren geschieden. Der vier Jahre ältere Bruder hat die Mutter auf dem Dachboden gefunden. Sie hatte sich erhängt.

Nehmen wir an, der Aufstellungsleiter bittet diese Klientin, zwei Stellvertreter zu holen, eine für die Mutter, eine für sich. Und nehmen wir an, die Stellvertreterin der Mutter schaue völlig erstarrt ins Leere, unbeweglich, ohne jeden Blick für die Tochter. Und die Stellvertreterin der Klientin blickt gebannt und wie hypnotisiert auf ihre Mutter, keine weitere Bewegung. Wie gehen wir vor, wenn wir eine Lösung für die Klientin suchen und ihr Anliegen dabei ernst nehmen?

Ich will das hier nicht in seinen vielfältigen methodischen Möglichkeiten diskutieren, sondern nur die Grundfragen stellen: Beende ich diese Aufstellung, so wie sie ist, und sage zur Klientin: »Du siehst, du kannst da nichts machen. Lass deine Mutter in ihrem Schicksal. Geh deiner Wege.«? Drehe ich vielleicht, um das deutlicher zu machen, die Stellvertreterin oder die Klientin um, sodass sie ins »Freie« schauen und sich möglichst erleichtert fühlen kann? Oder bringt der Aufstellungsleiter eine »Hilfe« für die Klientin ins Spiel, eine Ressource, das Anliegen, die liebe Oma oder den Vater, sodass die Klientin Unterstützung bekommt beim Sich-Lösen vom Anblick der Mutter und von deren unveränderlichem Schicksal?

Oder geht der Leiter auf die Mutter ein und interveniert in einer Weise, dass sie sich in der Aufstellung verändern und deutlich werden kann, welche tieferen Zusammenhänge in ihrem Suizid vermutlich wirken? Kann es eine gemäße und wirkungsvolle Hilfe sein, wenn die Mutter in der Aufstellung, plötzlich in ihrem Schicksal gesehen, ihrerseits auf die Tochter schauen kann? Macht es Sinn, eine Art Abschied in Szene zu setzen, der in der Realität nie möglich war? Welche Vorgehensweise löst am wirkungsvollsten? Oder ist »lösen« womöglich hier nicht mehr das richtige Wort? Geht es einfach um Annehmen und Anerkennen?

Ich halte das Familienstellen für eine lösungsorientierte Methode. Und ich betrachte »Lösung« als ein Geschehen innerhalb von Bindungsprozessen, das die Qualität der Bindung verändert, ohne die Bindung selbst aufzulösen, es sei denn, es geht um eine Bindung, die aufzulösen ist, wie z. B. die zu meiner Bank, wenn ich den Kredit zurückbezahlt habe, oder zu einem Vorgesetzten, wenn ich die Stelle wechsle. Nicht Autonomie wäre das Ziel, sondern eine Veränderung im sich selbst organisierenden System der Gruppe (oder des Teilsystems) durch bewusste oder unbewusste Einsicht. »Es« ändert sich etwas, »es« löst sich etwas, »etwas« heilt. Was können die Bedingungen dafür sein?

An anderem Ort (Schneider 2009a) habe ich in dem Kapitel »Die Wirkungsweise der lösenden seelischen Kräfte« einige Lösungswege dargestellt, wie sie Bert Hellinger früher beschrieben hat: das Hereinnehmen der Ausgeklammerten, die Trauer und das Gehenlassen der Toten, der Abschied von der Illusion, die Versöhnung, der Verzicht auf Gerechtigkeit und der maßvolle Ausgleich, das Loslassen des Traumas, die sehende Liebe. Manches dort würde ich heute etwas anders formulieren, manches wäre zu ergänzen. Hier geht es mir nur um *drei grundlegende Prozesse*, die eng zusammengehören und für mich, in welcher methodischen Form auch immer, zum Grundbestand des Familienstellens gehören, wenn wir Lösungen suchen:

- »Ich sehe dich (euch).«
- »Ich sehe dich in deinem Schicksal.«
- »So wie du bist und wie immer dein Schicksal ist, so achte ich dich und liebe ich dich«.

»Ich sehe dich (euch).« Das ist für mich der grundlegende Prozess, der Aufstellungen auszeichnet. Wer dazugehört und dem Anliegen entsprechend von Bedeutung ist, wird gesehen. Gesehen zu werden ist eines der tiefsten menschlichen Bedürfnisse, nicht nur für Kinder, sondern bis ins Alter und den Tod. In allen Lebensbereichen leiden wir, wenn wir das Gefühl haben (müssen), nicht gesehen zu werden. Die Begräbnisriten und Ahnenkulte zu allen Zeiten greifen unser Bedürfnis auf, nicht vergessen zu werden. Das Schlimmste, was man einem Feind antun kann, ist, ihn bis in die Erinnerung und mit seinem Namen auszumerzen. Aufstellungen können helfen, unsere Augen aufzumachen, sodass wir in Abwandlung des Bibelwortes sagen können: »Ich sehe dich wie mich selbst.«

»Ich sehe dich in deinem Schicksal.« Wir stehen nun mal im Fluss von Ereignissen und Schicksalsgemeinschaften. Ein bewusster Willensakt kann uns daraus nicht lösen, allenfalls die Zeit vermag das. Es gehört zu unserem Menschsein, dass wir wissen wollen: »Warum?« oder: »Was ist passiert?« Oft müssen wir diese Fragen verdrängen, weil die Umstände uns nicht erlauben, Kraft und Zeit für diese Fragen aufzuwenden. Oder die Antwort wäre zu schrecklich, als dass wir sie ertragen könnten. Oder wir lösen diese Fragen auf in der Achtsamkeit für das Hier und Jetzt und in spiritueller Loslösung. Aber verschwinden die Fragen dadurch wirklich? Welche Kraft verbraucht das Nicht-

stellen oder das Verdrängen dieser Fragen womöglich? Können wir nicht immer wieder in Aufstellungen erleben, wie Symptome und unerklärliche Verhaltensweisen dieses Fragen und Suchen übernehmen?

Normalerweise geht es uns besser, wenn wir wissen, was denen geschehen ist, denen wir nahe und verbunden sind. Ist beispielsweise der Vater im Krieg gefallen oder vermisst? Wie ist er gestorben? Es geht dabei in erster Linie um die Fakten, also darum, dass wir sagen können, etwas ist wahr oder etwas ist so oder anders geschehen. Aber es geht auch um mehr. Es geht um das Verstehen von Personen und ihren Handlungen, soweit sie Existenzielles und auch für mich Bedeutsames betreffen. Aufstellungen geben uns die besondere Möglichkeit, über Stellvertreter buchstäblich zu »verstehen«, also zu erleben, wie jemand für eine Person aus meiner Familie »steht« und innerhalb eines bestimmten Kontextes körperlich fühlt oder verbale Impulse spürt, die plötzliches oder auch langsames Verstehen ermöglichen. Nehmen wir wieder das obige Beispiel einer Mutter, die sich umgebracht hat, als das Kind klein war. Es ist meist viel leichter, sich von der Mutter zu verabschieden und von ihrem Schicksal zu lösen, wenn ich ansatzweise den Hintergrund ihres Suizids verstehen kann.

»So wie du bist und wie immer dein Schicksal ist, so achte ich dich und liebe ich dich«. Mein grundlegender Einwand gegen den Autonomiegedanken in der Aufstellungsarbeit bezieht sich auf das Fehlen der Liebe. Manche sagen, wenn es uns gelingt, uns von unseren Eltern zu lösen, ist es viel leichter, sie zu lieben. Das stimmt. Aber es betrifft meist nur unser Bild von den Eltern. Meine Erfahrung in Aufstellungen ist eher andersherum: Wenn es gelingt die Eltern wirklich zu sehen, zu verstehen und sie zu lieben, wie sie sind, löst uns das und macht uns freier. Die Anerkennung der Verbundenheit und die sehende Liebe lösen. Pointiert könnte man sagen: Die Liebe ist zwar nicht alles, aber ohne die Liebe ist alles nichts. Ich denke, dass viele Aufsteller die Momente in Aufstellungen nicht missen mögen, in denen sich bei Klienten und Stellvertretern etwas von dieser lösenden Liebe zeigt und alle bewegt, die das miterleben.

Allerdings: Liebe kann nicht immer das Ziel sein. Denn manchmal ist es unmöglich zu lieben, vor allem, wenn es um Täter von Taten an einem selbst oder an sehr nahen Personen geht. Auch Eltern machen sich manchmal an einem Kind auf eine Weise schuldig, die es ausschließt, dass das Kind sie lieben kann. Dort, wo es für das eigene Freiwerden nötig erscheint, auf Hass zu verzichten, scheint man auch auf Liebe verzichten zu müssen. Auch dort, wo man schlimmsten sinnlichen Erfahrungen ausgeliefert war, scheint man manchmal auf das Lieben verzichten zu müssen, weil mit dem Fühlen der Liebe auch die schlimmen Bilder wieder auftauchen, vor allem, wenn sie nahe Personen betreffen. Nur: Dieses Nicht-lieben-Können hat weitere Folgen für die nachfolgenden Generationen, so als würde es eine Lücke hinterlassen, die weiterwirkt.

Liebe und Bindung sind nicht das Gleiche. Bindung kann sich aus Liebe ergeben, wie bei einem Paar, wenn die Liebe zu einem wechselseitigen Geben und Nehmen führt. Innerhalb des Bindungsgeschehens ist Liebe die Form von Beziehung, die darauf angewiesen ist, dass jeder sich eigenständig und getrennt erlebt und frei dem anderen gibt. Vielleicht ist diese These etwas gewagt: Wenn wir uns in Liebe binden, macht uns das etwas freier von uns selbst. Liebe ist die wirksamste Kraft, die uns notwendigerweise aus unserer Selbstgesetzlichkeit herausholen kann. Sie macht uns freier von uns selbst, auch wenn sie uns im Bindungsgeschehen von außen her unfreier macht.

Wenn ich oben gesagt habe, das Ziel der Aufstellungsarbeit ist, dass sich »etwas« löst, so möchte ich das ergänzen. Denn eine Grunderfahrung von Autonomie möchte ich im lösenden Geschehen nicht missen: dass wir in jeder Situation für unser eigenes Fühlen, Denken und Verhalten Verantwortung übernehmen, nicht für das, was uns widerfährt, sondern für die Art, wie wir damit umgehen, wie frei auch immer. Das ist letztlich die Würde, die Kraft, die Selbstständigkeit, ohne die im Gesamtprozess der Aufstellung und bezogen auf das reale Leben nichts vorwärtsgeht. Das »Es löst sich« braucht die begleitende Kraft der persönlichen Verantwortung.

Kürzlich erhielt ich eine E-Mail, die deutlich machen kann, was ich unter Lösung verstehe:

> »...Ein herzliches Dankeschön, meine Probleme haben sich nach ersten Zweifeln in Luft aufgelöst:
>
> – Versöhnung mit meiner Mutter nach zwei Jahren, als wäre nichts gewesen, wie in alten Zeiten (schön).
>
> – Nach zwanzig Jahren ein freundschaftlicher Händedruck mit zerstrittenem Geschäftspartner. Man ist wieder auf Augenhöhe.
>
> – Eine neue schöne Aufgabe. Firmenwechsel.

– Mein Bluthochdruck sinkt.
Und das innerhalb von zwei Monaten! Mir geht's immer besser.«

Ich habe keine Ahnung mehr, worum es in der Aufstellung des Klienten gegangen war oder gar, welcher Prozess womöglich in der Aufstellung die beschriebene Wirkung entfaltet hat. Aber sicherlich haben wir in der Aufstellung angeschaut, in welchem Bindungsprozess er irgendwie steckengeblieben ist. Ich erwähne hier diese Rückmeldung, um damit auszudrücken, um welche Lösungen es beim Familienstellen in erster Linie geht: dass sich in meinen Beziehungen etwas positiv verändern kann und meine Lebensgeschichte auf gute Weise vorwärtsgeht, dass etwas in mir und mit anderen in Frieden kommt, etwas vorbei sein darf und kann, vielleicht sogar etwas in meinem Körper heilt; dass ich das Leben in mir fühlen, ihm vertrauen und es weitergeben kann; dass die Liebe zu mir selbst und den anderen fließen kann, nicht nur als Gefühl, sondern als reales Handeln, für das ich die Verantwortung übernehme.

10 Möglichkeiten und Grenzen der Stellvertretung – Zur Phänomenologie der repräsentierenden Wahrnehmung

Bewusstsein ist eigentlich nur ein Verbindungsnetz zwischen Mensch und Mensch
Friedrich Nietzsche

Die repräsentierende Wahrnehmung steht im Zentrum der Methode des Familien- und Systemestellens. Der Erfolg der Aufstellungsarbeit beruht zentral auf der Fähigkeit von Stellvertretern, psychische Strukturen und personale, überpersonale oder nichtpersonale Beziehungsstrukturen wahrzunehmen und widerzuspiegeln – mit Gesten, Emotionen, Bewegungen, Umstellungen im Raum und mit Worten. Die Stellvertreter tun das häufig für den Klienten verblüffend treffend, berührend und überzeugend. Mehr noch, Stellvertreter können mit ihrer empathischen Wahrnehmung auch fühlen, was lösen, heilen oder transformieren kann.

Differenzierungen der Aufstellungsarbeit

Die Aufstellungsarbeit hat sich in den letzten Jahren sehr differenziert. Es wird so ziemlich alles aufgestellt. Natürlich nach wie vor Vater, Mutter, Kind, Großeltern oder Mann, Frau und ihre Kinder, also Personen aus dem Bereich der Familien eines Klienten. Selbstverständlich stellen wir auch andere Beziehungssysteme auf wie Teams, Betriebe und Organisationen. Schon früh hat es sich zudem eingebürgert, Persönlichkeitsanteile aufzustellen, Symptome, Länder oder den Tod. Manchmal nehmen wir das Schicksal dazu, eine große Mutter, die große Seele, Hitler, Gott. Ich stelle manchmal Märchenfiguren mit auf, andere stellen Teile geladener Sätze zueinander in Beziehung oder das Ich und das Selbst. Es wurde der 11. September aufgestellt, die Weltfinanzkrise, aber auch das klassische und das geistige Familienstellen oder Bert Hellinger und die Deutsche Gesellschaft für Systemaufstellungen (DGfS). Wenn wir Aufstellungen als Beziehungsgeschehen begreifen, kann in ihnen prinzipiell alles zueinander in Beziehung gesetzt werden, zumindest solange wir auch etwas begrifflich Allgemeines über Repräsentanten in einen Erfahrungskontext stellen können.

Wir haben begonnen, mit Aufstellungen zu experimentieren und sie dabei nicht mehr nur in einem Zusammenhang mit dem Anliegen eines Klienten zu betrachten. Stellvertreter werden aufgestellt, ohne zu wissen, wen oder was sie darstellen. Der Leiter stellt für den Klienten auf oder manchmal eine Frage, die ihn selbst oder ein anderes Gruppenmitglied interessiert. Manchmal ist der Leiter sehr aktiv in Bezug auf Umfang und Art der Stellvertretung, manchmal hält er sich sehr zurück. Stellvertreter bewegen sich auf eine Bitte des Leiters hin, aber häufig auch völlig frei. Manchmal werden sie über ihre Gefühle befragt, manchmal bleibt das ganze Geschehen völlig wortlos und häufig auch nach der Aufstellung unbesprochen. Manche arbeiten so, dass auch Personen, die um das Aufstellungsfeld sitzen, in die Aufstellung hineingehen und zu einer Rolle werden können. Einige Aufsteller geben das Aufstellungsfeld für die Gruppenmitglieder frei, sodass hineingeht, wer möchte. Es kann sich dann ein sehr bewegtes und berührendes Drama entwickeln, mit einem für die ganze Gruppe vorherrschenden Thema oder vielen individuellen Themen der einzelnen »Mitspieler«. Wir bieten stille Aufstellungen an oder solche, die sich ganz zwischen dem jeweiligen Innern eines Therapeuten und dem seines Klienten abspielen. In diesem Fall spielt sich bei beiden alles in inneren Repräsentationen ab, also ohne Stellvertreter. Auch in Einzelsitzungen oder am Telefon kann man mit inneren Bildern, also rein mit der Vorstellung, arbeiten. Das wäre ein eigenes Thema, ebenso die Verwendung von Gegenständen, Figuren oder am Boden ausgelegten Blättern. Wie wären hier Vorgänge der Repräsentation zu beschreiben und zu verstehen? (In diesem Artikel geht es mir nur um Prozesse der Repräsentation in Gruppenaufstellungen.)

Was können Stellvertreter in all diesen unterschiedlichen Aufstellungsformen und -prozessen leisten? Welche Möglichkeiten der repräsentierenden Wahrnehmung bieten unsere Aufstellungsformen? Welche prinzipiellen oder praktischen Grenzen der Aufstellungsmethode sind gegeben? Denn weil jede Methode einen Weg geht und nicht alle möglichen Wege gleichzeitig gehen kann, eröffnet sie ihre speziellen Möglichkeiten gerade über ihre Begrenztheit. Welche Vorannahmen, Theorien und Bezugsrahmen benutzen wir mehr oder weniger ausdrücklich, wenn wir in Aufstellungen mit Stellvertretern arbeiten?

Phänomenologische Methode

Wir charakterisieren die Aufstellungsmethode meist als phänomenologisch. Phänomenologie meint eine Erkenntnismethode, in der wir die Wirklichkeit phänomenal betrachten, also so, wie sie sich uns über unsere Sinne zeigt, und als eine, die sich wie von sich her zeigt in einer Erscheinungsform, die unserem Erkenntnisvermögen vorgegeben ist (so wie der Mond unserem Schauen in den Nachthimmel). Aber wir nehmen die Wirklichkeit immer über das Vermögen unserer Sinne wahr. Wir verknüpfen, was wir sehen, in dem »Nehmen« der Wahrnehmung immer mit Sinn und Sprache, dem »Logos«, dem, was unser Bewusstes und Unbewusstes in notwendiger Auswahl und Strukturierung zulässt (also den Mond mit der Helligkeit, die er nachts während eines Spazierganges spendet, oder mit seinem »Gesicht«, das zu einem Gedicht inspiriert).

Ohne Absicht und ohne Wissen in einem reinen Schauen zu arbeiten, bedeutet nicht, wir könnten eine Tabula rasa sein, auf der sich die Sachen ganz von sich her abbilden, so wie sie sind, und als könnten wir sie wie eine Schultafel immer wieder löschen. Phänomenologie meint gewissermaßen einen dialogischen Prozess, bei dem das Innen und Außen der Wahrnehmung in einem bestimmten Wahrnehmungsgeschehen verschmelzen, und zwar so, dass Sinn entsteht, eben *Wahr*nehmung. Wenn sich Dinge in der phänomenologischen Erkenntnisweise zeigen, dann als reale, dem Bewusstsein vorgegebene Wirklichkeiten, aber immer in einer Beziehung zu einem Bewusstsein.

Verschiedene Bezeichnungen für Repräsentanten

Schon die Worte, die wir für die aufgestellten Personen verwenden, geben unterschiedliche Blickweisen auf das Aufstellungsgeschehen wieder und sind für eine phänomenologische Beschreibung interessant:

- Bezeichnen wir aufzustellende Personen als *Stellvertreter*, dann stellen wir jemanden stellvertretend für jemanden anderen, so wie der Stellvertreter eines Chefs diesen manchmal vertritt oder ein Sohn bei der Mutter seinen gestorbenen Vater.
- Sprechen wir von *Repräsentanten*, dann öffnen wir mit ihnen die Prozesse in der Aufstellung für alles, was sich in der Wahrneh-

mung eines Menschen in verschiedensten Zusammenhängen in Beziehungen repräsentieren lässt, also nicht nur Personen, sondern auch ein Land oder Geld oder den Tod oder Kräfte.

- Manchmal holen wir eine Person in einer *Rolle*. Dann betrachten wir die Aufstellung als ein Szenarium wie in einem Theater oder Rollenspiel. Jemand soll dann die Rolle eines Opfers oder Haustieres oder eines Richters übernehmen.
- Begreifen wir Stellvertreter als *Akteure*, dann verstehen wir sie als Personen in einem sich selbst organisierenden System, die erst im freien Spiel der Kräfte und Bezüge der Aufstellung zu einer Erfahrung von sich selbst oder von Beziehungen zu anderen oder etwas führen. Oder die Personen agieren wie *Mitspieler eines Mysterienspiels* oder *Vollzieher eines Rituals*.

Ich möchte zunächst einige Aufstellungserfahrungen beschreiben, in denen verschiedene Wirklichkeitsaspekte der repräsentierenden Wahrnehmung unterschieden werden müssen, wenn wir deren Vielfalt gerecht werden wollen, und Fragen formulieren, die ich für die Betrachtung der Aufstellungsphänomene und eine theoretische Durchdringung der Stellvertretung in Aufstellungen für bedeutsam erachte. Die Auswahl der Aufstellungsformen beansprucht keine Vollständigkeit und ist durch meine Erfahrungen begrenzt.

Beispiel einer Aufstellung zur Verbandsarbeit

Bei einem größeren Treffen von Aufstellern ging es um Fragen zur Mitgliederzahl der Deutsche Gesellschaft für Systemaufstellung (DGfS). Einige Teilnehmer bereiteten eine Aufstellung zum Thema vor. Die genaue Frage? Ich weiß es nicht mehr und glaube mich zu erinnern, dass es keine exakt formulierte und von allen getragene gemeinsame Frage gab. Die Vorbereitenden und Leitenden hatten sich große Mühe gegeben, und die Aufstellung, die sich entwickelte, war für viele der Teilnehmer ein sehr interessantes Beobachtungsfeld, wenngleich sie keine hilfreichen Antworten oder auch nur eine von möglichst vielen geteilte Diagnose liefern konnte.

Personen konnten sich für eine Rolle, die nicht öffentlich benannt wurde und nur den beiden Leitern bekannt war, melden und sich dann in gewissem zeitlichem Abstand nacheinander frei im Raum aufstellen. Die Aufstellung begann also mit einer Person und endete etwa mit zwölf Personen. (An die genaue Zahl erinnere ich mich nicht mehr.) Jeder zusätzlich ins Aufstellungsfeld kommende Repräsentant positionierte sich zunächst. Dann bot sich allen im Feld befindlichen Repräsentanten die Möglichkeit, sich entsprechend ihrer Impulse zu bewegen und bei dazwischenliegenden angesagten Stopps ihre Empfindungen zu äußern. Zusätzlich war das Feld von Beginn an, für alle vorgegeben, in drei Zonen eingeteilt: Vergangenheit, Gegenwart und Zukunft. Nach Beendigung der Aufstellung wurden die Rollen offengelegt.

Was geschieht in einer derartigen Aufstellung? Ich will hier zunächst Fragen stellen und dann meinen Eindruck wiedergeben:

- Wie entsteht hier ein Feld, hier verstanden als Bereich synchroner Wechselwirkung, der informativ und energetisch »geladen« ist? Gibt das Thema, das mehr oder weniger große Interesse der Großgruppe, die Intention des Aufstellungsleiters oder gar der Verband so etwas wie ein Feld vor, das die Empfindungen und Bewegungen der Repräsentanten leitet? Oder entsteht erst mit der ersten Rolle und sich sukzessiv mit den anderen Rollen entfaltend ein »Feld«? Wie ist das Feld durch die räumlichen Bedingungen geprägt, die imaginative Vorgabe der Zeitzonen, die persönlichen Eigenarten und inneren Prozesse der Stellvertreter? Wie kann sich solch ein Feld in einem irgendwie stimmigen Zusammenhang mit den realen Prozessen im Verband strukturieren und wie können wir auf diese Weise einen Zusammenhang wahrnehmen?
- Wirkt sich das Wissen des Aufstellungsleiters, um welche Rolle es sich jeweils handelt, auf das Wahrnehmen und Verhalten der Stellvertreter aus und, wenn ja, wie? Welche Erwartung stellt der Stellvertreter an sich? Wie wirken sich womöglich die Erwartung, Spannkraft, Sinnsuche der Großgruppe aus?
- Wonach richtet sich das, was die jeweiligen Stellvertreter sukzessive empfinden? Welche Rolle spielen dabei ihre mitgebrachten Raumerfahrungen, persönlichen Platzgefühle, die nicht vorauszusehenden Bewegungen der anderen oder so etwas wie Sympathie und Antipathie für die anderen Stellvertreter? Welche Wirkungen haben die verbalen Äußerungen im Bewegungsspiel?

- Wie anders würde die Aufstellung vielleicht verlaufen, wenn alle Stellvertreter ihre Rolle kennen würden oder wenn die Großgruppe sie kennen würde?
- Was prägt die Fantasien der Betrachter zum Aufstellungsgeschehen? Beispielsweise hatten mehrere Beobachter den Eindruck, ein bestimmter Stellvertreter würde Bert Hellinger vertreten. Die Rolle Hellinger war aber nicht vorgesehen und der Stellvertreter selbst fühlte sich auch nicht wie Hellinger. Entwickeln die Stellvertreter selbst Fantasien zu der Rolle, die sie darstellen, und wie beeinflusst sie das?
- Welche Rolle spielt bei Stellvertretern das Bedürfnis nach Zusammengehörigkeit, Harmonie und Symmetrie? Man konnte eine Fülle von Hin- und Wegbewegungen beobachten, die schließlich in einer Art Kreis mündeten. Bei längerem Zuwarten brachen Stellvertreter wieder aus dem Kreis aus. Weisen solche Beobachtungen auf generelle Muster hin, nach denen Nähe und Distanz der Stellvertreter dynamisch geregelt werden, unabhängig von oder vermischt mit einer seelischen Dynamik, die wir dann mit Frieden, Einheit, Harmonie, Liebe oder Abstand, Entfremdung, Trennung, Konflikt oder irgendwie anders deuten?

Diese Aufstellung war zwar eine Zeit lang spannend anzuschauen, aber sie berührte kaum, ließ die meisten Beobachter und Stellvertreter eher ratlos zurück und klärte in Bezug auf die Verbandsarbeit nichts. Es ergaben sich nicht nur für mich keine von außen nachvollziehbaren Wahrnehmungen und Interpretationen. Ich konnte mit den Stellvertretern nicht mitfühlen, geschweige denn mitschwingen und ich denke, zwischen den Stellvertretern war das auch so. Es bauten sich keine Energie und kein Sinn auf oder gar ein Staunen – wie wir das manchmal so beeindruckend in Aufstellungen erleben.

Ich möchte diese Aufstellung aber nicht missen, als Experiment und Gelegenheit zu beobachten (und fehlende Betroffenheit ist dabei eher hilfreich), wie Stellvertreter, die nicht wissen, wen oder was sie vertreten, mit ganz wenigen Vorgaben ausgestattet (z. B. Raum, Raumeinteilung, Zahl der Stellvertreter, ungefährer thematischer Bezug) miteinander interagieren und sich ein sich selbst organisierender Prozess ergibt. Aber was ist der Zusammenhang, die innere Struktur, die Bedeutung, die existenzielle Kraft?

Ich habe einige Aufstellungen mit verdeckten Rollen mitgemacht. Wenn es um etwas ging, was einem Einzelnen oder einer Gruppe wichtig war, bekamen diese Aufstellungen manchmal eine ungeahnte Tiefe, Stimmigkeit und Handlungsrelevanz. Die anschließende Offenlegung der Rollen führte bei vielen Stellvertretern und Betrachtern oder einer ganzen Gruppe zu einem Aha-Erlebnis. Der Austausch über die offengelegten Rollenerfahrungen war dabei meist ebenso hilfreich wie die Tatsache, dass die meisten Stellvertreter und Beobachter ähnliche Sinnerfahrungen machen konnten und nicht jeder etwas anderes sah und erlebte und wenn doch, dann in einer für ihn und sein Leben oder seine Anschauung bedeutsamen Erfahrung. Was macht den Unterschied aus?

Aufstellungsübungen: Mutter, Kind, Leben – Vater, Kind, Welt

Während eines DGfS-Kongresses in Wuppertal leitete eine Kollegin, Michaela Kaden, eine sehr lebendige und eindrückliche Übung an. Wir, etwa hundert Teilnehmer an dieser Übung, gingen im Saal dicht gedrängt in Dreiergruppen und erhielten durchwechselnd drei Rollen, in einem Durchgang Mutter, Kind, Leben, in einem zweiten Durchgang mit anderen Personen: Vater, Kind, Welt. Zwei Episoden waren für mich bemerkenswert:

In der einen Szene war ich Mutter, neben mir stand das Kind, etwas gegenüber das Leben. Das Leben kam auf Mutter und Kind zu und wollte uns zusammenführen. Als Mutter wollte ich aber nicht nahe bei meinem Kind sein. Ich liebte es, aber ich wollte nicht leben. Ich musste mich dem Leben verweigern, ließ das Leben und das Kind nicht nah an mich heran. Im anschließenden kurzen Austausch zeigte sich, dass diese wenigen Minuten der Dreierübung etwas existenziell Bedeutsames aus dem Leben der Person wiedergab, die das Kind darstellte. Ihre Mutter war gestorben, als die Person etwas über zehn Jahre alt war.

Das war für die Person natürlich nicht neu. Aber was geschah hier? Es gab kaum Raum im Gewimmel der Dreiergruppen, es gab in der Übung keinen »Klienten«. Woher kam diese Information zu mir, die mich so reagieren ließ? Über die Person, die als Kind neben mir stand, ihre Ausstrahlung? Aber wie würde sich das erklären? Dieser Übungsabschnitt wurde zu einer Minifamilienaufstellung mit dem einfachen und doch so schwer zu verstehenden Prozess der Stellvertretung, wie wir ihn in Familienaufstellungen (und nicht nur dort) oft beeindruckend erleben.

> In einem anderen Übungsabschnitt war ich Welt. Vater und Kind wandten sich mir zu, als wollten sie etwas von mir. Aber ich fühlte mich ganz als Welt. Während mein Blick durch den Raum mit all den Leuten schweifte, kamen mir innerlich die Worte: »Ich sehe euch, aber ich bin für alle da – bedrängt mich nicht.« Ich fühlte mich groß und erhaben, nicht eingebunden in ein individuelles Schicksal, sondern alles Individuelle umfassend. Die Person, die den Sohn darstellte, ging kurz aus ihrer Rolle, um mich darauf aufmerksam zu machen, wir seien instruiert worden, uns vor jeder Reaktion erst langsam einzufühlen. Ich weiß nicht mehr, ob ich sie gesagt oder nur gedacht habe, meine Antwort jedenfalls lautete: »Wer bist du, dass du glaubst, die Welt richtet sich nach Vorschriften?«

War ich die Welt? Natürlich nicht. Ich äußerte mein subjektives Erleben, wie ich mich in diesem Übungskontext als Welt fühlte. Und doch war da mehr. Ich denke, wir haben alle eine allgemeine Vorstellung von »Welt« als umfassender Größe. Stellvertreter, wenn sie solche Allgemeinbegriffe oder geistige Wirklichkeiten darstellen, können in derartigen Übungen oder Aufstellungsformen eindrückliche überindividuelle und überpersönliche Erfahrungen machen. Aber es ist nicht die Welt selbst, die da aus uns wie eine objektive Wirklichkeit spricht, sondern eine Art allgemeines, vielleicht archetypisches oder mythologisches Wissen, das sich eben in einem speziellen Kontext spontan aus der Situation heraus kundtut. Jedenfalls glaubte ich damals, dass in meiner persönlichen Reaktion mehr mitschwang als eine rein subjektive Ansicht.

Experimentelle Aufstellung: Ermordung eines Schülers durch einen anderen

> In einer experimentellen Aufstellung zum Thema Täter – Opfer während eines Kongresses ging es um einen realen Mord, der erst eine gute Woche zuvor passiert war. An einer Schule hatte ein Schüler einen anderen umgebracht, und eine Mutter wollte wissen, wie sie sich mit anderen Eltern gemeinsam verhalten solle. Ich sagte der Mutter, wir könnten das aufstellen, aber nicht in Bezug auf sie selbst und ihr künftiges Verhalten, sondern als Gelegenheit, um einfach die Kräfte wahrzunehmen, die in solch einer Situation wirken können. Sie solle aber als die Person, die in etwa Bescheid weiß, aufstellen.

> Wir holten Stellvertreter für den Täter und das Opfer, die beiderseitigen Eltern, den Schuldirektor, die Elternschaft, drei Kumpel aus der bandenmäßigen Clique des Täters, die Schwester und die Freundin des Opfers, die zur bandenmäßigen Clique des Opfers gehörten. Ich will hier die Aufstellung und die Prozesse nicht beschreiben. Es zeigte sich eine ganze Palette von spannenden Reaktionen, sehr aufschlussreich für das Thema Täter – Opfer.
>
> Um was es mir hier geht: Das Opfer, auf den Boden gelegt, blieb nicht liegen. Der Stellvertreter stand wieder auf und sagte: »Ich bin nicht tot!« Ich entgegnete: »Natürlich bist du tot.« Er: »Nein!« Ich holte den Täter und stellte ihn dem Opfer gegenüber. »Sag du ihm, was passiert ist.« Der Täter sah zu Boden. Das Opfer schaute ihn interessiert und überhaupt nicht böse an. Aber der Täter wirkte so traumatisiert, dass er nichts sagen konnte. Er wollte nur zurück an den Rand des Geschehens, als wäre das Gefängnis eine Erleichterung. Ich bat die Kumpel des Täters, die beim Tatgeschehen dabei waren: »Sagt ihr ihm, was passiert ist!« Aber die schwiegen und schauten ebenfalls zu Boden. Der Direktor wand sich heraus. Die Freundin und die Schwester des Opfers, die dem schlimmen Geschehen auch beigewohnt hatten, blieben stumm in ihrer Wut und in ihren Tränen. Da kam mir eine Idee. Ich holte eine Stellvertreterin für das Gericht. Die stellte sich vor das Opfer und sagte ihm, was passiert war. (Die Information hatte die Schülermutter zu Beginn gegeben.) Da sagte das Opfer: »Ja, wenn das so ist«, und legte sich wieder auf den Boden.

Ich weiß nicht, welche Bedeutung die Workshop-Teilnehmer dieser Episode der Aufstellung gegeben haben. Für mich ist das wie eine plötzliche Einsicht gewesen: Bevor es um Schuld, Unschuld und Strafe geht, ist Aufklärung darüber erforderlich, was geschehen ist. Vor allem das Opfer braucht das, aber auch alle anderen. Mir ist etwas klar geworden über eine wichtige Rolle der Justiz. Natürlich könnte man solche Einsichten auch über Gespräche, Diskussionen oder einen Zeitungsbericht bekommen. Vielleicht ist das, was ich wie eine Einsicht erlebte, für andere etwas Selbstverständliches.

Aber in Aufstellungen können solche über ein individuelles Schicksal hinausgehenden Erfahrungen erlebt werden, eingebettet in einen konkreten Zusammenhang, überprüfbar an der Reaktion von Stellvertretern. Hier leisten Aufstellungen etwas sehr Bemerkenswertes. Sie lassen allgemeines menschliches Wissen zu »großen« Themen über anschauliche Prozesse überzeugend erleben, ungeplant, oft überraschend klar, über Individuelles und Einmaliges hinausweisend.

Aufstellung: »Altes« und »neues« Familien-Stellen

Bert Hellinger ist in seiner Art, das Familienstellen immer weiterzuentwickeln, einen Weg gegangen, den er eine gewisse Zeit lang das »Neue Familien-Stellen« genannt hat. In Spanien leitete er vor einigen Jahren dazu eine Aufstellung und beschreibt sie selbst (Hellinger 2008, S. 108 ff.).

> »Hellinger wählt einen Stellvertreter für das neue Familien-Stellen, eine Stellvertreterin für das alte Familien-Stellen und einen Stellvertreter für die Zukunft des Familien-Stellens. Das neue Familien-Stellen steht einige Schritte links vom alten Familien-Stellen, die Zukunft steht ihnen in einiger Entfernung gegenüber.
>
> Die Zukunft geht einige Schritte rückwärts, setzt sich also von beiden etwas ab. Das neue und das alte Familien-Stellen schauen sich an, ohne sich zu bewegen. Die Zukunft tritt noch einige Schritte zurück. Das neue Familien-Stellen schaut öfters auf das alte, dann, nach langem Zögern, setzt es einen Fuß nach vorn, bleibt aber noch stehen. Die Zukunft ist noch weiter zurückgegangen, breitet aber einladend die Hände aus.
>
> Nach weiterem Zögern geht das neue Familien-Stellen zwei Schritte nach vorn, hält inne und schaut wieder hinüber zum alten Familien-Stellen. Als dieses sich nicht bewegt, geht es weitere vier Schritte nach vorn, bleibt wieder stehen und schaut auf das alte Familienstellen zurück, das weiterhin stehen bleibt. Nun geht das neue Familien-Stellen langsam auf die Zukunft zu. Als es einen Schritt vor der Zukunft steht, geht diese noch einen Schritt zurück, hält aber ihre Arme weiterhin einladend offen. Das neue Familien-Stellen streckt die Hände nach der Zukunft aus, doch diese geht noch einen Schritt zurück.
>
> Das neue Familien-Stellen lässt die Arme sinken, geht weiterhin auf die Zukunft zu, die noch etwas zurücktritt. Jetzt legt das neue Familien-Stellen seinen rechten Arm auf die Schulter der Zukunft. Die Zukunft geht mit ihm noch weiter zurück. Dann schließt die Zukunft das neue Familien-Stellen in die Arme. Beide umarmen sich fest. Die ganze Zeit blieb das alte Familien-Stellen regungslos auf seinem Platz stehen. Doch jetzt machte es sich auch auf den Weg, stellt sich hinter das neue Familien-Stellen und legte seine Arme von hinten um das neue Familien-Stellen und um die Zukunft. Das Publikum klatscht Beifall.«

Man kann sich gut vorstellen, dass diese Aufstellung beeindruckt. Aber was geschieht hier? Was können (oder müssen) Stellvertreter des alten oder neuen Familienstellens (ich bevorzuge die Schreibweise ohne Bindestrich) oder der Zukunft des Familienstellens in diesem Kontext fühlen? Kann man »Familien-Stellen« fühlen? Oder fühlt man nicht vielmehr das »alt« oder »neu«? Und das in Zusammenhang mit Zukunft? Was geht hier in den Stellvertretern vor? Von wem oder was im Außenraum werden sie getragen, von welchen inneren Vorstellungen oder Vorerfahrungen geführt? Macht es Sinn, das alte und neue Familienstellen für sich ohne Bezug auf Inhalte oder »Abnehmer« irgendwelcher Art zu betrachten? Welche Fragestellung leitet das Ganze oder liegt der Sinn der Aufstellung gerade darin, dass sie nicht durch eine Frage eingeengt, durch ein Bedürfnis getrieben wird?

Aber sind nicht alle Zuschauer gespannt (und damit fragend), wie sich die Unterscheidung zwischen altem und neuem Familienstellen, um nicht zu sagen der Konflikt, ausdrücken wird? Gibt es hier nicht automatisch ein Bedürfnis, dass sich das Neue als zukunftsträchtiger erweisen wird, und zwar immer wieder, aber so, dass das Alte dazukommt, die Zukunft stützend oder kräftigend? Bezieht sich das innere Wissen der Stellvertreter, von dem ich auch in dieser Aufstellung ausgehe, nicht auf alle sozialen, kulturellen, methodischen Bewegungen? Welche Vorannahmen des Leiters, der Repräsentanten und des Publikums tragen solch eine Aufstellung? Wirken darin womöglich Kräfte darüber hinaus? Was bedeutet der Beifall?

Ich habe diese Aufstellung nicht persönlich miterlebt und weiß um den Unterschied zwischen Erleben und distanziertem Lesen. Aber um Fragen des Beobachters stellen zu können, ist der Abstand vom Erleben hilfreich, wenn nicht sogar notwendig. In der Redaktion der »Praxis der Systemaufstellung« bekommen wir immer mal wieder ähnliche Beschreibungen von Aufstellungen zu verschiedensten Themen zugeschickt, in denen mit ganz wenigen Stellvertretern politische und gesellschaftliche Probleme oder spirituelle Fragen aufgestellt werden. Natürlich kann hier im Einzelfall immer Bewegendes geschehen.

Aber wie deuten wir es? Welche Folgerungen ziehen wir daraus? Können sie einem Handeln, einer Veränderung oder einer Einsicht dienen? Welcher »Geist« oder, einfacher ausgedrückt, welche Zusammenhänge zeigen sich da? Auch in Familienaufstellungen stellt sich immer wieder die Frage, wie viele Stellvertreter brauchen wir angesichts des Anliegens eines Klienten und der für seine Lösung maßgeblichen Komplexität seines Beziehungssystems? Reicht es beispielsweise, in einem Konfliktfall nur Vater und Sohn aufzustellen und der Bewegung dieser Stellvertreter zu vertrauen, um eine neue, hilfreiche Sichtweise auf den Konflikt zu ermöglichen?

Frei nach Albert Einstein sollen wir die Wirklichkeit zwar einfach beschreiben, aber auch nicht einfacher. Es ist zwar eine segensreiche Notwendigkeit bei Aufstellungen, die Komplexität von Wirklichkeit zu reduzieren. Dennoch bleibt uns nicht erspart, gut zu überlegen, welcher Komplexitätsgrad bei welcher Art von Aufstellung und welchem Ziel oder Kontext nötig ist und welche Repräsentanten wir folglich für eine Aufstellung brauchen.

Aufstellung: Kolumbianische Revolutionäre

Während eines mexikanischen Kongresses leitete Bert Hellinger eine große Aufstellung zum Thema Revolution an. Ich gehe hier auf sie ein (so weit es meine Erinnerung zulässt), weil sie mich persönlich sehr bewegt hat in dem, was in mir vorging.

Eine Kolumbianerin hatte einen Vater, der als Revolutionär untergetaucht war. Es wurden mehrere Stellvertreter für Revolutionäre nebeneinander aufgestellt und ihnen gegenüber mehrere Stellvertreter des kolumbianischen Volkes. In der Mitte stand das Land Kolumbien.

Ich stand als einer der Revolutionäre eher am Rande der Reihe, zum Publikum gerichtet. Vom Aufstellungsprozess insgesamt habe ich wenig mitbekommen. Während Volk und Revolutionäre wie im Kampf aufeinander zugingen und viele sich rings um das Land Kolumbien auf den Boden legten, fühlte ich mich stark, erhobenen Hauptes. Zunächst hatte ich, letztendlich vergeblich, damit zu tun, einen jungen Mitstreiter an meiner Seite davor zu bewahren, dass er schwach wurde und zu Boden ging. Bald fühlte ich mich zwar immer noch unbeugsam, aber ziemlich allein.

Da kam eine Frau aus dem Volk näher, eine hübsche, aber sehr traurige Frau. Plötzlich tauchte da eine Person auf, zu der ich Liebe verspürte und von der ich mir Gesellschaft erhoffte. Sogleich spürte ich Hoffnung und Menschlichkeit. Ich kämpfte in meiner wortlosen Bewegung um diese Frau, auf dass sie mit mir geht. Doch sie blieb unentschieden. Schließlich ließ sie sich nicht länger halten und legte sich auch auf den Boden.

Aus dem Augenwinkel sah ich, dass fast alle lagen. Ich wollte weitergehen. Es musste eine Zukunft geben und dafür war mir jedes Mittel

> recht. Noch nie in meinem Leben hatte ich einen so unbändigen Willen in mir gespürt. Nur diese bodenlose Einsamkeit. Da fand ich mich plötzlich am Rand der Bühne. Es gab kein Fortkommen mehr, keine Zukunft. Dort brach ich innerlich zusammen und ein tiefes Weinen erschütterte meinen ganzen Körper. Ganz in der Rolle und gleichzeitig die Szene beobachtend, nahm ich die Erschütterungen im Publikum wahr, ohne zu wissen, was sonst noch hinter mir auf der Bühne geschah.
>
> Schließlich wurde ich innerlich ruhiger und Hoffnung kam auf: »Es wird weitergehen.« Ich drehte mich um, sah das Land inmitten der Toten stehen, ging zu ihm und stellte mich daneben. Zum ersten Mal nahm ich das Land, die wenigen noch stehenden Personen und die Toten wahr und fühlte eine stille und kraftvolle Trauer – und wieder Zuversicht.

Diese Aufstellung hat damals alle Stellvertreter und das Plenum tief bewegt. Ich weiß nicht, wie die eingangs erwähnte Kolumbianerin die Aufstellung erlebt hat. Anlässlich ihrer Not hatte Hellinger das Ganze in Gang gesetzt. Die Erfahrungen der einzelnen Stellvertreter wurden nicht öffentlich gemacht und auch nicht untereinander erzählt. Die Betroffenheit aller war zu groß. Es war eine der vielen großen Aufstellungen von Hellinger, die ihre Energie vor allem aus »großen« Themen, z. B. Täter-Opfer-Ereignissen im gesellschaftlichen Raum, und vor großem Publikum entfalteten.

Ich nehme diese Aufstellung als Beispiel für den Bereich der Aufstellungsarbeit, der seine Wirkung weniger an einem Klienten entfaltet (das vielleicht auch), sondern an den Stellvertretern selbst und an einer größeren Gruppe von Menschen, die dieses Thema in ihrem gesellschaftlichen und vielleicht auch familiären Kontext berührt. Was geschieht hier mit mir als Repräsentant? Bin ich ein Stellvertreter gewesen? Ich denke nicht, dass ich einen bestimmten Revolutionär aus Kolumbien vertreten habe. Eher entfaltete sich in mir die Rolle eines bestimmten Typus von Revolutionär.

Sicher war für diese Aufstellung das »Feld« bereitet, aber ich fühlte mich anfangs nicht als Teil eines Ganzen. Das Gefühl einer Teilhabe am Geschehen der ganzen Aufstellungsgruppe hat sich in mir eher in einem zeitlichen Prozess aufgebaut und verändert. Ich fühlte mich als Individuum und wie ein Schauspieler, der zu einem bestimmten Thema ohne Anleitung in ein Spontantheater geworfen wird und im Beziehungsgeflecht freier Akteure seinen Impulsen und inneren Monologen folgt. Es waren die inneren Erlebnisse, die mir so eindrücklich geblieben sind, z. B. mit welchem unbeugsamen Willen man um der Zukunft willen über Leichen gehen kann. Oder dass ohne persönliche Liebe auch in der Revolution alles leer wird. Oder dass Zukunft eher aus der Trauer um die Toten erwächst und eher im Nahen als im Fernen.

Welchen Bezug hat solch eine Aufstellung zum Lebenskontext der Kolumbianerin und zur kolumbianischen Realität? Macht es Sinn, hier von Stellvertretung zu sprechen? Ähneln solche Aufstellungen nicht eher alten griechischen Tragödien mit ihren reinigenden und heilsamen Darstellungen der Wirklichkeit vor Großgruppen? Brauchen sie nicht den großen Raum und ein Publikum, das sich mit seinen Empfindungen in das Geschehen auf der Bühne eingebunden fühlen kann? In welcher Weise kommt hier der einzelne Klient in der Beziehung zu den einzelnen Personen seiner Familie noch vor? Kindliche Gefühle scheinen hier angesichts des »Großen« keinen Platz mehr zu haben. Für das Verstehen von individuellen Rollen in gesellschaftlichen Prozessen und die Ahnung, was gesellschaftlich heilen könnte, üben solche Aufstellungen aber eine große Faszination aus.

Aufstellung: Taiwan und China

In Taiwan wollte eine Kursteilnehmerin aufstellen, um ihr schwieriges Verhältnis zu ihrem verstorbenen Vater zu befrieden. Ich will auch hier nur das wiedergeben, was mir für die Frage nach der Stellvertretung wesentlich erscheint.

Ich stellte zunächst nur Stellvertreter für die Klientin und ihren Vater auf. Es gab kaum eine Bewegung. Ich fragte nach Informationen zur Herkunftsfamilie und stellte weitere Personen dazu. Es bewegte sich wenig, sowohl im Raum als auch in den Gefühlen. Da kam die Information von der Klientin, ihr Vater stamme vom Festland, sei beim Militär gewesen und mit den Truppen Chiang Kai-sheks nach Taiwan geflohen. So stellte ich China und Taiwan dazu.

Was jetzt folgte, hatte ich so in einer Aufstellung noch nicht erlebt. Der Vater legte sich auf den Boden, alle anderen Stellvertreter außer den Repräsentanten der Länder setzten sich auf den Boden und schauten zu, was mit Taiwan und China geschah. Bei diesen beiden Repräsentanten entwickelte sich ein langsamer, sehr intensiv wirkender Prozess des Aufeinander-Schauens. Die Repräsentantin von Taiwan bewegte sich auf den Repräsentanten von China zu, der in einem Wechsel von Einladung und Abweisung fest auf seinem Platz stand. Taiwan erschien unsicher, liebevoll, angstvoll – ich habe die ganze Palette von Gefühlen beim Stellvertreter nicht erfragt. Es war große Aufmerksamkeit und Spannung im Raum, bis die Bewegung der beiden zum Stillstand kam und die ganze Spannung aus der Aufstellung entwich. Ich wartete etwas ab, dann löste ich die Aufstellung auf.

Irgendwie war ich fasziniert und dachte mir, ich hätte etwas von der Beziehung von Taiwan und China gesehen. So spiegelte ich das Gesehene für die ganze Fortbildungsgruppe wider, als hätten jetzt alle Teilnehmer etwas sehen können, was ihre Beziehung als Taiwanesen zu China ausmacht. Aber schon beim Aussprechen meiner Gedanken merkte ich, wie die Kraft aus meiner Stimme schwand. Was ich sagte, fühlte sich ziemlich irrelevant an und ohne Resonanz.

Und die Klientin? Ich hatte sie im Grunde aus den Augen verloren, sah aber, wie sie unzufrieden auf ihren Platz zurückging. Am nächsten Morgen meldete sie sich. Sie sei unzufrieden, habe schlecht geschlafen. Es gehe ihr nicht gut. In diesem Moment fiel mir ganz klar eine Visualisierung ein, mit der ich sie nochmals zu ihrem Vater brachte. Ich führte ihr vor Augen, wie ihr Vater sich in Bezug auf China und Taiwan und die ganzen Ereignisse damals gefühlt haben muss und wie wenig sie als Kind dabei vorkam, einfach weil der Vater nie frei geworden war von den Schrecken des Krieges und seiner vergeblichen Sehnsucht, nach China zurückzukehren.

Da kamen ihr die Erinnerungen, die Bilder von ihrem Vater, die Berührung, der Schmerz, aber auch das Verständnis von der Gebundenheit und Zerrissenheit ihres Vaters, die ihn dem Kind und der ganzen Familie entfremdeten. Jetzt wirkte sie erleichtert und gelöst. In der Aufstellung hatte ich mich von der Faszination der »großen Bewegung« verführen lassen und versäumt, das Naheliegende zu sehen und für die Klientin wirksam werden zu lassen.

Kein Repräsentant kann ein Land repräsentieren. Auch wenn es Sinn machen kann, von der Seele eines Landes zu sprechen, so können wir doch nur persönliche Beziehungen zu einem Land oder Aspekte innerhalb der Komplexität »Land« wahrnehmen und wiedergeben. Das ist schon sehr viel und hilfreich, vor allem wenn es um Migration, Krieg, Beziehungen von Mann und Frau mit unterschiedlicher Nationalität und Ähnliches geht.

Aufstellungen stellen äußere und innere Beziehungsprozesse dar, machen sie sichtbar. Es gibt kaum eine Methode, die ein Beziehungsgeschehen innerhalb eines bestimmten Beziehungsrahmens informativer und erlebnisbezogener aufzeigt. In Aufstellungen setzen wir Personen, Persönlichkeitsanteile, Körperteile, Begriffe oder Dinge räumlich in Beziehung, die sich dann in den Gefühlen, Bewegungen, Worten der Repräsentanten ausdrückt. Auch wenn wir nur einen Repräsentanten aufstellen, ist der immer in Beziehung: durch den Platz im Raum, durch den Rahmen, den die Gruppe gibt, durch die Bilder oder Gedanken, die in dem Repräsentanten aufsteigen und dergleichen.

Wir stellen keine »Absolutheit« auf. Wenn es denn einen allumfassenden Geist gibt, dann zeigt er sich in einer Aufstellung in Beziehung, als ein Geist, wie er sich in einer begrenzten, in ihren Teilen aufeinander bezogenen »Ganzheit« widerspiegeln kann. Begriffe wie »Ordnungen der Liebe«, »Bewegungen der Seele« oder »Bewegungen des Geistes« sind, genau genommen, Metaphern, mit denen wir etwas ausdrücken, was schwer in klarer Erfahrungssprache wiederzugeben ist. Im Grunde müssten wir eher von Bewegungen in einer Seele oder in einem geistigen Raum sprechen. Die Repräsentanz von Ländern oder anderen »Ganzheiten« anders als ein Beziehungsgeschehen der beteiligten Personen zu deuten birgt die Gefahr des Mythologisierens der Aufstellungsarbeit in sich.

Aufstellung zur Einführung eines neuen Computerprogramms

Die folgende Aufstellung kommt aus dem Bereich der Organisationsaufstellungen. In Bezug auf die Wahrnehmungen der Stellvertreter halte ich sie aber für repräsentativ für das Gros aller Aufstellungen in den verschiedensten Kontexten.

Eine Gruppe von Unternehmungsberatern hatte mich eingeladen, die Methode der Organisationsaufstellungen in ihrer gemeinsamen Firma zu demonstrieren. Wir arbeiteten mit konkreten Fragen der Teilnehmer aus ihrem beruflichen Alltag. Zwei der Berater arbeiteten an einem Projekt für eine deutsche Großstadt. In der dortigen Verwaltung sollte ein völlig neues Computersystem eingeführt werden. Die beiden Berater begleiteten die Umsetzung dieser komplexen Aufgabe.

Ich ließ einen der Berater im Zusammenwirken mit seinem Kompagnon Stellvertreter für folgende Positionen aufstellen: den Oberbürgermeister; den früheren Leiter der für die Umsetzung des Projekts zuständigen Abteilung, der aber »von oben« als Gegner des Projekts versetzt worden und für so eine Aufgabe als nicht kompetent genug eingeschätzt worden war; den neuen Abteilungsleiter, der als ehemals Untergebener für den neuen Aufgabenbereich ausgewählt worden war. Weiterhin sollten ausgewählt werden: zwei Personen für die Angestellten der Abteilung, zwei Stellvertreter für den Stadtrat, eine Person für das Computerprogramm, eine Person für die Firma, die das Programm hergestellt hat, eine Person für die Bürger der Stadt, die ja letztlich die Nutznießer sein sollen, und schließlich zwei Stellvertreter für die beiden Berater.

Folglich ergab sich ein komplexes Aufstellungsbild. Es ging dabei darum, dass ein inneres Bild der Berater von den Beziehungen und Wirkkräften ihres Aufgabenfeldes in eine äußere Struktur gebracht wird, die über die Stellvertreter und Repräsentanten »sprechen« kann. Das Ziel war, dass die Berater in diesem Prozess bisher unbekannte oder unberücksichtigte Aspekte der Beziehungsdynamik in den Personenkreisen, mit denen und für die sie arbeiteten, und entsprechende Lösungshinweise erfahren.

Was geben Stellvertreter und Repräsentanten hier wieder? In erster Linie fühlen sie die »Geometrie« der Stellungen, Entfernungen, Nähe, Augenkontakte, so etwas wie Dichte, Mimiken, sublime Bewegungsimpulse. Man könnte mit Varga von Kibéd von einer Art universaler »Grammatik« räumlich erfahrbarer Beziehungsstrukturen sprechen.

Im Beispiel dieser Organisationsaufstellung wurde das Computerprogramm so gestellt, dass es zunächst von niemandem gesehen und in keine Äußerungen einbezogen wurde. Die räumliche Konzentration lag bei dem früheren und dem jetzigen Leiter der Abteilung sowie den Angestellten, und zwar so, dass die Angestellten voll auf ihren früheren Chef bezogen waren und der jetzige Leiter sich als Einzelkämpfer mit hohem Erfolgsdruck und ohne jede Unterstützung empfand. Die Berater schauten auf den Stadtrat und den Bürgermeister, wurden aber selbst kaum wahrgenommen. Der Bürger stand völlig abseits und drehte sich weg.

Aus den erfragten Wahrnehmungen bei der Grundaufstellung und während einiger Umstellungen ergaben sich im Aufstellungsverlauf für die Berater einige wichtige Einsichten. Die bedeutendste davon war, dass sie selbst letztlich aus ideologischen Gründen von dem Projekt der Stadt nichts hielten. Lösungsmöglichkeiten ergaben sich aus Umstellungen, die in der Aufstellung dazu führten, dass das Programm von allen Beteiligten gesehen und beachtet wurde, dass der Loyalitätskonflikt der Angestellten zwischen alter und neuer Abteilungsleitung und die Intrigen des früheren Leiters beim Stadtrat aufhörten, dass der Stadtrat und der Oberbürgermeister das neue Programm wirklich befürworteten und der Repräsentant der Bürger neugierig wurde. Die Berater konnten für sich jetzt klare Aufgaben wahrnehmen, welche die bisherige erfolglose Umsetzung ihrer Aufgabe zum Guten wenden konnten, vorausgesetzt, sie standen wirklich zu dem Projekt, für das sie bezahlt wurden.

Grundlage für den ganzen Prozess ist die menschliche Fähigkeit, aus räumlichen Bezügen, Körperhaltungen und Gesten zu »lesen« und Strukturen in Empfindungen und Gefühle umzusetzen. Daraus lassen sich ziemlich verlässliche Schlüsse ziehen. Vermutlich hat sich diese Fähigkeit in einer langen Evolutionsgeschichte in uns verankert. Die Repräsentanten verbalisieren meist die räumliche und körperliche Erlebnisdimension, etwa »mich sieht keiner«, »ich fühle mich draußen«, »das ist mir viel zu nah, »ich will weg (oder hin)«, »etwas drückt mich zu Boden« etc. Das hier anhand einer Organisationsaufstellung Beschriebene gilt für die meisten Aufstellungsformen: Wir können Strukturen »lesen«, im Raum empfinden und über Gefühle dynamisch aufladen. In dieser Hinsicht ist Repräsentation nichts Mystisches.

Aufstellung: Die indianische Urgroßmutter und die verlorene Lebensfreude

Die Aufstellung, die ich im Folgenden andeute, gehört zu den bewegendsten Aufstellungen, die ich selbst angeleitet habe. Selten habe ich solche Kräfte, die wir häufig »Feldkräfte« nennen, so kraftvoll und deutlich erlebt wie hier:

Während der letzten Pause am letzten Tag des letzten Kurses einer Fortbildung in Brasilien sah ich die Teilnehmerin einer früheren Fortbildungsgruppe, die eigentlich nur gekommen war, um eine Kollegin zu treffen. Ich erinnerte mich sofort an sie aufgrund ihrer sehr bewegenden Aufstellung, die ich in einem früheren Training angeleitet hatte (beschrieben in Schneider 2009a, S. 144 ff). Ich ging auf Fatima (so nenne ich die frühere Klientin hier wieder) zu und fragte sie, wie es ihr gehe. Sie schaute mich an und sagte klar und emotionslos: »Ich habe meine Lebensfreude verloren.« Ohne lange nachzudenken, entgegnete ich: »Wenn du willst, arbeite ich nach der Pause mit dir.« Sie wollte.

Im Unterschied zur früheren Aufstellung fragte ich zu Beginn nach ihrer Herkunftsfamilie. Fatimas erster Satz war: »Meine Urgroßmutter (die Mutter des mütterlichen Großvaters) war Indianerin. Sie wurde zwölfjährig von einem Großgrundbesitzer aus ihrem Stamm entführt und, nachdem sie ›gezähmt‹ war, mit einem schwarzen Vorarbeiter verheiratet.« Sofort hatte ich das Gefühl, in der »verlorenen Lebensfreude« geht es um diese Urgroßmutter. Weitere Informationen erfragte ich nicht und ich bat Fatima aufzustellen. Von dieser Aufstellung möchte ich hier nur so viel schildern:

– Wir begannen mit Vater, Mutter und Tochter (Fatima).

– Ich bat den Stellvertreter des Vaters von Fatima, der sich wie verrückt im Kreise drehte, seine dramatisch wirkende Bewegung zu lassen und ein wenig zurückzutreten, um die Aufstellung auf die Bewegung von Fatima und ihrer Mutter zu konzentrieren. (In der früheren Aufstellung war es mehr um die Vaterfamilie gegangen.)

– Als weitere Stellvertreter wurden nach und nach der Vater der Mutter und dessen Mutter, die Urgroßmutter von Fatima, hinzugeholt, dann fünf Vertreter des Indianerstammes, schließlich jemand für die »Lebensfreude« und zuletzt ein Vertreter des Großgrundbesitzers.

– Die Stellvertreter des Stammes und des Großgrundbesitzers wählte ich aus, alle anderen Fatima.

In ihrer Grundbewegung war diese Aufstellung geprägt von tiefer Verbundenheit der mütterlichen Familie von Fatima in unermesslichem Schmerz und tiefer Trauer. Ich habe selten Stellvertreter in solch einem tiefen, wortlosen, tränenreichen Schmerz erlebt. Auch die Vertreter des Stammes zeigten undramatischen, aber alle Kursteilnehmer äußerst ergreifenden Schmerz, ausgelöst in dem Moment, als die Stellvertreterin der Lebensfreude (eine große, blonde, sehr hellhäutige Frau) zu den Personen des Stammes ging und von ihnen aufgenommen und umarmt wurde. Das war die Schlüsselszene der Aufstellung. Denn Fatima hatte die Lebensfreude nahe zu sich, ihrer Mutter, dem Großvater und der Urgroßmutter gestellt, die alle in tränenreicher Umarmung zusammenstanden. Doch die Anziehungskraft des Stammes war für die Lebensfreude nach einem sichtbaren inneren Kampf stärker geworden.

Ich fragte die Stellvertreterin der Urgroßmutter, ob es ihr möglich sei, sich für einen Moment aus der Umklammerung mit ihrer Familie zu lösen und die Lebensfreude zu Fatima zurückzuholen. Sie tat es zögerlich, langsam, dann wie eine innere Schwelle überwindend. Angekommen bei ihrem Stamm versank sie zunächst mit diesem und der Lebensfreude in tiefem Schmerz, dann aber hob sie ihren Kopf, nahm die Lebensfreude entschlossen an die Hand und führte sie zu ihrer Urenkelin. Als die beiden zur Familie zurückkamen, ereignete sich ein plötzlicher, elementarer Switch in der ganzen Aufstellung, bei Fatima selbst, die meist mit offenen Augen still weinend neben mir saß, und in der ganzen Teilnehmergruppe, hin zu einem Freudenfest – Brasilien pur, nur kurz unterbrochen durch eine von mir angeleitete vorsichtige, aber schließlich befriedende Begegnung von Fatima selbst mit dem Stellvertreter des Großgrundbesitzers.

Welche »Kräfte« haben diese Aufstellung geleitet? Dass Fatima in dieser Fortbildungsgruppe auftauchte? Dass ich sie ansprach? Dass ich sofort sagte, ich würde mit ihr arbeiten, ohne auf Teilnehmer Rücksicht zu nehmen, die noch Supervisionsfälle angemeldet hatten? Dass ich sofort wusste, ich würde in diese Aufstellung zu irgendeinem Zeitpunkt die »Lebensfreude« dazunehmen lassen? Dass ich sofort mit der ersten Information über die indianische Urgroßmutter mitging? Dass ich sehr schnell ein klares Bild vom Verlauf der Aufstellung und von dem hatte, was ich zu tun hatte? Dass die Stellvertreter so tief und klar empfanden und reagierten? Dass die Teilnehmer der Gruppe vom ersten Moment an voller Spannung und Anteilnahme dabei waren? Dass die Rückführung der Lebensfreude zur Familie diesen mitreißenden Shift auslöste?

Diese Fragen sind in ihrer Summe kaum einfach zu beantworten. Fühlbar war aber für mich und die ganze Gruppe die ungeheure Präsenz und tiefe Ausstrahlung von Fatima, einer eher zurückhaltend und bescheiden wirkenden Frau. Ich habe noch nie jemanden erlebt, der die Stellvertreter so sorgfältig und dabei die ganze Gruppe in Atem haltend ausgesucht hat. War sie es, welche die Aufstellung führte? Eine ihr unbewusste Kraft? Ihre Seele? Ihre in ihr anwesende Familie? Die Resonanz der Gruppe zu Vorgängen, die sich tief in die Seele Brasiliens eingegraben haben? Ein geistiges Feld? Etwas Größeres?

Jedenfalls wirkte trotz meiner wenigen Interventionen nichts in der Aufstellung »gemacht« oder in einem bewussten Sinne sozial konstruiert. Aufstellungserfahrungen dieser Art verleiten dazu, von einem Kraftfeld und einer »Führung« zu sprechen. Aufschlüsselungen solcher Aufstellungen über eine Art »Grammatik« oder »Geometrie« oder Annahmen von Suggestion oder anderen psychologischen Mechanismen, so beteiligt diese Aspekte auch sein mögen, würden der Wahrnehmung und dem Erleben aller Beteiligten nicht gerecht.

Die Vertreter von Fatima und ihren Angehörigen wirkten hier eher wie Stellvertreter, die Personen des Stammes und des Großgrundbesitzers wie Repräsentanten, die Lebensfreude wie eine repräsentierte seelische Bewegung in einem Beziehungssystem. Entscheidend wirkte letztlich die Fügung eines ganzheitlichen Geschehens, die Heilung bzw. der Verschluss einer unvollendeten tiefen Verletzung und Wunde in einer Familiengeschichte, verdichtet in einem einfachen und klaren Prozess, dargestellt, sichtbar und für alle Anwesenden erlebbar im Zusammenwirken einer Klientin, eines Aufstellungsleiters, von Stellvertretern und der Aufmerksamkeit, der Spannkraft und dem Mitgefühl der um das Aufstellungsfeld sitzenden Teilnehmer.

Und die längerfristige Wirkung dieser Aufstellung auf Fatima? Müsste diese Aufstellungserfahrung, um für Fatima tief wirksam zu werden, nicht im Einzelnen und vor allem in Bezug auf ihre Eltern und eigenen Kindheitserlebnisse »aufgearbeitet« werden? Ich lasse diese Frage im Zusammenhang dieses Kapitels offen. Aber was immer Fatima an weiterer »Aufarbeitung« vielleicht leisten muss, ihre Aufstellungen bleiben als Ereignisse und Erlebnisse der Grundakkord für alles Weitere.

»Starke« Stellvertretung: Ein Großvater ohne rechtes Bein und das Geheimnis einer Großmutter

Eine Frau stellte auf, weil sie ihrem verstorbenen Vater immer noch ohne ersichtlichen Grund böse war und sich von ihrer noch lebenden Mutter nie umsorgt erlebt hatte. Die Aufstellung, die mit Vertretern von Vater, Mutter und Tochter begann, entwickelte sich hin zu einer ersten Frau des väterlichen Großvaters, die dieser, heimgekommen vom Krieg, verlassen hatte. Diese Frau war dem Großvater ihr Leben lang böse geblieben.

Auf für die Klientin bewegende und befreiende Weise kam es zu einem versöhnlichen Prozess zwischen dem Großvater und seiner ersten Frau. Ich wollte die Aufstellung beenden, aber plötzlich ging die Mutter der Klientin halb zu Boden. Es ging ihr äußerst schlecht. Ich wollte darauf nicht mehr eingehen, damit sich die Aufstellung nicht zu lange hinzieht. Und so stellte ich hinter die Mutter noch deren Eltern, um ihr eine Stütze zu geben. Kaum hingestellt, sagte der mütterliche Großvater ganz verzweifelt: »Ich kann nicht stehen. Mein rechter Fuß. Ich hab keinen rechten Fuß.« Da sagte die Klientin erstaunt: »Mein Gott. Mein Großvater kam aus dem Krieg mit einer notdürftig hergestellten Prothese zurück. Eine Granate hatte ihm das rechte Bein weggerissen.«

Viele Aufsteller kennen solche und ähnliche Geschichten. Was ist hier geschehen? Die Aufstellung hatte sich ganz auf die väterliche Seite konzentriert. Die Klientin schien sehr gelöst zu sein. Sie lenkte zumindest bewusst keine Aufmerksamkeit auf den mütterlichen Großvater. Ich nahm ihn nur »noch schnell« mit der Großmutter hinzu. Auslöser dafür war das Verhalten der Stellvertreterin der Mutter, die eine eigene Dynamik entwickelte, unabhängig vom Geschehen bei den Stellvertretern der väterlichen Familie. Für die Stellvertreter der mütterlichen Großeltern hatte ich selbst die »nächstbesten« Personen aus der Gruppe genommen. Wie kommt es, dass der Stellvertreter des mütterlichen Großvaters sofort fühlen kann, dass dieser Großvater sein rechtes Bein verloren hat?

Es waren hier keine suggestiven Worte oder Aufmerksamkeiten vonseiten des Klienten oder des Aufstellers zu beobachten. Auch das »Feldgeschehen« der Aufstellung selbst schien sich nicht auf diesen Großvater zu beziehen – mit Ausnahme des Verhaltens der mütterlichen Stellvertreterin. Für die Klientin war diese Bewegung am Schluss ihrer Aufstellung zusätzlich zum Geschehen in der väterlichen Familie sehr bedeutsam. Ihre Fragestellung hatte sich ja nicht nur auf den Vater, sondern auch auf die Mutter bezogen. Und sie konnte über die Wahrnehmung des Vertreters des mütterlichen Großvaters realisieren, wie einschneidend für ihre Mutter als Kind (und für die Oma) das Erlebnis der Heimkehr ihres kriegsversehrten Vaters und die Folgen waren.

Wie kommt es zur Wahrnehmung solcher Schicksale in Aufstellungen, ohne vorherige zugehörige Information und manchmal auch ohne bewusste Konzentration auf sie? Ich halte das für eine der interessantesten Fragen, die sich aus unserer Arbeit ergeben. Ich fände es sehr schade, wenn die Aufstellungsarbeit einen Weg nähme, bei dem Klienten, Gruppenteilnehmern und Aufstellern solche Stellvertretungen realer Personen mit den entsprechenden bindenden Bezügen und den real nachzuprüfenden Ereignissen nicht mehr deutlich werden könnten.

> Eine Klientin, Angelika, war über den Zeitraum von etwa zehn Jahren immer wieder einmal in eine Gruppe gekommen. Immer wieder hat sich für sie Sinnvolles und auch Lösendes ergeben. Aber eines hatte sich nicht verändert: Angelikas schlechte Beziehung zu ihrer inzwischen 95-jährigen Mutter. »Ich hasse sie«, stieß sie hervor. Wir stellten Angelika und ihre Mutter auf. Keine Bewegung. Ich ließ Angelika die Eltern ihrer Mutter hinzustellen. Sie stellte die Großmutter direkt links neben die Mutter und den Großvater nahe hinter die Mutter. Die Großeltern reagierten sofort: Die Großmutter errötete und schaute zu Boden, der Großvater streckte die Hände gegen seine Tochter aus und wich völlig abweisend zurück, so weit er konnte.
>
> Ich fragte die Klientin ganz spontan: »Kann es sein, dass deine Mutter einen anderen Vater hat?« Sie sagte: »Du hast früher schon einmal gemeint, irgendwo in der Familie stimme etwas mit der Vaterschaft nicht. Aber meine Oma? Nie. Sie hat mir immer erzählt, mit welcher Angst und welchem Ekel sie abends ins Bett zum Großvater ging. Sexualität war ihr ein Gräuel. Außerdem ging sie dauernd in die Kirche. Nein, meine Oma hatte keinen anderen Mann.«
>
> Ich stand auf und ging ein Stück weit in die Aufstellung hinein. Ich hatte den Eindruck, irgendetwas stimmt hier nicht, und stellte probeweise einfach den nächstbesten Mann aus der Runde in den Raum. Der lächelte, ging hinter Angelikas Mutter und streichelte ihr über das Haar. Die Großmutter beugte sich noch etwas tiefer und drehte den Kopf weg von ihrer Tochter, blieb aber neben ihr. Angelikas Mutter aber lehnte sich nach hinten gegen diesen Mann und lächelte. Wie ich diesen Mann so sah, dachte ich mir, der sieht aus wie ein pädophiler Priester. Ich schaute Angelika an und sagte: »Ich setze noch eins drauf: Das ist ein Pfarrer.« »Was?«, rief sie völlig ungläubig und empört, »nie im Leben.« Ich brach die Aufstellung hier ab, denn ohne eine Resonanz der Klientin konnte ich nicht weitermachen.
>
> Ein paar Tage nach der Gruppe rief Angelika mich an und erzählte: »Als ich am Sonntagabend von der Gruppe nach Hause gekommen bin, rief meine Mutter an und fragte, was in der Aufstellung passiert sei. Ich wollte ihr natürlich nichts von der Aufstellung erzählen, aber sie wollte es unbedingt wissen. Also sagte ich, es sei herausgekom-

men, dass sie einen anderen Vater habe. Da meinte meine Mutter: ›Kann es sein, dass das ein Pfarrer ist?‹« Angelikas 95-jährige Mutter erinnerte sich, der Pfarrer und Religionslehrer in ihrem Heimatort sei sehr böse zu den Kindern gewesen, nur zu ihr sei er sehr nett gewesen und habe ihr immer über das Haar gestreichelt.

Die Mutter wurde nach der Eröffnung ihrer Tochter sofort aktiv und suchte zusammen mit ihrer neunzigjährigen Schwester im Internet nach dem Namen und dem Grab dieses Pfarrers. Angelika und ihrer Mutter ging es sofort gut miteinander. Sie besuchten in Wien noch gemeinsam das Grab des richtigen Vaters und Großvaters. Ein halbes Jahr später starb Angelikas Mutter. Eine wesentlich jüngere Tante war zunächst sehr erbost und beschimpfte Angelika sehr. Doch später bestätigte sie, ihre Mutter habe ihr unter dem Siegel der Verschwiegenheit anvertraut, was zwischen dem Pfarrer und Angelikas Großmutter kurz vor ihrer Hochzeit passiert sei. Angelika hat inzwischen die Familiengeschichte ihres leiblichen Großvaters recherchiert.

Woher kam meine Sicherheit, mit der ich meinem Eindruck und meiner Assoziation vertraute? Ich war zwar in die Aufstellung hineingegangen, um besser wahrnehmen zu können, was hier vorging, aber gleichzeitig blieb ich auf beobachtender Distanz. Was veranlasste den Stellvertreter des vermeintlichen Vaters von Angelikas Mutter, sofort zurückzuweichen? Wieso war der Stellvertreterin der Oma sofort ihre tiefe Scham anzusehen? Wie kam der von mir einfach so hinzugenommene, neben mir sitzende Mann, mit dem ich mein Gefühl überprüfen wollte, dass etwas nicht stimmt, dazu, hinter die Stellvertreterin von Angelikas Mutter zu treten und ihr über das Haar zu streicheln? Und die lehnte sich wie vertraut und geborgen an ihn.

Ich führte diese Aufstellung ziemlich deutlich mit ein paar Interventionen gemäß einem »Gefühl«. Aber führte ich Regie? Ich hatte keine Ahnung, was in Angelikas Familie los war. Relevante Erinnerungen aus früheren Aufstellungen von Angelika hatte ich nicht. Angelika hatte keinerlei Information über einen anderen Großvater. Im Gegenteil, meine Vermutung erschien ihr völlig absurd und abwegig. Wieso reagierte ihre Mutter so hartnäckig interessiert? Es wirkte ja fast so, als hätte sie selbst aufgestellt, um vielleicht eine tiefe Ahnung zu überprüfen.

Wenn ich von »starker Stellvertretung« spreche, dann meine ich solche Aufstellungssituationen, in denen Stellvertreter oder der Aufstellungsleiter, manchmal sogar Personen, die im Kreis sitzen, in ihren eindeutigen Bewegungen, in besonderen körperlichen Gesten, in treffenden Worten Faktisches aus einer ihnen fremden Familie wiedergeben, ohne direkte oder wahrnehmbare Informationen erhalten zu haben. Diese in einem Detail sehr genaue Stellvertretung hat für den Klienten große Überzeugungskraft, sobald er die Übereinstimmung mit den Fakten der Familiengeschichte wahrnimmt. Was geht hier vor?

Synchronizität

Ein Mann stellte aus Sorge um seinen vierzehnjährigen Sohn auf, der sich dem Leben zu verweigern begann, nicht mehr zur Schule wollte, sich von Freunden zurückzog, auch schon mal von Suizid sprach. Der Klient hatte dies auch explizit als Grund für den Wunsch nach einer Aufstellung vor der Gruppe genannt. Die weiteren Informationsfragen ergaben, dass er von seiner Frau geschieden war. Der Sohn lebe bei ihm, habe aber guten Kontakt zur Mutter. Bezüglich der Herkunftsfamilien sei alles normal gewesen.

Die Aufstellung begann einfach, mit Stellvertretern für Vater (Klient), Mutter und Sohn. Der Sohn war äußerst unruhig und bewegte sich im Raum, so als suche er etwas oder jemanden. Da der Blick des Vaters nach außen gerichtet war, stellte ich seine Eltern in sein Blickfeld. Da hielt der Sohn des Klienten still und schaute zu seinen väterlichen Großeltern. Nach einer kleinen Weile schlug sich die Stellvertreterin der Großmutter, der Mutter des Klienten, mit der Faust auf ihren Bauch und rief beinah schreiend: »Ich renne mir ein Messer in den Bauch«.

Nicht nur ich fühlte sofort ein Frösteln durch den ganzen Körper ziehen. Der Stellvertreter des Sohnes rief: »Ich muss weg«, und lief aus dem Gruppenraum bis auf die Straße. Ich fragte den Klienten: »Weißt du, ob deine Mutter eine Abtreibung hinter sich hat, vielleicht als junge Frau im Krieg oder danach?« Ganz entrüstet antwortete er: »Niemals. Aber meine Frau hat einmal im dritten Monat abgetrieben.« Sofort war jegliche Spannung aus der Aufstellung gewichen. Ich brach ab mit der Ankündigung, später nochmals auf ihn einzugehen, und ließ den Stellvertreter des Sohnes wieder in die Gruppe holen.

Als ich mit einem anderen Teilnehmer weiterarbeiten wollte, sagte der Klient: »Ich bin so unruhig. Ich gehe nach Hause und schaue nach meinem Sohn.« Er kam nicht wieder zurück in die Gruppe. Zwei Tage nach dem Ende der Gruppe rief er mich an und erzählte mir, dass er seinen Sohn bewusstlos in seiner Wohnung gefunden habe, in einer großen Blutlache liegend. Der Sohn hatte sich ein Küchenmesser in den Bauch gestoßen. Der Vater war gerade noch rechtzeitig gekommen, um den Notarzt zu holen, sodass der Sohn überlebt hat.

Was geschieht hier? Wie kommt es zu dieser Synchronizität der Ereignisse in der Aufstellung mit dem realen Geschehen um den Sohn zu Hause? Was geht hier in den Stellvertretern vor sich? Was können sie aus dem Familiensystem des Mannes wahrnehmen? Was geschieht im Klienten, während er aufstellt und danach? Ist das alles nur Zufall? Das ist schwer zu glauben. Aber was geschieht in solchen Prozessen, die eine derartige zeitliche Übereinstimmung aufweisen? Was ist hier Ursache, was Wirkung? Wenn es hier um kausale Zusammenhänge ginge, wie sollten wir diese dann verstehen?

C. G. Jung hat zusammen mit dem Physiker Wolfgang Pauli über solche Phänomene gerätselt. Wenn es sich bei derartigen synchronen Beziehungen um natürliche Vorgänge handelt, können wir dann auf in der Quantenphysik erforschte Phänomene wie »spukhafte Fernwirkung« oder »Verschränkung« oder »Teleportation« zurückgreifen, um zu erklären, was wir in Aufstellungen erleben? Brauchen wir womöglich ein völlig neues Verständnis von Bewusstsein, das sich nicht mehr auf interne Vorgänge in unserem Gehirn beschränken kann? Aber wie sollen wir uns das vorstellen?

Hier ist nicht der Ort, um auf solche Fragen einzugehen. (Siehe dazu Schneider 2007.) An dieser Stelle geht es mir um die Phänomene der Stellvertretung, so wie wir sie wahrnehmen können, und die Folgerungen, die sich aus ihnen für die Fragen der Stellvertretung ergeben.

Die Person des Stellvertreters scheint hier ziemlich vernachlässigbar. Suggestive Prozesse sind schwer nachzuweisen. Nicht der Therapeut favorisiert hier eine bestimmte Richtung der Aufstellung, sondern die Stellvertreter stellen mit ihrer Wahrnehmung die Weichen. Der Klient hat in solchen Fällen meist ein Wissen oder Gespür, dass die Wahrnehmungen der Stellvertreter ganz klar mit Fakten der Familiengeschichte zu tun haben. So z. B., wenn ein Stellvertreter sich wie mit einem Strick um den Hals fühlt und der Klient sagt: »Ja, mein Opa hat sich aufgehängt.« Manchmal jedoch fühlt der Klient, so wie im obigen Beispiel, überhaupt keinen Bezug zu dem, was die Stellvertreter aus seiner Familiengeschichte wahrnehmen. Aber natürlich war er wie alle im Raum wie elektrisiert und zutiefst beunruhigt.

In einer meiner ersten Aufstellungen, die ich vor langer Zeit geleitet habe, wurde eine Familie von einer Kursteilnehmerin so aufgestellt, dass die Stellvertreterin ihrer Mutter sagte: »Da kann ich mich gleich umbringen.« Wie sich dann herausstellte, tat die reale Mutter das auch, ziemlich genau zum Zeitpunkt der Aufstellung.

In diesem Fall kann man natürlich annehmen, dass ein inneres Wissen der Klientin in die Aufstellung eingeflossen ist, auch in die Konstellation der Stellvertreter. Denn die alleinstehende Mutter wurde mitten in den Kreis der vielen sie umringenden Kinder gestellt. Jeder konnte in der Aufstellung spüren, dass allein die räumliche Anordnung der Stellvertreter der Mutter jegliche Luft zum Atmen nahm. Aber diese zeitliche Korrelation?

Ist es das innere unbewusste Wissen des Klienten, das die Aufstellung prägt? Zeigt sich dieses Wissen in der räumlichen Anordnung der Stellvertreter, auch dort, wo Lücken gelassen werden? Häufig lässt sich aber aus der räumlichen Anordnung allein keine bestimmte Wahrnehmung erschließen? Und wenn es doch so wäre, dass die räumliche Anordnung der entscheidende Informationsgeber ist, wie kann man in »Plätze« und ohne sonstige Vorgaben Informationen in eine Aufstellung geben, die nicht platzgebunden sind?

Welche Informationen können wir unbewusst in eine Aufstellung übertragen? Wie sollen wir uns solche Prozesse der Informationsübertragung und entsprechende Wahrnehmungen der Stellvertreter vorstellen, wenn der Klient über diese Informationen gar nicht verfügt? Welche Informationen können so sublim in inneren und Aufstellungsbildern gespeichert und nach außen gebracht werden? Welche Art von Kommunikationsprozessen wären hier denkbar? Oder müssen wir uns zumindest in solchen Fällen der Synchronizität von bekannten Formen der Kommunikation oder gar vom Modell der Kommunikation überhaupt verabschieden?

> In einem Kurs in meiner Praxis war eine Norwegerin, die deutsch sprach. Sie hatte nur sporadisch Kontakt mit ihrer Mutter, der sie immer sehr belastete, sodass sie ihn nach Möglichkeit vermied. Ein Bruder dieser Klientin ist mit zwanzig Jahren bei einem Verkehrsunfall wegen überhöhter Geschwindigkeit tödlich verunglückt. Bald darauf hat sich ein etwas älterer Bruder umgebracht und wieder kurze Zeit später erhängte sich der Vater. Weitere Geschwister hatte die Frau nicht und sie hatte keinerlei irgendwie relevante Informationen zur Geschichte ihrer Familie.

Wir legten die drei Männer zur Symbolisierung ihres Todes nebeneinander auf den Boden und stellten die Stellvertreterinnen der Mutter und der Klientin nebeneinander vor die Männer. Die Stellvertreterin der Tochter wich sofort zurück, soweit der Raum es zuließ. Die Stellvertreterin der Mutter begann zu zittern und wie verrückt um sich zu schlagen und wirkte gleichzeitig völlig abwesend.

Nach einer Weile bat ich die Klientin, persönlich in die Aufstellung zu kommen, zu ihrer Mutter zu gehen und einfach »Mama« zu sagen. Sie sträubte sich, doch ich blieb hartnäckig, bis es ihr mit Tränen in den Augen gelang, zur Stellvertreterin ihrer Mutter zu gehen, ihre Hand zu nehmen und zu flüstern: »Mama«. Die Stellvertreterin der Mutter drehte sich, ebenfalls weinend, zu ihrer Tochter, schaute sie einen kurzen Moment sehr warmherzig an und verfiel dann wieder in ihr verrücktes, in sich zurückgezogenes Verhalten. Die Klientin zog sich wieder auf ihren Stuhl zurück und ich beendete die Aufstellung, etwas bange, was diese bei ihr bewirkt hatte. Die Gruppe war noch sehr betroffen und die Stimmung belegt. Da schaute die Klientin auf und sagte: »Es ist so schrecklich, aber irgendwie bin ich jetzt beruhigter.«

Nach etwa vier Wochen schrieb sie mir einen Brief. Ihre Mutter habe sich am Nachmittag der Aufstellung umgebracht. Sie wolle sich bei mir bedanken dafür, dass ich sie hartnäckig zu ihrer Mutter geführt habe. Irgendwie sei das eine Verabschiedung von ihrer Mutter gewesen. Sie fühle sich innerlich sehr in Frieden mit ihrer Mutter. Ihr Tod habe sie von einer großen Last befreit.

Wer oder was führt eine Aufstellung?

Die Wirkung einer Aufstellung lebt davon, dass im Prozessverlauf neue Aspekte eines Beziehungsgeschehens erfahrbar werden, die ungeplant und über bisheriges Wissen hinaus auftauchen. Sagt ein Klient nach einer Aufstellung, das habe er alles schon gewusst, ist bestimmt etwas schiefgelaufen. Wie aber kommt im Aufstellungsprozess die neue Information zustande? Diese Frage ist besonders drängend, wenn über Stellvertreter ein erstaunliches Wissen in die Aufstellung kommt, dessen »Werdegang« man sich nicht erklären kann. Wer oder was führt eine Aufstellung?

Ich kann nur eine sehr vorläufige Antwort geben. Eine genaue Prozess- und Faktorenanalyse von Aufstellungsprozessen könnte vielleicht mehr Aufschluss geben und ich halte den Versuch dazu für ein äußerst spannendes Vorhaben. Denn sie könnte völlig neue Hypothesen zu einer »sozialen Vererbung«, zur sozialen Teilhabe über Systemgrenzen hinweg und zu einem überindividuellen Bewusstsein notwendig machen.

Eine Aufstellung entfaltet sich als ein Gesamtzusammenhang, als etwas »Ganzes«, ein Ereignis, in dem viele Wirkfaktoren ineinander und zusammenfließen:

Da sind die Klarheit, Dringlichkeit und Energie, die in der Not, dem Problem, der Frage, dem Ziel des Klienten »stecken« und in dem, wie sie geäußert werden. Wie groß ist der Wunsch des Klienten nach Veränderung, sein Vertrauen, seine Offenheit für neue Einsichten und seine Hoffnung? Inwieweit geben seine Loyalitäten ihn frei? Das Gewicht der Ereignisse in dem Beziehungssystem, um das es in der Aufstellung geht, spielt eine Rolle. Jeder kann dieses Gewicht sofort spüren, wenn der Klient entsprechende Informationen mitteilt, z. B. eine Krebserkrankung oder den Suizid eines Ehepartners. Aber auch ohne bewusstes Wissen und entsprechenden Informationen scheint sich Gewichtiges manchmal irgendwie von Anfang an mitzuteilen.

Die Stellvertreter bringen ihre Persönlichkeit (auf die ich im Anschluss noch eingehen werde), ihre Ausstrahlung, ihre Empathie, aber auch ihr Wahrnehmungsvermögen, das Potenzial ihres sprachlichen und körperlichen Ausdrucksvermögens und ihre situative Aufmerksamkeit mit. Große, aber sicher nicht allein ausschlaggebende Bedeutung haben die Gesetzmäßigkeiten von »Platzgefühlen« oder eine vermutlich universell gültige Positions- und Bewegungsgrammatik.

Der Leiter einer Aufstellung hat immer vielfältigen Einfluss – mit seiner Empathie, seinem Rapport, seiner Achtsamkeit und Aufmerksamkeit, seiner Fähigkeit, mit eventuellen Übertragungs- und Gegenübertragungsprozessen umzugehen, und seinem Respekt gegenüber allen Angehörigen des Klienten. Er bringt seinen Mut ein, allen mitmenschlichen Vorgängen, gerade auch, wenn es um Schlimmes geht, ins Auge zu sehen. Er führt mit seiner Klarheit. Er interveniert entsprechend seinem Wissen um Regelhaftigkeiten in Beziehungssystemen und der Wahrnehmung auch sublimer Vorgänge in der Aufstellung und der jeweiligen Reaktionen des Klienten. Seine Beobachtung des Geschehens lässt sich nicht gänzlich von seinen Erfahrungen und Vorannahmen entkoppeln.

Die Atmosphäre und Spannkraft der Gruppe trägt die Aufstellung mit. Es gibt räumliche und zeitliche Bedingungen und immer wieder beziehen Stellvertreter Wahrnehmungen dessen mit ein, was sich zufällig in ihrem Gesichtsfeld befindet, etwa eine Türe oder ein Bild an der Wand. Schließlich scheint mit all dem und durch all das hindurch etwas verbindend und tragend zu wirken, was wir so schwer benennen können: ein »wissendes Feld«, eine »Gruppenseele« oder eine »überindividuelle geistige Bewegung«.

Die Person des Repräsentanten

Wenn wir die Rolle der Stellvertreter in Aufstellungen untersuchen, können wir die Frage nicht umgehen, wie sehr sie ihre eigene Person in den Aufstellungsprozess mit hineinnehmen. In Gruppen fragen Kursteilnehmer häufig, ob die Gefühle, die in der Stellvertretung auftauchen, ihre eigenen Gefühle oder die der fremden Personen sind, die sie vertreten. Sind Repräsentanten in der Stellvertretung frei von ihrer eigenen Lebensgeschichte und ihren eigenen Haltungen und Vorannahmen?

Ich kann es mir nicht anders vorstellen, als dass wir alles, was uns selbst ausmacht, in unsere Rolle mitnehmen. Die Frage ist eher, was kommt in der Aufstellung stärker zur Geltung, das Persönliche oder die Kräfte, die im Aufstellungsgeschehen oder »Feld« wirken?

Wenn ich Stellvertreter beobachte, die häufig in Aufstellungen stehen, sehe ich sie immer wieder ähnliche Gesten zeigen und Haltungen einnehmen. Da gibt es Stellvertreter, die fallen sehr schnell zu Boden, andere schauen grundsätzlich auf den Boden oder weinen sehr schnell oder schließen sofort die Augen. Da gibt es Personen, die werden auffällig häufig für Vaterrollen geholt und andere kommen immer wieder in die Rolle der Geliebten. Inzwischen kann man bei erfahrenen Stellvertretern häufig erkennen, bei welchem Aufsteller sie vor allem gearbeitet und gelernt haben, weil sie sehr stark nach dem dort vorherrschenden Vorgehen agieren.

Ich halte das aber in einer Aufstellung nicht für störend und einschränkend, solange der Leiter das sehen und in der Führung der Aufstellung berücksichtigen kann. Schaut beispielsweise ein Stellvertreter immer auf den Boden, werde ich nicht automatisch einen Toten vor ihn legen (den es natürlich in jeder Familie gibt), sondern ihn im Zweifelsfall fragen, was er fühlt, oder die weiteren Bewegungen oder Äußerungen aller Stellvertreter abwarten. Fühlt ein Stellvertreter sich als ein Prinzip oder Abstraktum, obwohl er als Person aufgestellt wurde oder in einem personalen Kontext steht, frage ich mich, welchen guten Sinn macht das Gefühl des Stellvertreters als Abstraktum für die Person, für die er steht, oder für die Aufstellung insgesamt.

Meiner Erfahrung nach vertieft das persönliche Schicksalserleben eines Stellvertreters eher seine Fähigkeit mitzufühlen, zumindest wenn er in eine Rolle kommt, bei der Ähnliches wie aus seiner Lebens- und Familiengeschichte anklingt. Bedeutsam ist, dass Stellvertreter nicht aus ihrer Rolle herausfallen, indem sie zweifeln oder in der eigenen Familiengeschichte nach Gründen für ihre Empfindungen suchen. Man kann meist sehr leicht an der Reaktion der anderen Stellvertreter, des Klienten und an der eigenen Empfindung als Leiter feststellen, ob ein Klient in der Rolle agiert oder aus einem persönlichen inneren Film heraus. Reitet ein Stellvertreter ein eigenes Steckenpferd oder will er mit therapieren oder belehren, fällt das sofort auf. Stellvertreter lassen sich mit wenigen Sätzen auf ihre Aufgabe einstimmen und erfüllen sie gewöhnlich ausgezeichnet, ob mit oder ohne Vorerfahrung mit Aufstellungen.

Die Tatsache aber, dass Stellvertreter nicht als leeres, sondern nur als noch nicht voll beschriebenes Blatt in eine Aufstellung gehen können, ist für mich ein Grund, warum ich die Führung einer Aufstellung durch den Aufstellungsleiter grundsätzlich für notwendig erachte. Auch wenn dieser natürlich ebenfalls nicht frei von dem ist, was er mitbringt, so hat er doch ein gewisses Wissen, seine Erfahrung und vor allem die Außenperspektive. Die Stellvertreter haben das Recht und die Notwendigkeit, aus der Innenperspektive des aufgestellten Systems heraus zu fühlen und zu agieren. Der Leiter bleibt gewöhnlich in der Außenperspektive und behält das Ganze im Blick, also möglichst auch seine eigenen Wahrnehmungen und die Wirkung seiner Interventionen.

In der Regel wirken die Systemkräfte oder das »Feld« der Aufstellung stärker als die persönlichen Eigenschaften und Verhaltensweisen der Stellvertreter. Das gilt umso mehr, je kraftvoller und klarer das Anliegen des Klienten ist, je mehr seine Person, sein Beziehungssystem, die Schicksale in seiner Familie, die seelischen Kräfte seiner Großgruppe die Aufstellung tragen. Mich haben in eigenen aktiven Stellvertretungen diese Kräfte oft sehr beeindruckt, die mich da erfassten, ohne dass ich das Gefühl hatte, ich müsste meine Person am Stuhl zurücklassen oder würde manipuliert. Allerdings spürte ich auch immer mal wieder Ärger, wenn der Leiter der Aufstellung mich nicht beachtete, obwohl ich es so erlebte, als hätte ich in meiner Rolle etwas

Wichtiges zu sagen. Manchmal war ich ein befangener Stellvertreter oder kam in die Versuchung, als »Erfahrener« mitzutherapieren. Meist aber waren die »Feldkräfte« in meinem Erleben stärker als meine Eigenheiten.

Ich möchte die These wagen: Die persönlichen Eigenschaften und Intentionen der Stellvertreter kommen umso stärker zum Tragen, je weniger klar ihre Rolle bestimmt ist, je verdeckter gearbeitet wird, je unklarer die Fragestellung oder das Ziel ist, je mehr Stellvertreter sich gleichzeitig bewegen, je weniger der Aufstellungsleiter außenstehend und ein gewisser Garant der Führung bleibt, je weniger auf eine Art Lösung für den Klienten geschaut wird, je mehr abstrakte Elemente verwendet werden, je »allgemeiner« eine Aufstellung angelegt ist. Das muss kein Schaden sein und kann oft, je nach Ziel einer Aufstellung, zu beeindruckenden Erlebnissen der Stellvertreter führen. Die Gefahr besteht dabei darin, dass das Anliegen eines Klienten oder der Grund für die Aufstellung verloren geht oder der Sinn einer Aufstellung hinter der kaum mehr überschaubaren Fülle an Phänomenen verschwindet.

Es gibt ja untrügliche Zeichen dafür, wie »stimmig« die Stellvertreter agieren: die Rückmeldung des Klienten über die Genauigkeit des Gesehenen, seine Betroffenheit, seine »Anfangsveränderung«, die dauerhafte Wirkung der Aufstellung in seinem Leben. Auch der Aufstellungsleiter kann fühlen: »Ja, so ist es«. Alle Stellvertreter können sich in Übereinstimmung mit dem Geschehen empfinden und die ganze Gruppe kann die »Echtheit« wahrnehmen. Je unterschiedlicher die Interpretationen des Aufstellungsgeschehens und dessen Bezüge zur Familie und zum Leben des Klienten sind, desto größer ist die Wahrscheinlichkeit, dass das Stellvertreterverhalten beziehungsweise der ganze Aufstellungsprozess nicht von Systemkräften getragen wird, sondern von einem sich selbst organisierenden Prozess von »Eigenheiten«. Das »Ganze« einer Aufstellung verliert sich dann in einer mehr oder weniger zusammenhangslosen »Vielheit«, erzwingt vielleicht bedeutungslose Sinnkonstruktionen, die nicht weiterhelfen.

Intention einer Aufstellung und Folgerungen für die Repräsentation

Alle Aufstellungsformen sind sich ähnlich in dem, was sie auszeichnet: Sie machen ein dynamisches Beziehungsgeschehen im Raum sichtbar, der unmittelbaren Erfahrung und Beobachtung zugänglich und ermöglichen auf diesem Wege Aufklärung und Veränderung in menschlichen Bezügen. Bei aller Absichtslosigkeit im Aufstellungsprozess selbst dient jede Aufstellung einem Ziel. Und dieses Ziel bestimmt mit, was sich in der Aufstellung entfalten kann. Irgendetwas muss sich für einen Klienten, ein menschliches Beziehungssystem oder die Teilnehmer einer Aufstellungsgruppe ergeben, sodass man sagen kann, die Aufstellung hat etwas gebracht, was sich ohne sie so nicht ergeben hätte.

Aus diesem Blickwinkel möchte ich zusammenfassend noch ein paar Gedanken zur Stellvertretung in Aufstellungen hinzufügen:

- Stellvertreter stehen im Dienst an der Person oder der Gruppe, für die die Aufstellung erfolgt. Ihre einzige Aufgabe ist, dem nachzuspüren und nachzugeben, was sie im wechselnden Prozessgeschehen wahrnehmen. Sie verzichten darauf, selbst etwas zu wollen.
- Stellvertreter tragen keine Verantwortung. Sie sind für diesen Dienst freier, wenn sie sich auf einen Leiter der Aufstellung, seine Interventionen und seinen Umgang mit ihnen und dem Klienten verlassen, wenn sie sich der Verantwortung des Leiters anvertrauen.
- Der Leiter der Aufstellung bindet sich nicht nur an die Bewegungen oder Äußerungen der Stellvertreter. Er führt, entsprechend der erfragten oder wahrgenommenen Informationen, seiner Kenntnis allgemeiner seelischer Prozesse, seiner Erfahrung, seiner Wahrnehmung des Klienten und des gesamten Aufstellungsprozesses sowie seiner Ausrichtung auf das, was Sinn macht und hilfreich ist, die Aufstellung so, dass etwas verstanden und einer Lösung zugänglich werden kann.
- Kann der Klient vorab wichtige Informationen geben, hilft das den Stellvertretern. Natürlich können die erfragten Informationen eine Aufstellung in eine bestimmte Richtung lenken. Das sollen sie ja auch. Die Stellvertreter lassen sich dadurch nicht beeinflussen, wenn Informationen oder Interventionen im Widerspruch zu ihren Wahrnehmungen stehen, jedenfalls solange nicht, wie sie ihrer Aufgabe treu und gewachsen bleiben können.
- Stellvertreter brauchen häufig die Aufforderung, bestimmte Dinge zu tun oder zu lassen oder Wahrnehmungen verbal

auszudrücken. Sie müssen die Freiheit haben, das von ihnen Erbetene an ihrer Wahrnehmung überprüfen und entsprechend reagieren zu können. Auf diese Weise korrespondieren Ideen oder »Eingebungen« des Leiters gut mit den Wahrnehmungen der Stellvertreter.

- Stellvertreter verhalten sich im Aufstellungssystem, der Leiter aber bleibt, so gut es geht, in der Außenperspektive, auch wenn er manchmal zum Intervenieren oder um sich selbst einzufühlen in das Aufstellungsfeld geht. Er ist durch die distanziertere Position zu Inputs und Outputs in der Lage, im Gegensatz zum Stellvertretersystem mit seiner Innenposition. Er achtet gewissermaßen auf die nötige Durchlässigkeit der »Membran« zwischen Aufstellung und umfassenderer Wirklichkeit.
- Manche Stellvertreter kann man inzwischen an ihrer »Schule« erkennen: Sie breiten beispielsweise sofort die Arme aus wie eine übergeordnete Kraft, fühlen sich häufig gleich als etwas Großes oder Abstraktes oder als »freies Element« und tun sich schwer, mit einem einfachen menschlichen Beziehungskontext mitzugehen. Je mehr es aber in der Aufstellung um ein konkretes Anliegen einer bestimmten Person oder Gruppe geht, desto leichter können Stellvertreter sich auf das jeweilige Beziehungsgeschehen der Aufstellung einlassen und desto reicher ist die mitmenschliche Erfahrung, die sie über die Repräsentation geschenkt bekommen.
- Wir können so etwas wie »Feldkräften« in Aufstellungen postulieren. Je stärker sie wirken, desto klarer erleben wir die Aufstellung als geführt. Aber wir wissen nicht wirklich, was das für Kräfte sind. Vermutlich brauchen wir dafür komplementäre Beschreibungen, naturwissenschaftliche und geistig-spirituelle, um Wirklichkeiten wiedergeben zu können, die sich ergänzen. Ich halte es aber nicht für hilfreich und sinnvoll – sei es im Blick auf naturwissenschaftliche Erklärungen, sei es im Blick auf spirituelle Erfahrungen und philosophische Ableitungen – ein Aufstellungsgeschehen in einer Weise in seinem Wirklichkeitsbezug zu deuten, dass es prinzipiell nicht mehr mit dem menschlichen Erfahrungsvermögen überprüft oder plausibel gemacht werden kann.
- Für alle Aufstellungsphänomene gilt: Nach Möglichkeit sollten sie in ihrer Übereinstimmung mit und ihrer Wirkung

auf umgrenzte Beziehungssysteme wahrgenommen werden. Aussagen wie »Alles ist mit allem verbunden« erklären nichts. Gerade wenn wir mit Aufstellungen experimentieren, ergibt sich die Folgerung, dass wir anderen berichten können, was wir getan und beobachtet haben. Wenn wir bei der Erklärungssuche auf so weit entfernt Scheinendes wie quantenphysikalische Phänomene zurückgreifen wollen, müssen wir anerkennen, dass die Beschreibung der quantenphysikalisch beobachtbaren Wirklichkeit nicht von der auf eine bestimmte Beobachtung zugeschnittenen Versuchsanordnung getrennt werden kann. Ich wage zu behaupten, dass ähnliche Bedingungen für die Beschreibung spiritueller Erfahrungen gelten. Betrachten wir Aufstellungen als einen mystischen Prozess, müssen wir in letzter Konsequenz auf Beschreibungen verzichten und damit auch auf Aussagen über »alles« und über einzelne Vorgänge der Aufstellung. Entscheidend bleibt dann allein die »Präsenz« der Aufstellung und das, was sich an spiritueller Einsicht beim Klienten oder bei den Repräsentanten entfaltet.

- Eine phänomenologische Vorgehensweise bedeutet nicht, dass sich Phänomene der »Leere« und Absichtslosigkeit losgelöst von den Bedingungen der Wahrnehmung und Erfahrung zeigen können. Auch wenn wir häufig im Phänomenalen bleiben, das heißt, auf eine zumindest vorschnelle explizite Sinnsuche des in der Aufstellung Erlebten verzichten, um der freien Entfaltung des Geschehens im Klienten oder in einer Gruppe Raum zu geben, bleibt das Ziel der Aufstellung doch, dass sich von ihr ausgehend innerhalb eines gewissen Zeitrahmens ein stimmiger und lösender Sinn einstellen kann. Betroffenheit reicht nicht, solange sie nicht zu wahrnehmbar Sinnvollem, Lösendem oder Heilsamen führt.
- Wenn wir die Aufstellungsarbeit als systemische Methode begreifen, schließt das notwendigerweise mit ein, dass wir Beziehungssysteme und die korrespondierenden Aufstellungssysteme auch als Beziehungsgeschehen begreifen. Während der Aufstellungsprozesse, etwa wenn wir z. B. »das Leben« dazustellen, werden wir das nicht analysieren. Wir verwenden ähnlich wie in der Hypnotherapie allgemeine Begriffe, die ein Klient mit seinen spezifischen Erfahrungen füllen kann. In der Beschreibung und Deutung einer Aufstellung können wir aber

nicht davon ausgehen, wir hätten »das Leben selbst« aufgestellt. Wir haben »das Leben« mithilfe eines Menschen personalisiert und schauen auf die Wirkung eines so gewissermaßen mythologisierten Vorgangs auf eine bestimmte Beziehungswirklichkeit. Das »In-Beziehung-Setzen« gehört meines Erachtens zum Kern der Aufstellungsarbeit. Wir erleben nicht »das Leben« oder die »Mutter Erde«, als wären das persönliche Subjekte. Aber wir können mithilfe personalisierter Allgemeinbegriffe und entsprechenden Bezügen sehr hilfreiche Erfahrungen in Gang setzen. Die Frage, ob unseren Allgemeinbegriffen wie »Geist« auch eine allgemeine Wirklichkeit entspricht, ist systematisch und historisch Thema einer höchst kontroversen philosophischen Debatte, die in der modernen Philosophie und Wissenschaft als überholt gilt, die in der Sprache und im Geistesleben aber doch virulent geblieben ist und in Abgrenzung gegenüber Nominalismus, Konstruktivismus, Naturalismus und Materialismus zunehmend wieder aufgegriffen wird (vgl. z. B. Nagel 2013).

- Ich erlebe in der Aufstellungsarbeit Tendenzen eines »Alles geht«. Als müssten wir uns mit unserer Offenheit nur in das Feld unendlicher Informationen einklinken, das die Wirklichkeit unserem Geist unbegrenzt zur Verfügung stellt: über Prozesse von Verschränkung, über die Nichtlokalität oder die spirituelle Erfahrung von Ganzheit und Einheit. Als könnten wir, wenn alles eins ist und alles da, bei entsprechender Aufmerksamkeit in Aufstellungen auch alles erfahren. Erfahrung ist aber per definitionem begrenzt. Sie setzt Raum, Zeit, Verschiedenes und Grenzen voraus. Natürlich können wir die Grenzen der Aufstellungsmethode ausloten und herausfordern. Aber zu denken, wir könnten mithilfe von Aufstellungen alles Wirkliche erkennen, ist für eine Methode zu groß. Bei aller Begeisterung: Überfordern und überlasten wir uns als Stellvertreter, Repräsentanten, Rollenträger oder Akteure nicht mit Aufgaben, die eine Methode prinzipiell übersteigen.

11 Familienaufstellungen: Psychotherapie oder Beratung oder was sonst?

Um sich zu verändern
muss man sich selbst in seinen Beziehungen
auf neue Art erleben.
(unbekannt)

Die Frage, wo das Familienstellen im Orchester der seelischen Hilfeleistungen seinen Platz hat, richtet sich an das Selbstverständnis innerhalb der Aufstellungsarbeit, soweit sie seelische Anliegen von Einzelnen, Paaren, Familien und anderen existenziell bedeutsamen Gruppen aufgreift. Sie berührt aber auch die Darstellung des Familienstellens in der Öffentlichkeit, wobei Fragen des rechtlichen Anwendungsrahmens hier außer Acht gelassen werden sollen. Was also »ist« Familienstellen? Ist es Psychotherapie, Lebensberatung, Selbsterfahrung, Mediation, praktische Philosophie, Seelsorge, Schamanenmagie, Medium für spirituelle Erfahrungen oder rituelle Gruppenerfahrung?

Methode und Themen des Familienstellens

Wir wenden mit den Familienaufstellungen eine Methode an, die uns erlaubt, seelische Probleme und Konflikte von Einzelnen und Gruppen in der innerseelischen und zwischenmenschlichen Beziehungsdynamik auf eine Weise darzustellen und zu verstehen, dass wir über eine bewusste Einsicht oder unbewusste Umorientierung neue, hilfreiche und weiterführende Möglichkeiten des Fühlens, Verhaltens und Handelns finden. Es geht um die Veränderung in Beziehungen, mit uns und mit anderen. Nicht ich verändere meine Beziehungen, sondern etwas in mir und bei anderen verändert sich, sodass sich Beziehungen neu gestalten können.

Das Familienstellen hat zwei Ausgangspunkte: zum einen formal die Methode des In-Beziehung-Stellens mithilfe von Stellvertretern (oder Figuren, sonstigen Gegenständen oder am Boden ausgelegten Blättern in der Einzel- bzw. Paar- oder Familiensitzung), zum anderen thematisch die Annahme, dass wir in vielen ernsthaften Lebensfragen mit unserem eigenen Lebensverlauf in die Lebensverläufe und Schicksale anderer eingebunden sind:

- in den Beziehungen zwischen Mann und Frau, Eltern und Kindern und innerhalb der Sippe;
- in unserer gesellschaftlichen Einbindung, z. B. im Beruf;
- in der Einnahme eines Platzes in Gruppen und im Leben;
- in Fragen nach unserer Identität;
- in all den seelischen Prozessen, bei denen Selbstmächtigkeit und Selbstkontrolle für anstehende Lebensprozesse nicht ausreichen oder (teilweise) verloren gegangen sind:
  - durch Kraftlosigkeit, Erschöpfung oder Depression, nicht zu steuernde Gefühle und Verhaltensweisen, psychosomatische Beschwerden,
  - durch psychiatrisch relevante Symptome,
  - manchmal durch Krankheiten,
  - durch sich häufende Unfälle,
  - durch das Scheitern von Lebensentwürfen,
  - durch (vorzeitige) Lebensmüdigkeit und Suizidgefährdung.

Da möchte eine Frau einen Weg finden, wie sie ihrem dem Alkohol verfallenen Sohn helfen kann. Eine andere Frau hat ihre Lebensfreude verloren. Eltern suche Hilfe für ihren in der Schule gemobbten Sohn, ein Religionsphilosoph, ohne Wissen um seine Wurzeln, kommt mit seinen Adoptiveltern nicht mehr zurecht. Ein Mann kann seine geschiedene Frau nicht dazu bringen, ihm die Kinder für die Hälfte der Zeit zu überlassen. Eine junge Frau kann ihr Herz nicht für Männer aufmachen und überlegt, ob sie wieder in einen Ashram gehen soll. Ein Paar möchte gerne ein Kind bekommen, was schon drei Jahre nicht klappt, ohne dass medizinische Hinderungsgründe bekannt sind. Ein Mann hat zum wiederholten Male wegen Streitigkeiten mit Chefs seinen Arbeitsplatz verloren. Eine junge Frau hatte mehrere schwere Autounfälle, ein Paar kann nicht zusammenbleiben und nicht auseinandergehen und so weiter. Was tun wir da in der unerschöpflichen Fülle von Beziehungs- und Lebensfragen, wenn wir mit Aufstellungen helfen wollen?

Betreiben wir Psychotherapie? Beraten wir Menschen? Bieten wir eine Selbsterfahrung an, Seelsorge oder einen philosophischen Lösungsweg? Stellen wir Aufstellungen bereit als Rahmen für rituelle oder spirituelle Erfahrungen? Versuchen wir auf schamanische Weise den Einfluss von Toten zu vermindern oder zu beenden? Oder verstehen wir uns als Mediatoren für Versöhnung und Frieden in Beziehungskontexten? Wenn wir professionell arbeiten, in welchen gesellschaftlichen Bereich des Helfens gehören wir da?

Entstehungsgeschichte des Familienstellens nach Hellinger

Allein die Tatsache, dass ich die oben genannten Fragen stellen kann, zeigt das breite Betätigungs- und Möglichkeitsfeld von Aufstellungen. Die Vielfalt der möglichen Einordnungen verweist zunächst auf die Entstehungsgeschichte des Familienstellens in der Form, wie es Bert Hellinger außerhalb von Bindungen an psychotherapeutische und wissenschaftliche Schulen geprägt und Interessierten sowie professionellen Helfern verschiedenster Herkunft und Vorbildung vermittelt hat.

Nicht in Universitäten, wissenschaftlichen Instituten oder psychotherapeutischen Verbänden, sondern auf dem freien »Ideenmarkt« geprägt, hat Hellinger das Interesse von Psychoanalytikern, Verhaltenstherapeuten, Gestalttherapeuten, Transaktionsanalytikern, Psychodramatikern, Hypnotherapeuten, Systemtherapeuten, Ärzten, Heilpraktikern, Priestern, Eheberatern, Pädagogen, Sozialarbeitern, Organisationsberatern und Coaches, Juristen und Personen anderer Berufe angesprochen, welche die Aufstellungsmethode beeinflusst durch ihre persönlichen Erfahrungen mehr oder weniger »nach Hellinger« in Bereichen des Helfens angewendet und weitergegeben haben und das immer noch tun.

Deshalb lohnt es sich, einen gerafften Blick auf den Werdegang Hellingers in Bezug auf die Aufstellungsarbeit zu werfen:

Als Ordenspriester war er geübt in Lebensdisziplin und Spiritualität. Als Lehrer in der afrikanischen Mission lernte Hellinger die dortigen (damals) ungebrochenen Eltern-Kind-Beziehungen verbunden mit einer naturnahen Körperlichkeit und Stammeszugehörigkeit kennen und schätzen. Die Begegnung mit der Gruppendynamik öffnete ihn für persönliche seelische Vorgänge in Zusammenhang mit der Befindlichkeit in Gruppen. Sie führte Hellinger zu einer kritischen Sichtweise auf die Institution Kirche und zu einer von Glaubens- und Wissenssystemen und institutionellen Bindungen möglichst freien Weise zu leben und zu arbeiten. Er verstand sich schon früh als Entmythologisierer von Religion und zunehmend auch von Psychotherapie.

Hellinger lernte die Tiefenpsychologie in Anlehnung an Freud und Jung kennen und praktizierte sie vor allem in gruppendynamischen Seminaren. Intensive Erfahrungen in Primärtherapie, Transaktionsanalyse, Familientherapie, Focusing, NLP und Hypnotherapie führten ihn durch ein breites Spektrum von humanistischen Methoden zur Linderung von seelischem Leiden und von Beziehungskonflikten.

Was Hellinger kennenlernte, integrierte er in seinen Selbsterfahrungsgruppen, so weit es ihm dienlich erschien, auf eine eigenständige und kaum nachzuahmende Weise. Er schärfte das Profil seiner Arbeit, indem er den Einzelnen genau beobachtete und ihn in seinen Mustern hart konfrontierte. Sehr schnell fokussierte Hellinger die Teilnehmer in seinen Kursen auf ihre Wirkung, soziale Einbindung und Verstrickung, auf ihr eigenes »Tätersein« und ihre Verantwortung. Fixierungen auf Opfergefühle duldete er nicht.

Beim Praktizieren der Primärtherapie lernte Hellinger die Vielfalt menschlicher traumatischer Erfahrungen kennen. Er unterschied und nutzte nicht nur Primär- und Sekundärgefühle, sondern fügte aufgrund seiner Beobachtungen eine neue Unterscheidung hinzu: die Fremdgefühle. Mit ihnen übernehmen wir Gefühle von Eltern, Großeltern und anderen nahen Personen aus deren traumatisch erlebten Geschichten in den eigenen Gefühlshaushalt. Oder wir beleben stellvertretend Gefühle, die andere Personen, vor allem aus dem System Ausgeschlossene, nicht ausdrücken können oder konnten. Hellinger verdichtete die Gefühlstheorien der verschiedenen Therapieformen und ergänzte sie durch die Übertragungs- und Ausgleichsgefühle in der Generationenfolge. Mit der Skriptanalyse (nach Eric Berne und Fanita English), die er einige Jahre als vorherrschende Methode in seinen Selbsterfahrungsseminaren anwendete, wurde ihm deutlich, dass wir nicht nur fremdes Schicksal in unseren Gefühlen aufgreifen, sondern mit wesentlichen Aspekten unserer ganzen Lebensgeschichte in die Schicksale und Geschichten anderer »verstrickt« sind.

Das stellvertretende Aufstellen von Personen für Beziehungssysteme, das im Psychodrama (im Blick auf das Theater) und in der beziehungsorientierten Psychotherapie von Virginia Satir seinen Anfang nahm, übernahm Hellinger von Thea Schönfelder (Struve 2012). Er verdichtete das methodische Vorgehen und verband es mit der Suche nach Ordnungen in Familiensystemen, z. B. dem gleichen Recht auf Zugehörigkeit. Er entdeckte die lösende und befreiende Wirkung von Prozessen, bei denen Ausgeschlossene wieder in das System hereingenommen werden und die Verstrickung im nicht zu Ende gekommenen Schicksal der Früheren gesehen und losgelassen werden kann. Und Hellinger vertiefte sich in die Ausgleichsmechanismen von Geben und Nehmen.

In Verbindung mit dem Blick auf Familienschicksale, die sich über den Lebensweg der Klienten, seine Verdichtung in Aufstellungen und über die Phänomene von »Schuld und Unschuld« zeigten, entwickelte Hellinger seine Gewissenstheorie. Er suchte eine Antwort auf die Fragen, warum wir oft mit gutem Gewissen Schlimmes tun und warum ein schlechtes Gewissen ein gelingendes Leben verhindert. Seine Beschreibung des Gewissens als Gleichgewichtsorgan in Beziehungen, das nicht einer objektiven oder göttlichen Norm entspringt, sondern den Notwendigkeiten des Lebens in Gruppen und der Verpflichtung auf das, was in einer Gruppe als Gut und Böse gilt, war zwar in der Geistesgeschichte nicht neu, aber in Psychotherapie und Beratung kaum jemals so klar und praxisbezogen formuliert worden.

Die Unterscheidung dieses persönlichen Gewissens von einem kollektiven Gruppengewissen, das für die »unsichtbaren Bindungen« (Boszormenyi-Nagy u. Spark 1973), also die verschiedensten Ausprägungen unbewusster transgenerationaler Schicksalsgemeinschaften, verantwortlich ist, erschloss meines Erachtens einen wesentlichen, in Mythos und Geschichte immer bekannten seelischen Wirkungsbereich, der in der Moderne zugunsten von Emanzipations- und Autonomievorstellungen vielfach aufgegeben worden war. Etwa nach dem Jahr 2004 führte Bert Hellinger eine dritte Ebene des Gewissens ein, das »geistige Gewissen«, das über die Bindungen in sozialen Bereichen hinausweist. Es gründet sich nur noch auf die Wirkung eines umfassenden Geistes und wird in der praktischen Aufstellungsarbeit über die »Bewegungen des Geistes« als eine unmittelbar wirkende, universale Kraft erfahren, die in einer Art umfassender Liebe alles Getrennte vereint.

Die methodische Veränderung von der ordnenden Umstellung der Stellvertreter hin zu ihrer weitgehend freien Bewegung verdichtete den Aufstellungsprozess dramatisch. Die von Hellinger angenommene Führung des Aufstellungsprozesses durch »den Geist« und das Subsumieren des Anliegens eines Klienten in »offenbare« geistige Ordnungen und große, weit über das Individuum hinausgehende Zusammenhänge konzentrierten und vertieften die Erlebnisse in der Aufstellungsarbeit manchmal enorm. Sie führten in Verbindung mit der Demonstration auf einer Bühne vor großem Publikum aber auch zur Abkehr vieler Aufsteller von den Ideen und Praktiken Hellingers und zu scharfer öffentlichen Kritik. Vielleicht kehrt Hellinger in den letzten Jahren mit seiner Orientierung am universellen Geist und am Kosmischen zu seinen spirituellen Wurzeln zurück – auf einer »höheren« Ebene.

Anwendungen, Veränderungen und Neuerungen der Aufstellungsarbeit

Die Vielfalt der Ausprägungen der Aufstellungsarbeit hat nicht nur mit Hellingers Entwicklung zu tun. Schon früh haben Therapeuten und Berater, die sich an Hellinger orientierten, ihre vorher praktizierten Methoden und theoretischen Konzepte in die Aufstellungsarbeit integriert, manche seiner Hypothesen mit Annahmen aus anderen psychotherapeutischen oder spirituellen Bereichen kombiniert oder unter Verwendung von Aufstellungen ein neues, eigenes »System« entwickelt. Um einige Beispiele zu nennen:

- Gunthard Weber hat nicht nur mit dem Buch »Zweierlei Glück« (Weber 1993) sehr erfolgreich die Arbeit Hellingers aus den 1980er und frühen 1990er Jahren der breiten Öffentlichkeit bekannt gemacht, sondern den Bereich der Organisationsaufstellungen maßgeblich mitentwickelt und eine Verbindung zur systemischen Psychotherapie der »Heidelberger Richtung« (Helm Stierlin u. a.) hergestellt. Zudem hat er die Grundlagen für eine Professionalisierung und Institutionalisierung der Aufstellungsarbeit gelegt.
- Hunter Beaumont verband die Aufstellungsarbeit mit der Gestaltarbeit und Methoden der Persönlichkeitsentwicklung und hat über die Organisation einer jährlichen internationalen Fortbildungsveranstaltung zusammen mit einer Reihe auf hohem Niveau arbeitender Aufsteller viel für die verantwortungsvolle Verbreitung des Systemestellens im internationalen Raum geleistet.
- Albrecht Mahr, von der Psychoanalyse kommend, hat viel zum Verständnis der Aufstellungen als »wissendes Feld« beigetragen und die Methode des Aufstellens auch auf Probleme im politischen Raum angewendet.

- Matthias Varga von Kibéd, als Philosoph vor allem an Wittgenstein orientiert, entwickelte zusammen mit seiner Frau Insa Sparrer Strukturaufstellungen und mit ihnen eine universale Grammatik von Beziehungen aller Art. Zudem verband er die Aufstellungsarbeit mit dem konstruktivistischen Denken und einem strikt lösungsorientierten Ansatz (Steve de Shazer).
- Wilfried Nelles hat sein Aufstellungsverständnis unter anderem an der Entwicklung des Erwachsenwerdens und der Persönlichkeit (Ken Wilber) orientiert. Aufstellungen versteht er als Veräußerlichungen innerer Anhaftungen und angehaltener seelischer Bewegungen, die in einer gegenwärtigen Lebenssituation durch das Bewusstwerden wieder ins Fließen kommen können.
- Guni Baxa hat ihre Form der Aufstellungsarbeit stark an der »Körperlichkeit« und an rituellen Praktiken ausgerichtet.
- Eva Madelung verbindet phänomenologisches und konstruktivistisches Vorgehen in ihrer in Teilen auch am NLP orientierten »neuro-imaginativen« Methode.
- Franz Ruppert hat unter dem Begriff »mehrgenerationale Psychotraumatologie« auf der Basis moderner Bindungstheorien (John Bowlby) ein sehr durchdachtes Aufstellungskonzept entwickelt, das vor allem auf die traumatischen Erfahrungen von Klienten und die erfolgreiche Entfaltung ihrer Anliegen fokussiert ist.

Auf der Grundlage der neueren Entwicklung von Bert Hellinger vertritt eine Reihe von Aufstellern das »neue Familienstellen« oder ein »geistiges Familienstellen«. Und parallel zu all diesen und anderen Ausprägungen der Aufstellungsarbeit bieten nach wie vor viele Aufsteller »das klassische Familienstellen« an, wie es die gleichnamige Buch-Box des Carl-Auer Verlags (Hellinger, Weber u. Schneider 2009) repräsentiert und als eine (aber nicht die einzige) Basis der Deutschen Gesellschaft für Systemaufstellungen (DGfS) gilt.

Der »Ort« des Familienstellens

Diese Vielfalt der Entwicklungen in der über 30-jährigen Geschichte des Familien- und Systemestellens (die »Vorläufer« und anderen Entwicklungsstränge innerhalb der Familientherapie seien hier außer

Acht gelassen) mag zeigen, wie schwierig es ist, die Frage zu beantworten, wo im weiten Bereich des psychosozialen Helfens die Arbeit mit Systemaufstellungen, speziell mit dem Familienstellen, zu verorten ist. Die Grundmethode ist einfach und klar, auch wenn sie viele Variationen erlaubt. Aber wofür wird sie benutzt? Ist ihr Ort »überall«? Hat das Familienstellen noch ein eigenes Gesicht, eine eigene Gestalt? Ist es als eine Form von Familientherapie oder systemischer Therapie zu verorten? Oder steht es als eine eigenständige Methode neben diesen und anderen Formen psychischen und sozialen Helfens?

Ich vertrete hier folgende These: Als Aufstellungsmethode ist die Aufstellungsarbeit frei, weit und offen für viele Kontexte. Als Familienstellen (und auch als Aufstellen manch anderer existenziell bedeutsamer Systeme) hat sie ein eigenständiges Gepräge, das eine spezielle Dimension seelischer Beziehungsdynamik aufgreift. Es besetzt einen eigenen Ort, in den zwar, unterschiedlich gewichtet, Elemente aus vielen Lösungswegen psychosozialen Helfens einfließen. Aber zentral betrachtet es Familien über mehrere Generationen hinweg als ein verbundenes »Ganzes«, in ihrer Geschichte und den sich dabei notwendigerweise entfaltenden, mehr oder weniger wandelbaren seelischen Strukturen. Wenn es im Familienstellen um Lösungen geht, dann vor allem im Rahmen der »Schicksalsgemeinschaft« von Beziehungssystemen.

In der Familientherapie ist es längst üblich, individuelle problematische Verhaltensweisen im Rahmen familiärer Beziehungen zu betrachten und zu lösen. Bereits Virginia Satir stellte große Familiensysteme über mehrere Generationen auf und erforschte wie eine »Familiendetektivin« unsichtbare Bindungen. In ihren Familienrekonstruktionen mit manchmal dreißig und mehr Personen griff sie einzelne Verknüpfungen eines Klienten mit Familienangehörigen auf und suchte nach festgefahrenen Kommunikationsabläufen und krank machenden Bindungen. Lösungen erarbeitete Satir vor allem verbal und mithilfe von Skulpturen und Symbolen. Die Verdichtung und Dynamisierung von Aufstellungen im Familienstellen dagegen geht über das Erzählte und Erlebte in Familiensysteme hinaus und macht die unbewussten Bindungskräfte innerhalb eines Rahmens von seelischen »Gesetzmäßigkeiten«, z. B. im Ausgleich von Geben und Nehmen, sichtbar.

Der Grund, warum ich das Familienstellen nicht einfach als eine Methode innerhalb der Familientherapie bezeichne, liegt vor allem in seinem »normativen« Verständnis seelischer und sozialer Prozesse und der entsprechenden Lösungswege. Auf dieses Normative verweisen die Annahmen zu den Beziehungs- und Bindungsvorgängen in Familien, die Hellinger unter den Begriffen »Ordnungen der Liebe« und »unbewusstes Gruppengewissen« zusammengefasst hat. Nicht umsonst hatte sich die öffentliche Kritik an Hellinger und seinem Vorgehen besonders an den normativen Behauptungen und deren erkenntnistheoretischen Vorannahmen entzündet, die der Moderne zuwiderzulaufen scheinen.

Mit »normativ« meine ich in diesem Zusammenhang nicht das Bauen auf moralische Grundsätze, sondern ein Verständnis seelischer Prozesse, das für das Gelingen oder Scheitern bestimmte Bedingungen voraussetzt, die nicht beliebig kommunikativ und interaktiv konstruierbar sind. Normativ kann man die Grundannahme nennen, dass das Individuum seinen Ausgang nimmt in der Zugehörigkeit zur Gruppe, dass das »Ich« nur zu leben ist als »Ich« und »Du« innerhalb eines »Wir«. Über die Ich-du-Beziehung und das Wir der kleinen und großen Gruppen hinaus ist jeder Einzelne auch eingebunden in die Menschheit als Ganzes, sodass wir auch mit fremden und fernen Menschen Schicksale teilen. Wir leben in einer geteilten biologischen und sozialgeschichtlichen Welt. Wir können unsere persönliche Lebensgeschichte nur innerhalb einer familiären und sozialen Drift verfassen. Zu welcher Familie ich gehöre und wer zur Familie gehört, ist vorgegeben und nicht verhandelbar. Herkunft ist unausweichlich und wenngleich das moderne Bewusstsein sich davon befreien mag, das Gruppenunbewusste hält daran fest.

Auch im Lösungsprozess betritt das Familienstellen ein anderes Gelände als die meisten Formen der Familientherapie. Es nutzt für Veränderung nicht in erster Linie Kommunikation und Interaktion innerhalb eines Beziehungssystems, das von einem Problem betroffen ist, sondern eine Art wechselseitiger Übertragung stellvertretender Aufstellungsprozesse und realer Familiensysteme. Obwohl Phänomene dieser Übertragung auch bei anderen Therapieformen vorkommen und zum generellen menschlichen Erfahrungsschatz gehören, werden sie als wesentliche Grundlage des Familienstellens betrachtet. Das Familienstellen nutzt (wie andere Formen von Systemaufstellungen) das »wissende Feld«. Dieses »wissende Feld« ist in Aufstellungsprozessen und dank seiner Wirkung auf Klienten und deren Beziehungssysteme immer wieder sehr eindrücklich zu erfahren, wenngleich schwer zu erklären.

Die in diesem Begriff zusammengefassten Phänomene, die auf ihnen aufbauenden methodischen Vorgehensweisen und die im »Gruppengewissen« zusammengefassten Hypothesen über seelische und soziale Bindungen rechtfertigen meines Erachtens, das Familienstellen als eine eigenständige Richtung im Bereich psychosozialen Helfens anzusehen. Dieses eigenständige Profil ist aber durchsetzt mit Elementen aus unterschiedlichsten Formen seelischer Hilfeleistungen. In diesem Sinne ist das Familienstellen integrativ, auch wenn die Zuordnungen Grenzen aufweisen.

Familienstellen und Psychotherapie

Sehr verkürzt können wir Psychotherapie als den Bereich bezeichnen, in dem psychische Störungen mit Krankheitswert mithilfe von wissenschaftlich anerkannten Diagnoseverfahren und Interventionen geheilt werden sollen. Sie ist ein rechtlich definierter und geschützter gesellschaftlicher Bereich. In diesem Sinne ist Familienstellen keine Therapie. Es benutzt keine Diagnosen, schon gar nicht getrennt vom Heilverfahren, und verwendet keine hinsichtlich ihrer Wirksamkeit allgemein anerkannten Interventionen.

Diagnose und Intervention gehen im Familienstellen, ohne psychotherapeutisch benannt und benutzt zu werden, in einem darstellenden Prozess auf und durchdringen einander in einem dynamischen »Bild«. Wenn wir vom Familienstellen als »Therapie« sprechen, dann eher im ursprünglichen Wortsinn: »etwas in der Seele in Ordnung bringen«. Zwar kommen in Familienaufstellungen die gleichen Probleme von Klienten vor wie in der Psychotherapie, aber nicht unter dem Aspekt von seelischer Krankheit und Heilung, sondern von Bindung und Lösung.

Familienstellen und Beratung

Unter Beratung verstehen wir im Allgemeinen eine Hilfeleistung für gesunde Personen mit dem Ziel, in einem bestimmten Lebensbereich Probleme oder Konflikte zu lösen oder Ziele zu erreichen. In professioneller Hinsicht sprechen wir z. B. von Paar-, Ehe-, Familien- oder Lebensberatung. Das Familienstellen hat mit all den Themen zu tun, die im psychosozialen Kontext zur Sprache kommen und es richtet sich wie die Beratung an gesunde Menschen. Zwar wünschen auch Personen eine Aufstellung, die an seelischen oder körperlichen Erkrankungen leiden, aber sie werden nicht wie Kranke »behandelt«, sondern als Menschen in einer existenziellen Krise oder Entscheidungssituation wahrgenommen, die eine Antwort auf Fragen suchen, die für ihr Leben zu einem bestimmten Zeitpunkt relevant und »Not wendend« sind.

Im Unterschied zu einer Beratung werden beim Familienstellen nicht mithilfe eines Gesprächs Ratschläge gegeben oder neue und hilfreiche Argumente erörtert, obwohl das im gesamten Prozess des Familienstellens ebenfalls vorkommen kann, sondern es wird im wahrsten Sinn des Wortes eine »Ein-sicht« vermittelt. Der gesuchte »Rat« ergibt sich durch das Betrachten eines Beziehungsbildes, das mithilfe von Stellvertretern einen neuen Einblick in eine seelische Dynamik oder ein Beziehungsgeschehen ermöglicht. Das »Gespräch« findet sozusagen bildhaft über das Geschehen und die sparsam verwendeten Worte in der Aufstellung statt. Nicht der Dialog zwischen Klient und Berater ist im Fokus, sondern eine repräsentierende Darstellung und deren Wechselwirkung mit dem Klienten.

Familienstellen und Selbsterfahrung

Von methodisch angeleiteter Selbsterfahrung sprechen wir dann, wenn wir, meist in Gruppen, eine Gelegenheit anbieten, bei der Personen sich selbst in ihrem Verhalten und Fühlen vor allem im Kontakt mit anderen besser kennenlernen und reflektieren können. Es geht um die Veränderung der eigenen Person durch Rückmeldungen zur sozialen Wirkung und um individuelles und soziales Lernen.

Hellinger hat seine Seminare lange Zeit als Selbsterfahrungskurse angeboten und viele Aufsteller tun das auch heute noch. Der Fokus hat sich aber stark gewandelt. Nicht mehr die Gruppendynamik und die persönliche Wirkung in Gruppen steht im Mittelpunkt, sondern das Erfahren seiner selbst im Wirkungsgeflecht der Familie oder eines anderen Beziehungssystems. Das Familienstellen greift das Motto des Orakels von Delphi, »Erkenne dich selbst«, in seinem ursprünglichen Sinn wieder auf: »Erkenne dich in deinem Schicksal«. Und es beruht darauf, dass sich das Selbstbild, das Bild vom anderen und das Bild der Beziehungsstruktur in einer Art »Aha-Erlebnis« grundlegend verändern können.

Familienstellen und Mediation

In der Mediation versuchen zwei Personen oder Parteien einen Konflikt entsprechend den Bedürfnissen und Interessen beider zu lösen.

Sie werden dabei von einem Mediator unterstützt, der strikt neutral und allparteilich mithilfe eines strukturierten Verfahrens hilft, dass die Konfliktpartner zu einer gemeinsamen Vereinbarung kommen.

Auch das Familienstellen wird häufig als Methode gewählt, damit vor allem Ehepartner, manchmal Eltern und Kinder oder Geschwister oder, meist in Supervisionen, auch Geschäfts- und andere Partner, z. B. Therapeut und Klient, ihre Konflikte lösen können. Beim Familienstellen ist aber häufig nur ein Konfliktpartner zugegen. Und es wird nicht verhandelt oder vermittelt. Vielmehr wird angenommen, dass das Durchschauen der Beziehungsstrukturen und eventuell der tieferen Hintergründe des Konflikts zu einer neuen Sichtweise führen kann, die den Konflikt auf einer »tieferen Ebene« als gedacht entschärft oder aufhebt.

Auch der Aufsteller bleibt neutral und leitet das Verfahren nur, aber das Verfahren enthält Ordnungsvorstellungen über Beziehungsstrukturen, z. B. eine Ursprungsordnung oder die Würdigung von Personen in verschiedener Hinsicht. Das Familienstellen versteht sich weithin als Versöhnungs- und Friedensarbeit im Kontext persönlicher Beziehungen, auch angesichts der großen kulturellen und politischen Ereignisse. Die Dimension der befreienden Vergangenheitsbewältigung auch im Blick auf gesellschaftliche Konflikte und politisches Unrecht hat viel zur internationalen Ausstrahlungskraft der Aufstellungsarbeit beigetragen.

Familienstellen und praktische Philosophie

Hellinger hat seine Art zu arbeiten immer wieder als »praktische Philosophie« bezeichnet. Philosophisch orientierte Lebenshilfe unterscheidet sich von Psychotherapie und Beratung, indem sie die psychischen und sozialen Fragen, die sich aus konkreten Lebensanlässen ergeben, mithilfe der Vernunft auf das Gesamt eines individuellen Lebens, auf dessen Sinn und dessen Einbindung in einer Lebens- und Denkwirklichkeit bezieht, die den Einzelnen und seine unmittelbaren Erlebnisse übersteigt. »Anerkennen, was ist« oder »Die Sonne scheint über Gerechte und Ungerechte« drücken das beispielsweise aus. Das Helfen ereignet sich über eine unmittelbare Erfahrung von Lebensweisheit.

Kann man das Familienstellen also unter der Kategorie »praktische Philosophie« subsumieren? Denn in der Tat nutzen viele Aufsteller in unterschiedlicher Weise größere Kontexte für die Lösungssuche ihrer

Klienten. Das kann geschehen, indem sie persönliche Fragen oder Schicksalsprozesse im Rahmen einer universellen Beziehungsgrammatik, also logischer Regeln für Beziehungssetzungen jeder Art, aufgreifen oder, ganz anders, indem man den Rahmen für Persönliches im »Großen und Ganzen« begreift und hilft, dass sich individuelle Not und Beziehungskonflikte darin »auf-lösen« lassen.

Allerdings, so hilfreich philosophische Reduktionen, vernünftige Konstruktionen oder Einsichten in ein »Jenseits von« (z. B. Richtig und Falsch, Schuld und Unschuld oder Vergangenheit und Zukunft) auch sind, das »Fleisch« des Familienstellens sind die unmittelbaren Beziehungen zwischen Menschen, die existenziell miteinander zu tun haben. Ich betrachte den Verweis auf philosophische Einsichten eher als ein Hilfsmittel unter anderen, das bei Aufstellungen für Menschen in einer Not hilfreich und manchmal sogar notwendig sein kann. Umgekehrt sehe ich das Familienstellen nicht als Hilfsmittel innerhalb einer praktischen Philosophie.

Familienstellen und Seelsorge

Die Aufstellungsarbeit mit Seelsorge in Beziehung zu setzen mag weit hergeholt erscheinen. Aber das Familienstellen füllt mit manchen seiner Aspekte durchaus eine Lücke, welche die religiöse und kirchliche Entfremdung vieler Menschen hinterlassen hat und die psychotherapeutische Verfahren oft nicht schließen können oder wollen. Die Psychotherapie hat mit ihrem säkularen Denken die Vorstellung einer Seele mit Bezug zu Gott und einem übernatürlichen Bereich durch eine rein auf den Körper bezogene und im Gehirn verankerte Psyche ersetzt. Sie hat mit Religion nur noch insoweit zu tun, als sie versucht, ekklesiogene Neurosen zu heilen. Ihre Werte sind Emanzipation und Autonomie bei gleichzeitiger gesunder Funktionalität im Alltag. Seelsorge ist da ein sehr entfernter Begriff geworden.

Viele Menschen fühlen sich aber vom Familienstellen gerade dadurch angesprochen, weil es sie in menschlichen Grundfragen berührt, die früher eher im Bereich Seelsorge aufgehoben waren: in Fragen zu Leben und Tod, zur Übermacht eines Schicksals und vor allem zu persönlicher Schuld. Im Familienstellen suchen sie eine Orientierung, etwas, das ihnen Halt gibt über ihre Selbstmächtigkeit und eigene Anstrengung hinaus. Sie erhoffen sich, »Ordnungen der Liebe« zu finden, einen verlässlichen Rahmen für ihre Bemühungen um ein gutes Leben und einen »Ort«, an dem sie in Prozessen von

Trauer, seelischem Schmerz, Alleinsein oder verlorenem Lebenssinn unterstützt werden und heilsame Orientierungen finden können.

Was Aufstellungen als eine Art Seelsorge leisten können, wird stark von der Persönlichkeit des Aufstellers abhängen, aber auch von der Stimmigkeit und Zeitgemäßheit der Ordnungsvorstellungen für menschliches Zusammenleben und seelische Gesundheit, die zumindest mit dem klassischen Familienstellen verbunden sind. Ich erlebe es in meiner Arbeit immer wieder als erstaunlich, wie tief und stimmig Menschen unterschiedlichster familiärer und nationaler Herkunft und Prägung und aus den verschiedensten Lebensbereichen grundlegende Ordnungen des menschlichen Zusammenlebens aufnehmen (und im Grunde wissen), die Geben und Nehmen, den richtigen Platz in einem Beziehungssystem, die Beziehung von Mann und Frau und von Eltern und Kindern, den lösenden Umgang mit eigener und fremder Schuld und andere Fragen betreffen. Ich denke, im Wandel der Zeit und trotz der oft radikalen gesellschaftlichen Veränderungen und des technischem Fortschritts ziehen sich doch gewisse seelische Konstanten durch unser Leben, die uns in den Anforderungen und Wechselfällen des Lebens eine gewisse Orientierung auf Zukunft hin geben können.

Für die meisten Aufsteller versteht es sich von selbst, dass Familienstellen mit seinen Aspekten von Seelsorge weltanschaulich, religiös und kirchlich ungebunden bleibt. Das Familienstellen ist für alle da und setzt keinen Glauben voraus. Es hilft individuell oder in Gruppen ohne Heilsversprechen, institutionelle Bindung oder gar Auserwählung.

Familienstellen und Schamanismus

Es mag eigenartig erscheinen, das Familienstellen auch mit einer zumindest in unserem Kulturkreis fremd gewordenen Hilfeleistung für Menschen in Not in Verbindung zu bringen. Ein nepalesischer Heiler antwortete einmal auf die Frage, wann ein Nepalese zum Arzt und wann er zum Heiler gehe: »Wenn einer normal krank ist, geht er zum Arzt wie ihr auch. Wenn er denkt, er ist krank, weil er mit seinem toten Nachbarn nicht in Frieden ist, geht er zum Heiler.« Die schamanische Weltsicht sieht die Lebenden und Toten in wechselseitiger Verbindung. Der Schamane versucht zu heilen, indem er auf die Toten Einfluss nimmt.

In Familienaufstellungen stellen wir häufig selbst länger verstorbene Personen mit auf. Wir achten auf ihre Wechselwirkung im Beziehungssystem und darauf, was sich ändert, wenn eine Person gestorben ist, indem wir z. B. den Stellvertreter eines Toten bitten, sich zur Symbolisierung seines Todes auf den Boden zu legen. Was tun wir da? Schon sehr früh gab es in der Szene der Familienaufsteller dazu intensive Diskussionen.[18] Zweifellos bleiben wir in unseren Beziehungssystemen mit den Toten in unserer Seele in der Weise in Verbindung, dass sie eine »Spur« in uns hinterlassen, dass wir uns an sie erinnern, dass wir manchmal innere Dialoge mit ihnen führen. Wir wissen nichts über die Existenz der Toten, ein Weiterleben nach dem Tod, die meisten Menschen in unserem Kulturkreis sind da eher skeptisch. Aber wir wissen, dass sie in uns noch seelisch existent sind und in verschiedener Weise wirksam.

Der schamanische Aspekt des Familienstellens zeigt sich in der großen Bedeutung, die wir dem Frieden und Einklang mit den Toten für die seelische Gesundheit geben, und in dem methodischen Vorgehen, dass wir die Toten (im seelischen Verbund) über Stellvertreter agieren und sprechen lassen. Methodisch grenzt sich das Familienstellen von den alten schamanischen Praktiken und Ritualen dadurch ab, dass die meisten Aufsteller mit externalisierten Bildern arbeiten, die dann, heilsam verändert, von einem Betroffenen wieder verinnerlicht werden und auf diese Weise die Art der Verbundenheit mit einem Toten verändern.

Dieser »lebendige« Umgang mit den Verstorbenen in Familienaufstellungen, der gewöhnlich auf den Zeitrahmen von drei bis vier Generationen begrenzt bleibt (es sei denn, man verbindet Familienstellen mit Reinkarnationstherapie), ist ein Merkmal des Familienstellens, der es von den meisten Psychotherapien und Beratungen unterscheidet. Die über Stellvertreter vermittelte Wechselwirkung von Lebenden und Toten wirft aber auch viele Fragen auf, mit welcher Art von Wirklichkeit und Kräften wir es in Aufstellungen und in den Familien zu tun haben und welche Anforderungen es an einen Aufsteller stellt, der damit arbeitet.

18 Siehe dazu die Ausgaben PdS 1/1999, 2/1999, 1/2000 und 1/2003.

Familienstellen und Rituale

Das Familienstellen füllt eine weitere Lücke, die durch die rasanten Entwicklungen in der modernen Gesellschaft gerissen wurde, das Fehlen verbindender Riten in Familien und in der Gesellschaft. Wir leben zwar gesellschaftlich in einer Erinnerungskultur mit Gedenktagen und -feiern, doch diese »beseelt« uns kaum und hat wenig Bedeutung für unsere Alltagsbewältigung. Mit schwindender christlicher Einbindung und der Entwicklung einer eher frei schwebenden Religiosität kennen Familien zwar noch Feste, aber kaum mehr den Alltag formende Rituale.

Aufstellungsgruppen entwickeln fast immer ein ausgeprägtes Gemeinschaftsgefühl. Nicht nur die Stellvertreter, auch die um eine Aufstellung sitzenden Teilnehmer werden von den verschiedenen Schicksalen oft tief bewegt. Man fühlt sich verbunden in existenziellen Lebensprozessen und Gefühlen von Schmerz und Trauer, aber auch Liebe, Freude und Teilhabe. Man nimmt die Kraft familiärer wie außerfamiliärer Gemeinschaft wahr und die Bedeutung des Nehmens der Eltern, der Ahnen und des Lebens. Die gesprochenen lösenden oder heilsamen Sätze (mit der Gefahr eines Aufsteller-Slangs) sind einfach, meist für alle verständlich, nachvollziehbar und zu Hause wiederholbar. Das Aufstellen übergreifender »Wirklichkeiten«, wie Tod, Leben oder Geist, ermöglicht, sich im Einklang mit etwas Größerem und Umfassenden zu transzendieren oder einfach die Wirklichkeit anzunehmen.

Manche Aufsteller empfehlen den Klienten, auch zu Hause gewisse Rituale auszuüben (allerdings eher als einmalige Handlungen zur Vertiefung oder Überprüfung eines inneren Prozesses), z. B. ein Bild der verstorbenen Großmutter und einem Blumenstrauß aufzustellen mit einem Symbol für ihr bei der Geburt gestorbenes Kind, an ein Grab zu gehen etc. Symbolische Handlungen können geistige Prozesse mit der Kraft der »Körperlichkeit« und sinnlichen Wahrnehmung vertiefen oder korrigieren.

Symbolische Handlungen gehören immer schon zum Repertoire von Psychotherapie und Beratung. Das Familienstellen als Gruppenprozess ist nicht die einzige Gemeinschaft stiftende Form therapeutischer Gruppenerfahrung. Dennoch halte ich gerade diesen rituellen Aspekt des Familienstellens im gemeinschaftlichen Erleben der Verbundenheit mit den Vorfahren, mit »Leben« und »Tod«, dem Wunsch nach Auflösung alles Trennenden, Spaltenden und Ausklammernden für eine besondere »Attraktion« des Familienstellens.

Familienstellen und Spiritualität

Viele Aufsteller verstehen ihre Arbeit mit Systemaufstellungen als ein spirituelles Vorgehen – oder besser als ein methodisches Vorgehen, das einer spirituellen Lebensbewältigung dient. Spiritualität ist ein Modewort geworden, unter dem vielerlei subsumiert werden kann, mit dem wir aber vor allem eine Lebenshaltung bezeichnen, die sich einerseits vom Materialismus und entsprechender Lebenspraxis abhebt und die andererseits mystische Erfahrungen, die allen Religionen zugrunde liegen, in das Alltagsleben integriert.

Aufstellungen gelten als spirituell in dem Sinne, dass sie einem phänomenologischen Vorgehen verpflichtet sind, das sich der Achtsamkeit, der Absichtslosigkeit, der Konzentration auf das Gegenwärtige und dem Wahrnehmen, losgelöst von persönlichen Bedürfnissen, Angst, Schmerz und Schuld, hingibt. In einem umfassenderen Sinne werden Aufstellungen auch als Medium betrachtet für die mystischen Erfahrungen von Reinigung, Einheit und Erleuchtung:

»Reinigung« meint alle geistigen Prozesse, mit denen wir uns immer wieder von »Verschmutzungen« des Alltagslebens lösen müssen, etwa von unfruchtbaren Problembeschreibungen oder negativen Anhaftungen unserer Bedürfnisse. Als weitere Grundlage des spirituellen Welt- und Lebensverständnisses gilt es, alle Vielheit und uns selbst in einer alles umfassenden »Einheit« aufgehoben zu wissen. »Erleuchtung« schließlich bezieht sich auf die tiefe sprach- und »gedankenlose« Einsicht in die Wirklichkeit, wie sie uns vorgegeben ist: »Das ist es«, oder, so einfach wie möglich formuliert: »sein« (»Sein«).

Ich halte die spirituellen Aspekte der Aufstellungsarbeit für bedeutsam. Sie ergänzen das Schauen auf Schicksalsbindungen, persönliche und familiäre Traumen, Orientierungsmöglichkeiten in Beziehungen, Entlastung von Schuld und Sühne und Frieden mit den Toten. Sie erweitern die Möglichkeiten des Familienstellens als Psychotherapie, Beziehungsberatung oder persönliche und soziale Lernerfahrung um eine wesentliche Dimension. Aber ich verstehe das Familienstellen nicht als Medium für eine spirituelle Lebensgestaltung. Die meisten Menschen, die eine Aufstellung wünschen, suchen keine Einheitserfahrung oder Tiefenschau in die Wirklichkeit, sondern einfach die Lösung eines Problems oder Hilfe für anstehende Schritte im Leben.

Der Zugang des Familienstellens zum Helfen in seelischer Not besteht in erster Linie darin, die Bindungsprozesse aufzudecken, die in dieser Not wirken, sie zu verstehen, aus der Wirkung des Vergangenen zu lösen und auf Zukunft hin zu öffnen. Das Familienstellen schaut auf die Dynamik in Seele und Beziehungen in konkreten, existenziell bedeutsamen Lebenssituationen von Personen und auf die geschichtlichen Werdegänge von Beziehungssystemen, sofern sie Lösungen behindern oder Ressourcen bereitstellen. Der vornehmliche Bezug der Spiritualität auf Gegenwart, Gewahrsein, Loslösung und »Geist« steht in einer Spannung zu Bindung, Vergangenheit, Zukunft und »Seele«.

Seele und Geist, wenn wir das begrifflich so abstrakt fassen, gehören zusammen. Es geht immer um irgendeine Form von Bindung und Lösung. Im Familienstellen verstehen wir den ungebundenen Geist im Dienst an der verbindenden Seele. Familienstellen nutzt also spirituelle Elemente für seelische Prozesse. Ebenso kann das Familienstellen aber auch die Spiritualität erden, die aufgrund von Familienerfahrungen, z. B. im »Dritten Reich«, Schuld über alles fürchtet oder auf dem Berg Tabor ihre Hütten bauen will.

Familienstellen: Über das individualistische Weltbild hinaus

Der Erfolg des Familienstellens und sein besonderer Stellenwert ergeben sich aus dem blinden Fleck der meisten Therapieformen: dem individualistischen Identitätsmodell der modernen westlichen Gesellschaft. Gemäß diesem Modell ist Subjektivität vorrangig und müssen alle biografischen Rechnungen innerhalb der individuellen Lebensspanne einer Person aufgehen. In einem Vortrag formulierte es Aleida Assmann (2012) so:

> »Die Familienaufstellung beruht auf einem prä- bzw. nachmodernen Modell von Identität, das in die gegenwärtige westliche Gesellschaft zurückgekehrt ist und eine immer größere Rolle spielt. Das vorrangige Bedürfnis nach individueller Ablösung und Abgrenzung, wie es zum Beispiel der Bildungsroman des 19. und 20. Jahrhunderts programmatisch thematisiert hat, ist nicht verschwunden, aber es verbindet sich heute mit starken Gefühlen des Eingebundenseins und der konstellativen Bezogenheit. Individualität wird dabei nicht aufgegeben, aber doch angereichert mit familialen Komponenten, die nicht mehr negiert, verdrängt und abgespalten werden, sondern mit eingehen in

die Konstruktion der eigenen Identität. Man versteht sich nicht mehr ausschließlich aus sich selbst heraus, sondern zunehmend auch als Mitglied von Gruppen, denen man sich nicht freiwillig angeschlossen hat, wie der Familie, der Generation, der Ethnie, der Kultur.«

Familienstellen: Die Realität von »Selbst« und Beziehungen

In ihrem Artikel »Ich denke, also bin ich tot« bezeichnet Esther Göbel (2015) das sogenannte Cotard-Syndrom als eine Herausforderung für Gehirnforschung und Philosophie. Diese psychische Erkrankung wird als psychotische Depression oder Schizophrenie klassifiziert. Sie besteht in dem nihilistischen Wahn einer Person, welche die Existenz von eigenen Körperteilen abstreitet oder gleich die ganze eigene Existenz leugnet.

Was ist das Ich oder ein Selbst? Viele Gehirnforscher und Neurophilosophen unterstellen zwar dem Ichbewusstsein und dem Selbstbewusstsein die Funktion, dass wir uns in der Zeit und im Raum als identische Personen erleben und von einem subjektiven Mittelpunkt aus Perspektiven auf die Welt entwerfen können. Aber laut Thomas Metzinger (zit. in Göbel 2015) sind »alles, was jemals existiert hat, [sind] bewusste Selbstmodelle, die aber nicht als solche erkannt werden konnten«. Und: »Niemand war oder hatte jemals ein Selbst.«

Vereinfacht gesagt, arbeiten wir in Aufstellungen zwar mit einem »Beziehungsmodell«, das sich vermutlich auf ein in einem Klienten (oder einer Gruppe) gespeichertes Beziehungsmodell bezieht. Den Hintergrund dafür bilden aber reale Personen mit ihren realen Erlebnissen und ihren realen Beziehungen in einer realen Umwelt. Wir arbeiten zwar mit »Landkarten«, wir benutzen sie aber in Bezug auf eine reale »Beziehungslandschaft«. Wenn wir von »Ich«, »Du«, »Wir«, »Ihr« sprechen, meinen wir ein jeweiliges Selbst als Realität und Wirklichkeit. Zwar ist die Karte nicht die Landschaft, aber ohne die Landschaft macht die Karte keinen Sinn.

Geht man den reduktionistischen Weg der Naturwissenschaften so wie in der Quantenphysik (in einigen ihrer Deutungen) konsequent weiter, kommt man wieder zu Ganzheiten, die real und zumindest nicht in einfacher Weise Ergebnis eines Bewusstseins oder von dessen neuronalen Prozessen sind. Das Modell der »Verschränkung« eröffnet wieder den Blick auf reale »Ganzheiten« über Raum und Zeit hinweg, die mehr sind als die Summe ihrer Teile.

Wir kommen vermutlich nicht umhin, sowohl im Ausgangspunkt als auch im Verlauf von Wirklichkeit geistige und seelische Realitäten anzunehmen, die zwar als Bewusstsein (und Unbewusstsein) mit neuronalen Prozessen verbunden, aber nicht mit ihnen identisch sind. Das In-Beziehung-*Sein* geht dem *Denken* und *Schaffen* von Beziehungen voraus. Es ist *eine* Ebene von Realität, das *Erzeugen* von Beziehungen ein andere. Das verweist natürlich auf eine sehr schwierige philosophische Diskussion über Wirklichkeitsauffassungen, die auch die Psychotherapie in ihren verschiedenen Ausprägungen und das Familienstellen betrifft. Die philosophische Debatte scheint sich wieder einem allerdings differenzierten Realismus zuzuwenden (Nagel 2013, Gabriel 2013, Gabriel 2014) und manche Quantenphysiker rufen die Philosophie zu Hilfe, weil die Physik in ihrem Wirklichkeitsverständnis an eine Grenze kommt, die »metaphysisches« oder radikal auf Kosmos und Geist reduzierendes Denken erfordert (Görnitz u. Görnitz 2008, Zeilinger 2003).

Ich halte das Familienstellen für eine Methode, die bei allen konstruktiven Elementen, die sie aufweist und benutzt, erlaubt, Familienrealitäten und gesellschaftliche Realitäten in realen Lebensgeschichten aufzugreifen. In gewisser Weise kann man in Aufstellungen erleben und sehen, wie das in Beziehung *Sein* in das Bewusstsein eingreift und unser Leben mit den seelischen Problemen durchwirkt. Ich halte es für möglich, dass sich in dem psychotischen Phänomen des Cotard-Syndroms, sich oder Teile von sich als nicht existent zu erleben, reale Ereignisse in Familien widerspiegeln. Unsere Frage im Rahmen des Familienstellens könnte dann lauten: »Wer in der Familie hat vielleicht sein Sterben oder den Verlust von Körperteilen in einer Weise erlebt, dass sich dieses Erleben auf (meist) später Geborene überträgt, ohne dass diese es wissen und wollen? Warum solche »Übertragungen« womöglich bei den einen zu psychotischen Phänomenen führen und bei vielen anderen nicht, das ist eine andere, sehr spannende Frage, die generell alle Erklärungsversuche betrifft, wenn wir über den Einzelfall hinausgehen.

Familienstellen: Der Blick auf das Phänomen

Viele Aufsteller bezeichnen die Methode der Systemaufstellungen als phänomenologisch. Bert Hellinger hat das zumindest früher sehr vehement getan und ich und die meisten Familien- und Systemaufsteller halten die Phänomenologie für die vornehmliche Methode zur Erkenntnisgewinnung und Vorgehensweise der Aufstellungsarbeit. Der zentrale Begriff in der Reflexion und im Vorgehen ist die »Wahrnehmung«. In der Wahrnehmung begegnet uns (eine wie auch immer geartete) Realität in ihrer Wirklichkeit und ihrem Sinn und fordert unser perspektivisches Denken zu einer sinngemäßen Deutung.

Wenn ich das phänomenologische Vorgehen des Familienstellens beschreibe, dann am liebsten mit einer Analogie Teilhard de Chardins (1959, S. 4):

> »Wohl ist der Beobachter dem banalen Zwang unterworfen, den Mittelpunkt der durchwanderten Landschaft, wohin er auch gehe, in sich zu tragen. Aber wie verhält sich der Spaziergänger, wenn er auf seinem Weg zufällig an einem von der Natur bevorzugten Ort gelangt, wo sich Straßen und Täler kreuzen und wo nicht nur der Blick, sondern auch die Dinge nach allen Seiten hin ausstrahlen? Dann fällt der subjektive Gesichtspunkt mit einer objektiven Gliederung der Dinge zusammen und Wahrnehmung entfaltet sich in ihrer ganzen Fülle. Die Landschaft enträtselt sich und erhellt sich. Man sieht.«

Aufstellungen ermöglichen, dass jemand in seiner Problem- und Lösungswanderung auf solch einen bevorzugten, in der Aufstellung repräsentierten und sichtbar werdenden Punkt trifft, in dem Geschehnisse aus seiner Lebens-, Beziehungs- und Familiengeschichte (häufig einschließlich der größeren sozialen Geschichte) sich bedeutungsvoll für sein Leben und das seiner Bezugspersonen strukturiert haben. Das in der Aufstellung objektiv dem Klienten gegenüberstehende repräsentierte Familiensystem und das subjektive Empfinden des Klienten vermischen sich in einem Akt des Erkennens: »Jetzt sehe ich, jetzt verstehe ich!«

Dieses Erkennen dient letztlich dazu, mich in meinen nahen und ferneren Beziehungen, in meiner nahen und ferneren Umwelt in einer Weise verbunden wahrzunehmen, dass es in einer entscheidenden Hinsicht auf mein Leben und an einem wichtigen »Kreuzungspunkt« den »Élan vital« (Henri Bergson) und die Lebensbejahung, die mitmenschliche Verständigung und die Liebe stärkt.

Literatur

Asseuer, T. (2006): Die Leiche im Keller der Bourgoisie. Es hilft nichts, die Wahrheit muss ans Licht – Michael Hanekes Thriller »Caché«. Die Zeit, Nr. 5, 26.1.2006. Verfügbar unter: http://www.zeit.de/2006/05/Cach_8e [5.2.2016].

Assmann, A. (2012): Die Grenze zwischen Lebenden und Toten. Zur Vorgeschichte der Aufstellungspraxis im Medium der Literatur. Praxis der Systemaufstellung (PdS) (2): 32–39.

Berth, F. (2010): Psycho-Guru – Seelenheilung im Minutentakt. Süddeutsche Zeitung. Verfügbar unter: http://www.sueddeutsche.de/wissen/psycho-guru-seelenheilung-im-minutentakt-1.911817 [5.2.2016].

Boszormenyi-Nagy, I. u. G. M. Spark (1973): Unsichtbare Bindungen. Die Dynamik familiärer Systeme. Stuttgart (Klett-Cotta), 8. Aufl. 2006.

Dalfert, I. U. (2006): Das Böse. Essay über die Denkformen des Unbegreiflichen. Tübingen (Mohr Siebeck).

Eagleton, T. (2011): Das Böse. Berlin (Ullstein).

Gabriel, M. (2013): Warum es die Welt nicht gibt. Berlin (Ullstein).

Gabriel, M. H. (2014): Der neue Realismus. Berlin (Suhrkamp).

Gehrmann, T. u. U. Steinbach (2014): Gehen mit dem Geist. Ein Lehrbuch. Kassel (Institut für Systemaufstellung und Meditation).

Gerhardt, V. (2014): Der Sinn des Sinns. Versuch über das Göttliche. München (C. H. Beck).

Giebel, M. (2001): Das Orakel von Delphi. Stuttgart (Reclam).

Göbel, E. (2015): Ich denke, also bin ich tot. *Süddeutsche Zeitung*, 31.1./1.2.2015, S. 33.

Goldner, C. (2003): Der Wille zum Schicksal. Die Heilslehre des Bert Hellinger. Wien (Überreuther).

Görnitz, T. u. B. Görnitz (2008): Die Evolution des Geistigen. Quantenphysik – Bewusstsein – Religion. Göttingen (Vandenhoek & Ruprecht).

Görnitz, T. u. B. Görnitz (2014): Quantenphysik und mögliche Beziehungen zur Aufstellungsarbeit. Vortrag. München, Dezember 2014.

Grant, M. u. J. Hazel (1980): Lexikon der antiken Mythen und Gestalten. München (dtv).

Hellinger, B. (1994): Ordnungen der Liebe. Ein Kursbuch. Heidelberg (Carl-Auer), 11. Aufl 2013.

Hellinger, B. (2008): Natürliche Mystik: Wege spiritueller Erfahrung. Freiburg (Kreuz).

Hellinger, B. (1998): Wo Schicksal wirkt und Demut heilt. Ein Kurs für Kranke. Heidelberg (Carl-Auer), 2. Aufl. 2001.

Hellinger, B. (2008): Das Neue Familienstellen. Praxis der Systemaufstellung (PdS) (1): 108–111.

Hellinger, B., G. Weber, J. R. Schneider (2009): Das klassische Familienstellen. Die fünf Standardwerke (Package). Heidelberg (Carl-Auer).

Hofstadter, D. u. E. Sander (2014): Die Analogie. Das Herz des Denkens. Stuttgart (Klett-Cotta).

Jensen, J. (2014): *Der neue Mensch.* Die Zeit, Nr. 52, 17.12.2014. Verfügbar unter: http://www.zeit.de/2014/52/jahresrueckblick-2014-social-freezing-gendertheorie-sterbehilfe [5.2.2016].

Madelung, E. (2010): Das existentielle Paradox. Ein Rückblick. Praxis der Systemaufstellung (PdS) (2): 77–78.

Marquard, O. (2003): Zukunft braucht Herkunft: Philosophische Essays. Stuttgart (Reclam).

Meister Eckhart (2005): Vom Wunder der Seele. Eine Auswahl aus den Traktaten und Predigten. Stuttgart (Reclam).

Nagel, T. (2013): Geist und Kosmos. Warum die materialistische neodarwinistische Konzeption der Natur so gut wie sicher falsch ist. Berlin (Suhrkamp).

Neiman, S. (2004): Das Böse denken. Eine andere Geschichte der Philosophie. Frankfurt (Suhrkamp).

Nelles, W. (2009): Das Leben hat keinen Rückwärtsgang. Die Evolution des Bewusstseins, spirituelles Wachstum und das Familienstellen. Köln (Innenwelt).

Pfeifer, W. (1993): Etymologisches Wörterbuch des Deutschen. Berlin (Akademie-Verlag).

Praxis der Systemaufstellung (PdS) (1998–2014): Deutsche Gesellschaft für Systemaufstellungen (DGfS) e. V., München.

Reemtsma, J. P. (2008): Vertrauen und Gewalt. Versuch über eine besondere Konstellation der Moderne. Hamburg (Hamburger Edition).

Ricœur, P. (2006): Das Böse. Eine Herausforderung für Philosophie und Theologie. Zürich (Theologischer Verlag).

Ruppert, F. (2005): Trauma, Bindung und Familienstellen. Seelische Verletzungen verstehen und heilen. Stuttgart (Klett-Cotta).

Safranski, R. (1997): Das Böse und das Drama der Freiheit. München/Wien (Hanser).

Schmid Noerr, F. (2005): Meister Eckhart. Vom Wunder der Seele. Eine Auswahl aus den Traktaten und Predigten. Stuttgart (Reclam).

Schneider, J. R. (2002): Wege in der Paartherapie. Praxis der Systemaufstellung (PdS) (1): 31–37.

Schneider, J. R. (2007): Die Aufstellungsarbeit im Licht der Quantenphysik. Interview mit Thomas und Brigitte Görnitz. Praxis der Systemaufstellung (PdS) (1): 11–25.

Schneider, J. R. (2008a): Wie wirken Systemaufstellungen? Praxis der Systemaufstellung (PdS) (1): 17–25.

Schneider, J. R. (2008b): Die Wahrnehmung des Bösen zwischen Opfer und Täter. Vortrag und Aufstellung anlässlich der 4. Internationalen Tagung

»Identitäten: ›Ich bin – Ihr seid‹«, organisiert von Albrecht und Brigitte Mahr, Würzburg, 9.–11.5.2008.
Schneider, J. R. (2009a): Das Familienstellen. Grundlagen und Vorgehensweisen. Heidelberg (Carl-Auer), 2. erw. Aufl.
Schneider, J. R. (2009b) Die Frage nach dem Bösen in der abendländischen Philosophie und in der Aufstellungsarbeit. Praxis der Systemaufstellung (PdS) (2): 9–20.
Schneider, J. R. (2010): Die Transformation von Beziehungen durch Verstehen und heilsame Bilder. Praxis der Systemaufstellung (PdS) 2010 (2): 111–113.
Schneider, J. R. (2011): Möglichkeiten und Grenzen der Stellvertretung. Praxis der Systemaufstellung (1): 7–17.
Schneider, J. R. (2013): Bindung und Gewissen. Autonomie oder Lösung? Praxis der Systemaufstellung (PdS) (2): 24–36.
Schneider, J. R. u. B. Gross (2010): Ach wie gut, dass ich es weiß. Märchen und andere Geschichten in der systemisch-phänomenologischen Therapie. Heidelberg (Carl-Auer), 4. Aufl.
Sémelin, J. (2007): Säubern und Vernichten. Die politische Dimension von Massakern und Völkermorden. Hamburg (Hamburger Edition).
Sparrer, I. u. M. Varga von Kibed (2010): Klare Sicht im Blindflug. Schriften zur systemischen Strukturaufstellung. Heidelberg (Carl-Auer).
Stavropoulos, D. (2002): Die Bewegungen der Liebe – Systemisches »Nachlesen« in Mythen, Epen und Tragödien. Praxis der Systemaufstellung (PdS) (2): 31–34.
Stavropoulos, D. (2005): *Die Ordnungen und Bewegungen des Schicksals.* Praxis der Systemaufstellung (PdS) (2): 68–70.
Struve, M. (2012): Zu den Anfängen der Familienaufstellung. Maike Struve im Gespräch mit Thea Schönfelder. Praxis der Systemaufstellung (PdS) (2): 49–53.
Teilhard de Chardin, P. (1959): Der Mensch im Kosmos. München (C. H. Beck), 3. Aufl.
Varga von Kibéd, M. u. I. Sparrer (2005): Ganz im Gegenteil. Tetralemma-Arbeit und andere Grundformen systemischer Strukturaufstellungen. Für Querdenker und solche, die es werden wollen. Heidelberg (Carl-Auer), 8. Aufl. 2014.
Vossenkuhl, W. (2003): Die Möglichkeit des Guten. Ethik im 21. Jahrhundert. München (C. H. Beck).
Weber, G. (1993): Zweierlei Glück. Das Familienstellen Bert Hellingers. Heidelberg (Carl-Auer), 17. Aufl. 2013.
Weinhold, J., A. Bornhäuser, C. Hunger u. J. Schweitzer (2014): Dreierlei Wirksamkeit. Die Heidelberger Studie zu Systemaufstellungen. Heidelberg (Carl-Auer).
Willer, S. (2015): Mein Erbe. Philosophie Magazin (1): 52.
Zeilinger, A. (2003): Einsteins Schleier. Die neue Welt der Quantenphysik. München (C. H. Beck).

Über den Autor

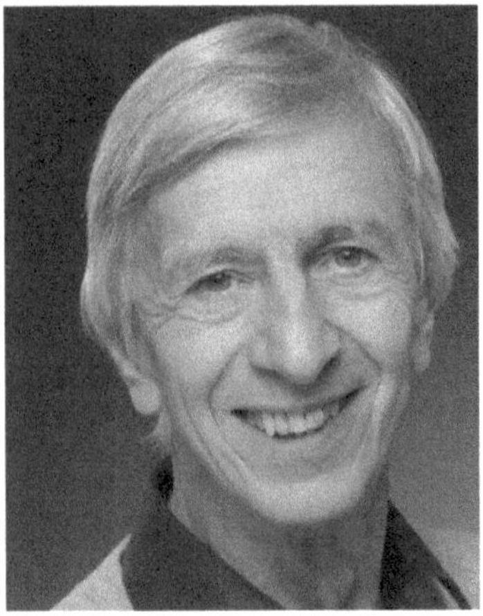

© Florian Simeth

Jakob Robert Schneider, Studium der Philosophie, Theologie, Leibeserziehung und Pädagogik; führt psychologische Beratung und Gruppentherapie in eigener Praxis sowie Seminare mit Familienaufstellungen im In- und Ausland durch; Mitarbeit in der Deutschen Gesellschaft für Systemaufstellungen (DGfS) und der Zeitschrift *Praxis der Systemaufstellung.*

Publikationen u. a.: *Ach wie gut, dass ich es weiß. Märchen und andere Geschichten in der systemisch-phänomenologischen Therapie* (gemeinsam mit Brigitte Gross; 4. Aufl. 2010); *Das Familienstellen. Grundlagen und Vorgehensweisen* (3. Aufl. 2014).